国家卫生健康委员会"十四五"规划教材
全国中医药高职高专教育教材

供中药学、中药制药、药学等专业用

药事管理与法规

第4版

主　编　刘叶飞

副主编　查道成　袁先雄　梅　芳　马　婧

编　委　（按姓氏笔画排序）

马　婧（漳州卫生职业学院）

刘叶飞（湖南中医药高等专科学校）

汤丹丰（赣南卫生健康职业学院）

李福元（湖南中医药高等专科学校）

杨怡君（山东医学高等专科学校）

张新渐（保山中医药高等专科学校）

周佳敏（四川护理职业学院）

查道成（南阳医学高等专科学校）

袁先雄（湖北中医药高等专科学校）

高彩梅（黑龙江护理高等专科学校）

梅　芳（江西中医药高等专科学校）

韩　薇（山西卫生健康职业学院）

舒　阳（长沙卫生职业学院）

人民卫生出版社
·北京·

图书在版编目（CIP）数据

药事管理与法规 / 刘叶飞主编. -- 4 版. -- 北京：
人民卫生出版社，2024. 8 （2025. 9重印）.
ISBN 978-7-117-34985-7

Ⅰ. R95

中国国家版本馆 CIP 数据核字第 2024WD5147 号

| 人卫智网 | www.ipmph.com | 医学教育、学术、考试、健康，购书智慧智能综合服务平台 |
| 人卫官网 | www.pmph.com | 人卫官方资讯发布平台 |

药事管理与法规
Yaoshi Guanli yu Fagui
第 4 版

主　　编：刘叶飞
出版发行：人民卫生出版社（中继线 010-59780011）
地　　址：北京市朝阳区潘家园南里 19 号
邮　　编：100021
E - mail：pmph @ pmph.com
购书热线：010-59787592　010-59787584　010-65264830
印　　刷：人卫印务（北京）有限公司
经　　销：新华书店
开　　本：850×1168　1/16　印张：17
字　　数：480 千字
版　　次：2010 年 5 月第 1 版　　2024 年 8 月第 4 版
印　　次：2025 年 9 月第 5 次印刷
标准书号：ISBN 978-7-117-34985-7
定　　价：62.00 元
打击盗版举报电话：010-59787491　E-mail：WQ @ pmph.com
质量问题联系电话：010-59787234　E-mail：zhiliang @ pmph.com
数字融合服务电话：4001118166　E-mail：zengzhi @ pmph.com

《药事管理与法规》
数字增值服务编委会

主　编　刘叶飞

副主编　查道成　袁先雄　梅　芳　马　婧

编　委（按姓氏笔画排序）

马　婧（漳州卫生职业学院）

刘叶飞（湖南中医药高等专科学校）

汤丹丰（赣南卫生健康职业学院）

李福元（湖南中医药高等专科学校）

杨怡君（山东医学高等专科学校）

张新渐（保山中医药高等专科学校）

周佳敏（四川护理职业学院）

查道成（南阳医学高等专科学校）

袁先雄（湖北中医药高等专科学校）

高彩梅（黑龙江护理高等专科学校）

梅　芳（江西中医药高等专科学校）

韩　薇（山西卫生健康职业学院）

舒　阳（长沙卫生职业学院）

修订说明

为了做好新一轮中医药职业教育教材建设工作，贯彻落实党的二十大精神和《中医药发展战略规划纲要（2016—2030年）》《教育部 国家卫生健康委 国家中医药管理局关于深化医教协同进一步推动中医药教育改革与高质量发展的实施意见》《教育部等八部门关于加快构建高校思想政治工作体系的意见》《职业教育提质培优行动计划（2020—2023年）》《职业院校教材管理办法》的要求，适应当前我国中医药职业教育教学改革发展的形势与中医药健康服务技术技能人才培养的需要，人民卫生出版社在教育部、国家卫生健康委员会、国家中医药管理局的领导下，组织和规划了第五轮全国中医药高职高专教育教材、国家卫生健康委员会"十四五"规划教材的编写和修订工作。

为做好第五轮教材的出版工作，我们成立了第五届全国中医药高职高专教育教材建设指导委员会和各专业教材评审委员会，以指导和组织教材的编写与评审工作；按照公开、公平、公正的原则，在全国1 800余位专家和学者申报的基础上，经中医药高职高专教育教材建设指导委员会审定批准，聘任了教材主编、副主编和编委；确立了本轮教材的指导思想和编写要求，全面修订全国中医药高职高专教育第四轮规划教材，即中医学、中药学、针灸推拿、护理、医疗美容技术、康复治疗技术6个专业共89种教材。

党的二十大报告指出，统筹职业教育、高等教育、继续教育协同创新，推进职普融通、产教融合、科教融汇，优化职业教育类型定位，再次明确了职业教育的发展方向。在二十大精神指引下，我们明确了教材修订编写的指导思想和基本原则，并及时推出了本轮教材。

第五轮全国中医药高职高专教育教材具有以下特色：

1. 立德树人，课程思政 教材以习近平新时代中国特色社会主义思想为引领，坚守"为党育人、为国育才"的初心和使命，培根铸魂、启智增慧，深化"三全育人"综合改革，落实"五育并举"的要求，充分发挥思想政治理论课立德树人的关键作用。根据不同专业人才培养特点和专业能力素质要求，科学合理地设计思政教育内容。教材中有机融入中医药文化元素和思想政治教育元素，形成专业课教学与思政理论教育、课程思政与专业思政紧密结合的教材建设格局。

2. 传承创新，突出特色 教材建设遵循中医药发展规律，传承精华，守正创新。本套教材是在中西医结合、中西药并用抗击新型冠状病毒感染疫情取得决定性胜利的时候，党的二十大报告指出促进中医药传承创新发展要求的背景下启动编写的，所以本套教材充分体现了中医药特色，将中医药领域成熟的新理论、新知识、新技术、新成果根据需要吸收到教材中来，在传承的基础上发展，在守正的基础上创新。

3. 目标明确，注重三基 教材的深度和广度符合各专业培养目标的要求和特定学制、特定对象、特定层次的培养目标，力求体现"专科特色、技能特点、时代特征"，强调各教材编写大纲一定要符合高职高专相关专业的培养目标与要求，注重基本理论、基本知识和基本技能的培养和全面素质的提高。

4. 能力为先，需求为本　教材编写以学生为中心，一方面提高学生的岗位适应能力，培养发展型、复合型、创新型技术技能人才；另一方面，培养支撑学生发展、适应时代需求的认知能力、合作能力、创新能力和职业能力，使学生得到全面、可持续发展。同时，以职业技能的培养为根本，满足岗位需要、学教需要、社会需要。

5. 规划科学，详略得当　全套教材严格界定职业教育教材与本科教育教材、毕业后教育教材的知识范畴，严格把握教材内容的深度、广度和侧重点，既体现职业性，又体现其高等教育性，突出应用型、技能型教育内容。基础课教材内容服务于专业课教材，以"必需、够用"为原则，强调基本技能的培养；专业课教材紧密围绕专业培养目标的需要进行选材。

6. 强调实用，避免脱节　教材贯彻现代职业教育理念，体现"以就业为导向，以能力为本位，以职业素养为核心"的职业教育理念。突出技能培养，提倡"做中学、学中做"的"理实一体化"思想，突出应用型、技能型教育内容。避免理论与实际脱节、教育与实践脱节、人才培养与社会需求脱节的倾向。

7. 针对岗位，学考结合　本套教材编写按照职业教育培养目标，将国家职业技能的相关标准和要求融入教材中，充分考虑学生考取相关职业资格证书、岗位证书的需要。与职业岗位证书相关的教材，其内容和实训项目的选取涵盖相关的考试内容，做到学考结合、教考融合，体现了职业教育的特点。

8. 纸数融合，坚持创新　新版教材进一步丰富了纸质教材和数字增值服务融合的教材服务体系。书中设有自主学习二维码，通过扫码，学生可对本套教材的数字增值服务内容进行自主学习，实现与教学要求匹配、与岗位需求对接、与执业考试接轨，打造优质、生动、立体的学习内容。教材编写充分体现与时代融合、与现代科技融合、与西医学融合的特色和理念，适度增加新进展、新技术、新方法，充分培养学生的探索精神、创新精神、人文素养；同时，将移动互联、网络增值、慕课、翻转课堂等新的教学理念、教学技术和学习方式融入教材建设之中，开发多媒体教材、数字教材等新媒体形式教材。

人民卫生出版社成立 70 年来，构建了中国特色的教材建设机制和模式，其规范的出版流程，成熟的出版经验和优良传统在本轮修订中得到了很好的传承。我们在中医药高职高专教育教材建设指导委员会和各专业教材评审委员会指导下，通过召开调研会议、论证会议、主编人会议、编写会议、审定稿会议等，确保了教材的科学性、先进性和适用性。参编本套教材的 1 000 余位专家来自全国 50 余所院校，希望在大家的共同努力下，本套教材能够担当全面推进中医药高职高专教育教材建设，切实服务于提升中医药教育质量、服务于中医药卫生人才培养的使命。谨此，向有关单位和个人表示衷心的感谢！为了保持教材内容的先进性，在本版教材使用过程中，我们力争做到教材纸质版内容不断勘误，数字内容与时俱进，实时更新。希望各院校在教材使用中及时提出宝贵意见或建议，以便不断修订和完善，为下一轮教材的修订工作奠定坚实的基础。

人民卫生出版社有限公司

2023 年 4 月

前　言

药事管理与法规是高职高专中药学、中药制药、药学等专业一门重要的专业课程，也是医药行业职称考试、执业药师资格考试、特有工种职业技能鉴定考试的必考科目之一。本课程的教学任务是使学生具备一定的法学基础知识，熟悉药事管理体制和药事管理法律法规体系；熟悉药品研制、注册、生产、经营、使用以及监督管理等实践环节的法律规范并自觉遵守执行；能运用所学药事管理与法规的知识指导药学实践工作，分析解决实际问题；形成法治意识、塑造良好的药学职业道德，保护和促进生命健康。

本教材基于《药事管理与法规》（第 3 版）进行修订，教材参考的法律法规更新至 2023 年 12 月。在教材编写过程中，深入领会《国家职业教育改革实施方案》《职业教育提质培优行动计划（2020—2023 年）》以及新时代全国中医药高职高专教育工作会议精神，深度结合教育部颁布的《高等职业学校专业教学标准（试行）》，根据当前职业教育改革发展的需要、学生认知规律及岗位需求整合了课程体系，优化了课程教学项目和任务内容。本教材在第 3 版的基础上增加了"知识导览""思政元素""技能要点""实训""执业药师模拟试题"等模块，全面落实立德树人的根本任务，实现"岗课赛证"融通；此外，本教材作为纸数融合教材，丰富了富媒体资源的形式和内容，读者通过扫描二维码即可对本教材的数字内容进行自主学习，激发学生的学习兴趣，发挥学生的学习主动性，提升学生的自主学习能力。

本书作为医药行业高职高专规划教材，可供全国高职高专院校中药学、中药制药、药学等专业使用，也可作为药学技术人员参加药学类职称考试、执业药师资格考试、医药行业培训参考用书。

本教材编写分工如下：刘叶飞编写项目一；周佳敏编写项目二；查道成编写项目三；袁先雄编写项目四；汤丹丰编写项目五；韩薇编写项目六；高彩梅编写项目七；杨怡君编写项目八；梅芳编写项目九；马婧编写项目十；舒阳编写项目十一；李福元编写项目十二；张新渐编写项目十三。

本教材在编写过程中得到了人民卫生出版社、各位编者及编者所在单位的大力支持和无私帮助，在此表示诚挚的谢意！

由于医药行业相关法律法规不断修订完善，再加上编者水平有限，难免有不足之处，恳请同行专家、广大读者批评指正并提出宝贵意见。

《药事管理与法规》编委会

2023 年 12 月

目　录

项目一 药事管理与法规课程认知

课件

知识导览

学习目标

素质目标：树立法治意识，能尊法学法、知法守法、依法从事药学实践和药事管理工作。

知识目标：掌握药事、药事管理、药事管理学的概念，法的效力及法律责任；熟悉法的渊源，行政许可、行政强制、行政处罚、行政复议、行政诉讼的概念，我国药事管理法律法规体系；了解法的概念、特征，我国药品管理立法发展历程。

能力目标：学会通过国家市场监督管理总局、国家药品监督管理局等官方网站查询药事管理法律法规；能运用药事管理知识分析、解决实际问题。

案例导学

亮菌甲素注射剂事件、甲氨蝶呤事件、梅花 K 事件、欣弗事件、毒胶囊事件、问题疫苗事件……从媒体曝光的药害事件中，同学们应充分体会到选择医药行业便是选择了一个神圣使命。医药行业是与人的生命健康息息相关的行业，同学们毕业后将以药学技术人员的身份进入药品生产企业、药品经营企业、药品使用单位、药品检验机构或药品监督管理机构从事药品生产、经营、使用、检验、监督管理等工作。同学们除了应掌握药学基础知识以及基本技能外，还应自觉遵守《中华人民共和国药品管理法》（简称《药品管理法》）、《中华人民共和国药品管理法实施条例》、《麻醉药品与精神药品管理条例》、《处方管理办法》、《药物非临床研究质量管理规范》（GLP）、《药物临床试验质量管理规范》（GCP）、《药品生产质量管理规范》（GMP）、《药品经营质量管理规范》（GSP）、《中药材生产质量管理规范》（GAP）、《医疗器械生产监督管理办法》等药事管理法律法规，依法从事药学实践和药事管理工作。

任务一 药事及相关基础概念的构建

一、药 事

"药事"一词在我国古代就已存在，史书《册府元龟》中记载："北齐门下省，统尚药局，有典御二人，侍御师四人，尚药监四人，总御药之事。"由此可见，当时的药事是政府尚药局主管的与皇帝用药有关的事项。此后"药事"传至日本，19 世纪后已成为日本药品管理的法律用语。随着社会的发展，"药事"一词的内涵和涉及的范围在不断变化，世界各国对其规定也有所不同。

目前我国"药事"一词是药学界的常用词。药事泛指一切与药品、药学有关的事项，是由药学若干部门（行业）构成的一个完整体系。根据《药品管理法》的适用范围、管理对象和内容，可

1

将"药事"涉及的范围界定为与药品研制、生产、经营、使用、广告、价格、信息、监督、药学教育等活动有关的事项。

二、药 事 管 理

（一）药事管理的概念

药事管理是指对药学事业的综合管理，它是应用法学、管理学、社会学、经济学的基本原理和研究方法对药学事业各部分的活动进行研究，总结其活动管理规律和管理方法，并用于指导药学事业健康发展的社会活动。药事管理的目标是保证药品质量，提高药品疗效，保证公众用药安全、有效、经济、合理、及时、方便，不断提高公众健康水平，促进社会和谐发展。

药事管理包括宏观与微观两方面。宏观的药事管理是指国家政府对药事的监督管理，包括国家药物政策与药事管理法律法规的制定和执行；药事管理体制与机构的建立和健全；药学技术人员的管理；药学信息资源管理；药学职业道德秩序的建立等。微观的药事管理是指药学事业中各药事组织内部的管理，包括药品研制管理、生产管理、经营管理、使用管理、科研管理、人员管理、财务管理、物资设备管理、质量管理、技术管理、信息管理、药学服务管理等。

（二）药事管理的特点

药事管理的特点体现在专业性、政策性、实践性三方面。

1. 专业性　首先是它的药学专业性，药事管理人员必须熟悉药学的基础理论、基本知识、技术方法及应用等；其次是它的管理学专业性，药事管理人员必须熟悉管理学、社会学、法学、经济学的基础理论和专业知识并加以运用。

2. 政策性　药事管理要依据国家药事相关的法律法规等的规定行使权力，开展工作。主管部门及个人代表国家、政府对药品进行依法管理，管理过程中应做到公正、公平、科学严谨。

3. 实践性　一方面，药事管理的法律、法规、规章等规范性文件的制定是经过药品的研制、生产、经营、使用等各环节的实践活动，并不断总结、升华而成；另一方面，它又可以指导实践工作，并接受实践的检验，适当地进行修订、完善，从而使药事管理工作不断改进、提高和发展。

（三）药事管理的重要性

药品是防病治病的物质，药品、药事活动关系到公众的生命健康。古今中外各国政府和公众对药品的研制、生产、经营、使用、价格、信息等事项的管理都十分重视。药事管理的重要性主要体现在以下几方面。

1. 保证药品质量，必须加强药事管理　首先，药品是人们防病治病、康复保健的特殊商品，直接关系到人们的身体健康和生命安危。然而一般的消费者难以辨识药品的真伪与优劣，因此必须对药品质量实行严格的监督管理，加强对药品研制、生产、经营、使用等环节的规范化要求，从而保证药品的质量。其次，由于药品可能被不法分子作为牟取暴利的工具，制售假劣药，对公众生命安全造成严重威胁，因此各国政府必须采用法律、行政等手段加强监督管理。再次，药品虽可防病治病，但又有不同程度的毒副反应。管理得当，应用合理就能治病救人，造福人类；反之，管理不妥，使用不合理则可能导致药源性疾病，危害健康。各国政府必须对合理用药、不良反应监测等加强管理。

2. 提高全民健康水平，必须加强药事管理　世界卫生组织（WHO）曾明确指出"享受健康是每个人的基本权利，不因种族、宗教、政治信仰、经济或政治状况而异"。维护和提高人们的健康水平成为国家重要的职能和立法依据。中华人民共和国成立后开始在干部和职工中实施公费医疗、劳保医疗；20世纪末开始改革，实行城镇基本医疗保险制度和新型农村合作医疗制度。建立基本医疗卫生制度的目标是使"人人享有基本医疗卫生服务"。享有卫生保健的公平性问题和医疗费用问题都涉及药品生产、经营、使用的政策等药事管理问题，建设药品供应保障体系，建立国家基本药物制度,制定基本药物目录等药事管理措施,对"人人享有基本医疗卫生服务"起了重要的推动作用。

3.提高我国医药经济的国际竞争力,必须加强药事管理 医药行业是根据国际标准划分的15类国际化产业之一,被称为"永不衰落的朝阳产业"。其重大的社会效益、巨大的经济效益和持续快速发展,使其成为各国经济领域的重要组成部分。我国的医药市场逐步向国际全面开放,医药企业面临更激烈的竞争,要提高我国医药经济在全球的竞争力,必须加强药事管理,研制出更多具有自主知识产权的新药,建立和实施一系列与国际接轨的质量管理规范,如《药品生产质量管理规范》(GMP)等,从而保证药品质量以强化核心竞争力。

三、药事管理学

药事管理学是一门正在发展的药学类边缘学科,目前国内外尚无统一明确定义。药事管理学也可作为课程、专业的称谓。在此,药事管理学理解为一门学科。

(一)药事管理学的概念

药事管理学是应用药学、社会学、法学、经济学、管理学、行为科学等多学科理论与方法,研究药事各部门的活动及其管理规律的学科体系,是以解决公众用药问题、促进公众健康为导向的应用性学科。

(二)药事管理学的性质

1.药事管理学具有社会科学性质 药事管理学是药学的二级学科,不同于药物制剂、药物化学等自然学科,具有社会科学性质。药事管理学主要研究的是药事活动中管理组织、管理对象的活动与行为规范以及它们之间的相互关系。

2.药事管理学是一门交叉学科 药事管理学是自然科学(药学)和社会科学(社会学、法学、经济学、管理学、行为科学)相互交叉渗透整合而成的学科。它同时吸取了大量的药学、管理学、法学、社会学、经济学等学科的主要理论和知识,是一门交叉学科。

3.药事管理学是一门应用性学科 药事管理学是药学科学与药学实践的重要组成部分,它运用社会科学的原理和方法研究药品研制、生产、经营、使用等药事活动的规律和管理方法,为药学实践提供指导和帮助,从而促进药学事业的发展。我国药事管理学的发展历程见表1-1。

表1-1 我国药事管理学的发展历程

时间	主要事项
20世纪30—60年代	间断引入苏联和英美课程,齐鲁大学、华西协合大学分别开设"药房管理""药物管理和药学伦理"课程
1982年、1983年	中国药科大学、沈阳药科大学建立医药企业管理专业
1985年	华西医科大学(现四川大学华西医学中心)在全国率先为各药学类专业开设"药事管理学"课程
1987年	国家教委将"药事管理学"列为药学专业必修课
1991年	华西医科大学招收药事管理方向硕士研究生
1993年	人民卫生出版社出版规划教材《药事管理学》
1995年	人事部和国家医药管理局将"药事管理与法规"作为执业药师资格考试的必考科目
2000年	西安医科大学(现西安交通大学医学部)承担了"药事管理学教学内容、方法、手段的改革"课题;中国药科大学承担了"深化'药事法规'法学类课程改革"课题

续表

时间	主要事项
2000年至今	沈阳药科大学最早招收药事管理方向博士生,北京大学、四川大学、中国药科大学等随后也开展招收
2006年、2009年	卫生部教材办公室、人民卫生出版社为药事管理、医药市场营销专业本科、高职高专层次分别组织编写《药品市场营销学》《药事管理学》《国际医药贸易》《药事管理与法规》《药品经营企业管理学基础》《药品经营质量管理》等教材
2007—2008年	浙江医药高等专科学校"药事法规"(高职高专层次)、中国药科大学"药事法规"(本科层次)先后被评为国家级精品课程
2009—2010年	国家食品药品监督管理局将药品管理的法律法规列为从事药品监督管理的国家工作人员的培训内容,组织编写培训教材《药品管理的法律法规》并出版使用
2010年	教育部高等学校药学类专业教学指导委员会制药工程专业分委员会组织编写《药事管理与法规》教材,由高等教育出版社出版
2010—2015年	《中华医学百科全书》编委会、中国药学会药事管理专业委员会组织编写《中华医学百科全书(药事管理学)》分卷
2010—2023年	各药学院校承担了多项药事管理方向的国家自然科学基金、社会科学基金研究项目,参加国际学术交流

任务二　法学基础知识和药品行政管理法律制度认知

一、法学基础知识

(一)法的概念和特征

1.法的概念　法(也称为法律)是一定经济基础之上的上层建筑,体现的是统治阶级意志,因此不同历史时期、不同阶级中,法的定义不尽相同。我国的法律有广义和狭义两种理解。广义上讲,法是由国家制定或认可的,体现统治阶级意志并由国家强制力保证实施的,以维护、巩固和发展一定的社会关系和社会秩序为目的的具有普遍效力的行为规范的总和,包括宪法、法律、行政法规、地方性法规、自治条例和单行条例、部门规章及地方规章等。狭义上讲,法即指法律,是从法的渊源角度去理解的概念范畴。

2.法的特征

(1)国家意志性和国家强制性:法是由国家制定或认可的,具有国家意志性,国家的存在是法存在的前提条件。法不同于其他社会规范,它具有国家强制性,由国家强制力保障实施。

(2)规范性和普遍性:法的规范性是指法规定了人们的行为模式,包括可为行为模式、勿为行为模式、应为行为模式三种行为模式。普遍性是指法作为一般的行为规范,在国家权力管辖范围内具有普遍适用的效力和特性。

(3)程序性:法是按严格的程序制定的行为规范。法是强调程序、规定程序以及严格按程序实行的规范。

法律条款的基本结构

　　法的基本结构为"章→节→条→款→项→目",其中"节""目"作为可选单元,如《药品管理法》未设"节""目",《药品生产质量管理规范》则设了"节""目"。一部法由若干顺序编号的"条"组成,常用"第一条、第二条……"表示,如《药品管理法》共由一百五十五条组成。"款"是"条"的组成部分,每个自然段为一款,如《药品管理法》第九十八条共四款。"项"为"款"的构成单元,常用"(一)(二)……"表示,如《药品管理法》第九十八条第二款共由四"项"组成。"目"为"项"的构成单元,常用阿拉伯数字"1、2、3……"表示。

(二)法的体系

　　法的体系也称为法律体系,是指把一个国家的全部现行法律规范分类组合成不同的法律部门,并由这些部门组成具有内在联系的、互相协调的统一整体。任何一个国家的法律,不论其表现形式如何,都有其一定的体系。我国法律部门的划分有多种学说,法学界许多人认为划分法律部门的主要依据是所调整的社会关系,补充依据是法律调整的不同方法。目前在我国,以宪法为基础建立的中国特色社会主义法律体系划分为七个法律部门,即宪法及宪法相关法、民法商法、行政法、经济法、社会法、刑法、诉讼与非诉讼程序法。

(三)法的渊源

　　法的渊源指法的源泉或来源,我国的法学著作中,法的渊源通常是指法的形式。在我国对法的渊源的理解一般指效力意义上的渊源,指一定的国家机关依照法定职权和程序制定或认可的具有不同法律效力和地位的法的不同表现形式。当代我国法的渊源主要有以下几种。

　　1. 宪法　宪法是我国的根本大法,是由全国人民代表大会依照最严格的程序制定的规范性文件。其具有最高的法律地位,其他任何法律、法规都不得与宪法相抵触,否则无效。

　　2. 法律　法律是指全国人民代表大会及其常务委员会制定的规范性文件。法律分为基本法律和其他法律。基本法律由全国人大制定、修改,在全国人大闭会期间,常委会也可以做部分的修改和补充,如刑法、民法、各种诉讼法等。其他法律由全国人民代表大会常务委员会制定、修改,如专利法、商标法、药品管理法等。基本法律与其他法律的效力等级是相同的。在中国法的渊源体系中,法律的地位和效力仅次于宪法,而高于行政法规、地方性法规和其他所有的规范性法律文件。

　　3. 行政法规　行政法规是国务院制定或颁布的各种规范性文件。近年来,行政法规的名称逐渐规范化,主要有"条例""规定"和"办法"三种,如《麻醉药品与精神药品管理条例》《国务院关于加强食品等产品安全监督管理的特别规定》《药品类易制毒化学品管理办法》等。行政法规的法律地位和效力在宪法和法律之下。

　　4. 部门规章　部门规章是由国务院所属部、委等职能部门及具有行政职能管理权的机构(如局、办等)发布的决定、命令、规章等规范性文件,如《处方管理办法》《药品生产质量管理规范》(GMP)等。部门规章的法律地位低于行政法规。

　　5. 地方性法规　指省、自治区、直辖市人民代表大会及其常务委员会制定的规范性文件。它仅适用于本行政区域,且不得与宪法、法律和行政法规相抵触。

　　6. 自治条例、单行条例　由实行民族区域自治的地方人民代表大会制定的规范性文件,适用于民族自治地方的自治机关管辖的区域,同地方性法规具有同等法律地位和效力。

　　7. 地方政府规章　省、自治区、直辖市人民政府及省、自治区政府所在地的市政府和经国务院批准的较大的市人民政府和经济特区所在地的市政府,根据法律、法规和地方性法规制定的规范性文件。地方政府规章仅适用于本行政区域。

8.国际条约和国际惯例　国际条约一般属国际法范畴,经中国政府承认或加入的国际协议、条约、公约等,在我国同样具有约束力,是当代中国法源之一。如 1985 年我国加入的《1961年麻醉品单一公约》。

（四）法的效力

1.法律效力的概念　法律效力是指法律的适用范围,即法律在什么领域、什么时期和对谁有效的问题,也就是法律规范在空间、时间、对象上的效力问题。

（1）空间效力:指法发生效力的地域范围,即法律在什么地方发生效力。由国家制定的法律和经中央机关制定的规范性文件在全国范围有效;地方性法规只在本行政地区的范围之内有效。

（2）时间效力:指法的效力的起止时限以及对其实施前的行为和事件有无溯及力。法的生效时间,包括自公布之日起、公布后附期限、附条件 3 种状况。法的终止生效时间,即法律被废止,一般分为明示的废止和默示的废止两类,以明示和默示的具体时间为准。法的溯及力是指法律对其生效以前的事件和行为是否适用。一般采用"法不溯及既往"原则,特殊情况采用"从旧兼从轻"原则。

（3）对象效力:指法律对人的效力,即法律适用于哪些人。其包括属人主义、属地主义、保护主义和综合主义 4 种原则。我国法律对人的效力包括对中国公民的效力和对外国人、无国籍人的效力两方面。

2.法的效力位阶以及法的冲突解决原则　法的效力位阶指法的效力等级或层次,是指规范性法律文件之间的效力等级关系。法的冲突解决原则包括不同位阶法的冲突解决原则、同一位阶法的冲突解决原则、位阶交叉时法的冲突解决原则。

（1）不同位阶法的冲突解决原则:上位法优于下位法。规范性法律文件的效力层次由其制定主体的法律地位决定,即上位法的效力高于下位法。如宪法具有最高的法律效力、法律的效力高于法规、法规高于规章、行政法规高于地方性法规等。

（2）同一位阶法的冲突解决原则:特别法优于一般法,新法优于旧法。同一机关制定的法律、行政法规、地方性法规、自治条例和单行条例、规章,特别规定与一般规定不一致的,适用特别规定;新的规定与旧的规定不一致的,适用新的规定。法律之间对同一事项的新的一般规定与旧的特别规定不一致,不能确定如何适用时,由全国人民代表大会常务委员会裁决。行政法规之间对同一事项的新的一般规定与旧的特别规定不一致,不能确定如何适用时,由国务院裁决。

（3）位阶交叉时法的冲突解决原则:同一机关制定的新的一般规定与旧的特别规定不一致时,由制定机关裁决。地方性法规与部门规章之间对同一事项的规定不一致,不能确定如何适用时,由国务院提出意见,国务院认为应当适用地方性法规的,应当决定在该地方适用地方性法规的规定;认为应当适用部门规章的,应当提请全国人民代表大会常务委员会裁决。部门规章之间、部门规章与地方政府规章之间对同一事项的规定不一致时,由国务院裁决。根据授权制定的法规与法律规定不一致,不能确定如何适用时,由全国人民代表大会常务委员会裁决。

（五）法律责任

法律责任是行为主体由于违法行为、违约行为或法律的特别规定而应承担的不利的法律后果。法律责任的构成要件包括责任主体、违法行为、损害结果、因果关系和主观过错五方面。根据违法行为所违反的法律性质,可将法律责任分为民事责任、行政责任、刑事责任、违宪责任四种。

1.民事责任　指行为主体由于违反民事法律、违约或者由于民法规定所应承担的一种法律责任。承担民事责任的方式有停止侵害,排除妨碍,消除危险,返还财产,恢复原状,修理、重作、更换,赔偿损失,支付违约金,消除影响、恢复名誉,赔礼道歉等。承担民事责任的方式可以单独适用,也可以合并适用。

2.行政责任　指行为主体违反行政管理法规规定而承担的法律责任。主要分为行政处分、行政处罚两种。行政处分是对国家工作人员的违法行为所应承担的责任加以追究的惩罚措施，如警告、记过、记大过、降级、撤职、开除等。行政处罚指行政主体依照法定职权和程序对违反行政法规范的单位或个人进行的惩罚性行政行为，如警告、罚款、没收违法所得、责令停产停业等。

3. 刑事责任　指行为人因实施刑事法律禁止的行为（即犯罪行为）所承担的法律责任。其表现方式是处以刑罚，刑罚有主刑和附加刑两类，主刑分拘役、管制、有期徒刑、无期徒刑、死刑，附加刑分罚金、没收财产、剥夺政治权利和驱逐出境。刑罚是最严厉的一种法律制裁。

4. 违宪责任　指违反宪法的规定应承担的法律责任。具体方式有：撤销同宪法相抵触的法律、行政法规、地方性法规，罢免国家机关的领导成员。

二、药品行政管理法律制度认知

药品监督管理是指药品监督管理部门依照法律法规的授权，依法对药品的研制、注册、生产、经营和使用等环节进行规范化管理和全过程监管活动，主要涉及行政法。行政法是以行政关系作为调整对象的、有关国家行政管理的各种法律规范的总称。它是法律体系中仅次于宪法的一个独立法律部门。

（一）行政许可

行政许可指行政主体根据行政相对方的申请，经依法审查，通过颁发许可证、执照等形式，赋予或确认行政相对方从事某种活动的法律资格或法律权利的一种具体行政行为。如：药品生产企业的生产许可、药品经营企业的经营许可；执业药师的注册；药品、化妆品、医疗器械的注册；医疗机构购用麻醉药品、第一类精神药品的资格审批等。

1. 设定、实施行政许可应遵循的原则

（1）法定原则：设定、实施行政许可，应当按照法定的权限、范围、条件和程序。

（2）公开、公平、公正原则：设定、实施行政许可，应当公开、公平、公正，维护行政相对人的合法权益。

（3）便民和效率原则：实施行政许可，应当便民，提高办事效率，提供优质服务。

（4）信赖保护原则：公民、法人或其他组织依法取得的行政许可受法律保护，行政机关不得擅自改变已经生效的行政许可。行政许可所依据的法律、法规、规章修改或者废止，或者准予行政许可所依据的客观情况发生重大变化的，为了公共利益的需要，行政机关可以依法变更或者撤回已经生效的行政许可；由此造成财产损失的，行政机关应当依法给予补偿。

2. 行政许可的申请与受理　行政相对人向行政机关提出行政许可申请，行政机关负有向申请人提供格式文本，公示行政许可事项和条件，对公示内容进行解释、说明的义务。行政许可申请人负有提供真实信息的义务，享有要求行政机关进行解释、说明的权利。

行政机关受理行政许可申请，申请事项不需要取得行政许可的，行政机关应告知。申请事项不属于本行政机关职权范围的，行政机关应告知其向有权机关申请。申请材料存在可以当场更正的错误的，行政机关应当允许申请人当场更正。申请材料不全需要补全的，行政机关应当在法定期限内一次性告知申请人。申请事项符合法定条件、属于行政机关管辖范围的，应当受理该申请。

3. 撤销行政许可的情形　作出行政许可决定的行政机关或者其上级行政机关，针对以下情形可以撤销行政许可：行政机关工作人员滥用职权、玩忽职守作出准予行政许可决定的；超越法定职权作出准予行政许可决定的；违反法定程序作出准予行政许可决定的；对不具备申请资格或者不符合法定条件的申请人准予行政许可的；依法可以撤销行政许可的其他情形。被许可人以欺骗、贿赂等不正当手段取得行政许可的，应当予以撤销。同时，如果按照上述情形撤销行政许可，可能对公共利益造成重大损害的，不予撤销。

（二）行政强制

行政强制，指行政机关为实现预防或制止正在发生或可能发生的违法行为、危险状态以及不利后果，或者为了保全证据、确保案件查处工作的顺利进行等行政目的而对相对人的人身或财产采取强制性措施的行为。行政强制包括行政强制措施和行政强制执行。

行政强制措施，是指行政机关在行政管理过程中，为制止违法行为、防止证据损毁、避免危害发生、控制危险扩大等情形，依法对公民的人身自由实施暂时性限制，或者对公民、法人或者其他组织的财物实施暂时性控制的行为。主要包括：①限制公民人身自由；②查封场所、设施或者财物；③扣押财物；④冻结存款、汇款；⑤其他行政强制措施。

行政强制执行，是指行政机关或者行政机关申请人民法院，对不履行行政决定的公民、法人或者其他组织，依法强制履行义务的行为。主要包括：①加处罚款或者滞纳金；②划拨存款、汇款；③拍卖或者依法处理查封、扣押的场所、设施或者财物；④排除妨碍、恢复原状；⑤代履行；⑥其他强制执行方式。

实施行政强制，应当坚持教育与强制相结合。公民、法人或者其他组织对行政机关实施的行政强制享有陈述权、申辩权；有权依法申请行政复议或者提起行政诉讼；因行政机关违法实施行政强制，或因人民法院在强制执行中有违法行为或者扩大强制执行范围受到损害的，有权依法要求赔偿。

（三）行政处罚

行政处罚是指行政机关依法对违反行政管理秩序的公民、法人或者其他组织，以减损权益或者增加义务的方式予以惩戒的行为。公民、法人或其他组织违反行政管理秩序的行为，依法应当给予行政处罚。

1. 设定和实施行政处罚应遵循的原则

（1）处罚法定原则：给予行政处罚应根据法律、法规或规章，按规定的程序实施。

（2）处罚公正、公开的原则：行政主体及其工作人员办事应不徇私情，平等待人，依法裁判，公平处罚。

（3）处罚与违法行为相适应的原则：设定和实施行政处罚必须以事实为依据，与违法行为的事实、性质、情节及社会危害程度相当。

（4）处罚与教育相结合的原则：实施行政处罚，应当坚持处罚与教育相结合，教育公民、法人或其他组织自觉守法。

（5）不免除民事责任，不取代刑事责任原则：公民、法人或其他组织因违法受到行政处罚，其违法行为对他人造成损害的，应当承担民事责任；违法行为构成犯罪的应依法追究刑事责任。

2. 行政处罚的种类　根据《中华人民共和国行政处罚法》（2021年修正版）第九条规定，行政处罚的种类包括：①警告、通报批评；②罚款、没收违法所得、没收非法财物；③暂扣许可证件、降低资质等级、吊销许可证件；④限制开展生产经营活动、责令停产停业、责令关闭、限制从业；⑤行政拘留；⑥法律、行政法规规定的其他行政处罚。

3. 行政处罚的管辖

（1）除法律、行政法规另有规定外，行政处罚由违法行为发生地的县级以上地方人民政府具有行政处罚权的行政机关管辖。

（2）两个以上行政机关对同一行政违法案件都有管辖权的，由最先立案的行政机关管辖。在案件管辖上发生争议的，双方协商解决，协商不成的，应报请共同的上一级行政机关指定管辖。

（3）违法行为涉嫌犯罪的，有管辖权的行政机关必须将案件移送司法机关，依法追究刑事责任。

4. 行政处罚的适用

（1）不予行政处罚的情形：①不满十四周岁的未成年人有违法行为的，不予行政处罚，责令监护人加以管教。②精神病人、智力残疾人在不能辨认或者不能控制自己行为时有违法行为的，不予行政处罚，但应当责令其监护人严加看管和治疗。③违法行为轻微并及时改正，没有造成危害后果的，不予行政处罚；初次违法且危害后果轻微并及时改正的，可以不予行政处罚。④当事人有证据足以证明没有主观过错的，不予行政处罚。法律、行政法规另有规定的，从其规定。⑤违法行为在二年内未被发现的，不再给予行政处罚；涉及公民生命健康安全、金融安全且有危害后果的，上述期限延长至五年。法律另有规定的除外。

（2）从轻或者减轻行政处罚的情形：①已满十四周岁不满十八周岁的未成年人有违法行为的；②尚未完全丧失辨认或者控制自己行为能力的精神病人、智力残疾人有违法行为的，可以从轻或者减轻行政处罚；③主动消除或者减轻违法行为危害后果的；④受他人胁迫或者诱骗实施违法行为的；⑤主动供述行政机关尚未掌握的违法行为的；⑥配合行政机关查处违法行为有立功表现的；⑦法律、法规、规章规定其他应当从轻或者减轻行政处罚的。

5. 行政处罚的程序　行政机关在作出行政处罚决定之前，应当告知当事人拟作出的行政处罚内容及事实、理由、依据，并告知当事人依法享有的陈述、申辩、要求听证等权利。行政处罚有简易程序、普通程序和听证程序。

（1）简易程序：对于违法事实清楚有法定依据的，可以采用简易程序。当场作出行政处罚决定的行政处罚有：①警告；②对公民处以二百元以下罚款；③对法人或者其他组织处以三千元以下罚款。执法人员当场作出行政处罚决定的，应当向当事人出示执法证件，填写预定格式、编有号码的行政处罚决定书，并当场交付当事人。当事人拒绝签收的，应当在行政处罚决定书上注明。行政处罚决定书应当载明当事人的违法行为，行政处罚的种类和依据、罚款数额、时间、地点，申请行政复议、提起行政诉讼的途径和期限以及行政机关名称，并由执法人员签名或者盖章。执法人员当场作出的行政处罚决定，应当报所属行政机关备案。

（2）普通程序：行政机关发现公民、法人或者其他组织有依法应当给予行政处罚行为的，除当场作出的行政处罚外适用普通程序，其基本程序为：①立案；②调查或检查（执法人员出示执法证件），制作询问或者检查笔录（结束后双方签字确认）；③对调查结果进行审查，作出处理决定（作出行政处罚决定 / 不予行政处罚 / 涉嫌犯罪的移送司法机关）；④向当事人发送告知书（告知当事人拟作出的行政处罚内容及事实、理由、依据，当事人享有的权利）；⑤当事人陈述、申辩；⑥作出行政处罚决定（立案之日起九十日内必须作出行政处罚决定，法律、法规、规章另有规定除外）；⑦向当事人送达行政处罚决定书。

（3）听证程序：行政机关拟作出下列行政处罚决定，应当告知当事人有要求听证的权利，当事人要求听证的，行政机关应当组织听证。①较大数额罚款；②没收较大数额违法所得、没收较大价值非法财物；③降低资质等级、吊销许可证件；④责令停产停业、责令关闭、限制从业；⑤其他较重的行政处罚；⑥法律、法规、规章规定的其他情形。

听证应当依照以下程序组织：①当事人要求听证的，应当在行政机关告知后五日内提出；②行政机关应当在举行听证的七日前，通知当事人及有关人员听证的时间、地点；③除涉及国家秘密、商业秘密或者个人隐私依法予以保密外，听证公开举行；④听证由行政机关指定的非本案调查人员主持；当事人认为主持人与本案有直接利害关系的，有权申请回避；⑤当事人可以亲自参加听证，也可以委托一至二人代理；⑥当事人及其代理人无正当理由拒不出席听证或者未经许可中途退出听证的，视为放弃听证权利，行政机关终止听证；⑦举行听证时，调查人员提出当事人违法的事实、证据和行政处罚建议，当事人进行申辩和质证；⑧听证应当制作笔录。笔录应当交当事人或者其代理人核对无误后签字或者盖章。当事人或者其代理人拒绝签字或者盖章的，由听证主持人在笔录中注明。听证结束后，行政机关应当根据听证笔录，依法作出处理决定。

（四）行政复议

1. 行政复议的概念　行政复议指公民、法人或者其他组织不服行政主体作出的具体行政行为,认为行政主体的具体行政行为侵犯了其合法权益,依法向法定的行政复议机关提出复议申请,行政复议机关依照法定程序对引起争议的具体行政行为进行合法性、适当性审查,并作出行政复议决定的行政行为。行政复议是行政机关实施的被动行政行为,它兼具行政监督、行政救济和行政司法行为的特征和属性。它对于保障和监督行政主体依法行使行政职权,防止和纠正违法的或者不当的具体行政行为,保护公民、法人和其他组织的合法权益等均具有重要的意义和作用。

根据《中华人民共和国行政复议法》规定,以下两类事项不属于行政复议范围:①对行政机关作出的行政处分或其他人事处理决定;②对民事纠纷的调解或者其他处理行为。

2. 行政复议的程序

(1)行政复议申请:公民、法人或者其他组织认为具体行政行为侵犯其合法权益的,可以自知道该具体行政行为之日起六十日内提出行政复议申请;但是法律规定的申请期限超过六十日的除外。因不可抗力或者其他正当理由耽误法定申请期限的,申请期限自障碍消除之日起继续计算。申请人申请行政复议,可以书面申请,也可以口头申请。

(2)行政复议受理:行政复议机关收到行政复议申请后,应当在五日内进行审查,对不符合本法规定的行政复议申请,决定不予受理,并书面告知申请人;对符合本法规定,但不属于本机关受理的行政复议申请,应当告知申请人向有关行政复议机关提出。除上述规定外,行政复议申请自行政复议机关负责法制工作的机构收到之日起即为受理。

(3)行政复议决定:行政复议机关负责法制工作的机构应当对被申请人作出的具体行政行为进行审查,提出意见,经行政复议机关的负责人同意或者集体讨论通过后,按照规定一般会作出如下行政复议决定。①维持决定;②责令被申请人在一定期限内履行法定职责;③撤销或变更决定;④责令赔偿决定。行政复议机关应当自受理申请之日起六十日内作出行政复议决定;但是法律规定的行政复议期限少于六十日的除外。情况复杂,不能在规定期限内作出行政复议决定的,经行政复议机关的负责人批准,可以适当延长,并告知申请人和被申请人;但是延长期限最多不超过三十日。

(五)行政诉讼

1. 行政诉讼的概念　行政诉讼是解决行政争议的一项重要法律制度,是指公民、法人或其他组织认为国家行政机关及工作人员的具体行政行为侵犯其合法权益时,依法向人民法院提起诉讼,并由人民法院对具体行政行为是否合法进行审查并作出裁判的活动和制度。申请人不服复议决定的,可以在收到复议决定书之日起十五日内向人民法院提起诉讼。公民、法人或者其他组织直接向人民法院提起诉讼的,应当在知道作出具体行政行为之日起三个月内提出。

2. 行政诉讼的程序

(1)起诉和受理:公民、法人或者其他组织不服复议决定的,可以在收到复议决定书之日起十五日内向人民法院提起诉讼。复议机关逾期不作决定的,申请人可以在复议期满之日起十五日内向人民法院提起诉讼。法律另有规定的除外。公民、法人或者其他组织直接向人民法院提起诉讼的,应当自知道或者应当知道作出行政行为之日起六个月内提出。法律另有规定的除外。

提起诉讼应当符合以下4个条件:①原告是符合《中华人民共和国行政诉讼法》规定的公民、法人或者其他组织;②有明确的被告;③有具体的诉讼请求和事实根据;④属于人民法院受案范围和受诉人民法院管辖。起诉应当向人民法院递交起诉状,并按照被告人数提出副本。人民法院在接到起诉状时对符合起诉条件的,应当登记立案。

(2)审理和判决:人民法院应公开审理行政案件,但涉及国家秘密、个人隐私和法律另有规定的除外。我国行政诉讼的审理分为一审和二审,一审一律开庭审理,二审分为书面审理和开庭审理两种方式。行政诉讼一审有普通程序和简易程序。

人民法院第一审行政案件的普通程序包括:①发送起诉状、答辩状。人民法院应当在立案之日起五日内,将起诉状副本发送被告。被告应当在收到起诉状副本之日起十五日内向人民法院提交答辩状。人民法院应当在收到答辩状之日起五日内,将答辩状副本发送原告。②组成合议庭。由审判员组成合议庭,或者由审判员、陪审员组成合议庭。合议庭的成员,应当是三人以上的单数。③开庭审理。原被告双方举证质证,人民法院围绕案件展开调查。被告对作出的行政行为负有举证责任,应当提供作出该行政行为的证据和所依据的规范性文件。④公开宣告判决。当庭宣判的,应当在十日内发送判决书;定期宣判的,宣判后立即发给判决书。宣告判决时,必须告知当事人上诉权利、上诉期限和上诉的人民法院。人民法院应当在立案之日起六个月内作出第一审判决。有特殊情况需要延长的,由高级人民法院批准。

人民法院审理下列第一审行政案件,认为事实清楚、权利义务关系明确、争议不大的,可以适用简易程序:①被诉行政行为是依法当场作出的;②案件涉及款额二千元以下的;③属于政府信息公开案件的。除上述规定以外的第一审行政案件,当事人各方同意适用简易程序的,可以适用简易程序。适用简易程序审理的行政案件,由审判员一人独任审理,并应当在立案之日起四十五日内审结。

当事人不服人民法院第一审判决的,有权在判决书送达之日起十五日内向上一级人民法院提起上诉。当事人不服人民法院第一审裁定的,有权在裁定书送达之日起十日内向上一级人民法院提起上诉。逾期不提起上诉的,人民法院的第一审判决或者裁定发生法律效力。人民法院对上诉案件进行第二次审查,应当组成合议庭,开庭审理。经过阅卷、调查和询问当事人,对没有提出新的事实、证据或者理由,合议庭认为不需要开庭审理的,也可以不开庭审理。

(3)执行:当事人必须履行人民法院发生法律效力的判决、裁定、调解书。公民、法人或者其他组织拒绝履行判决、裁定、调解书的,行政机关或者第三人可以向第一审人民法院申请强制执行,或者由行政机关依法强制执行。行政机关拒绝履行判决、裁定、调解书的,第一审人民法院依法采取措施,保护当事人的合法权益。

思政元素

弘扬法治精神,树立法治意识

2022年,为贯彻落实党中央、国务院决策部署,国家药品监督管理局以严查违法、严控风险为主线,在全国范围内组织开展药品安全专项整治行动。会同有关部门对20起药品、9起医疗美容用药械违法犯罪案件联合挂牌督办,公布了4批32个药品安全专项整治典型案例。查处药品、医疗器械、化妆品案件14.27万件,同比增长22.93%,涉及货值金额33.54亿元,罚没金额21.05亿元,向公安机关移送案件3900余件。2023年,国家药品监督管理局先后发布5批药品网络销售典型案例,公布了8起药品违法案件典型案例,加大了药品违法销售的打击力度。药品监督管理工作真正做到了有法可依、有法必依、执法必严、违法必究。同学们毕业后在医药行业以药学技术人员执业,一定要深刻领会法治精神、树立法治意识,依法从事药学实践和药事管理工作,为健康中国建设保驾护航。

任务三　我国药品管理立法和药事管理法律体系认知

为加强药品管理,保证药品质量,保障公众用药安全和合法权益,保护和促进公众健康,必须加强药品监督管理,强化药品管理立法,形成调整与药事活动相关的行为和社会关系的由法律、行政法规、规章、规范性文件等组成的药事管理法律体系。药事管理法律法规是药品研制、注册、生产、经营、使用和监督管理单位以及个人都必须严格遵守和认真执行的行为规范。

一、我国药品管理立法发展历程

药品管理立法是指由授权的特定国家机关,依据法定的权限和程序,制定、认可、修订、补充和废除药品管理法律规范的活动。我国古代就有与药品管理有关的法律法规,早在公元 659 年唐朝政府制定和颁布的《新修本草》作为当时全国的药品标准,后来的各个朝代都对贩卖假药、滥用药品致人死亡作出了明确的法律规定。但这些法律大多是零散附于其他法律中,并且医药不分,没有形成一个完整的法律体系。

我国现代的药品管理立法,始于 1911 年辛亥革命后。中华人民共和国成立后至今,我国药品管理法律法规建设取得了巨大的成就,从整个发展历程来看大致经历了以下三个阶段。

1. 开始制定药事管理法规(1911—1948 年)　1911 年辛亥革命推翻了清王朝,结束了封建主义的君主制度。1912 年南京临时政府成立后,先后制定颁布了一系列的药品管理法律法规,如《药师暂行条例》《修正麻醉药品管理条例》《管理药商规则》《细菌学免疫学制品管理规则》《药师法》等。

2. 加大药事法规建设力度(1949—1983 年)　中华人民共和国成立后,药事法规建设取得了较大发展,具体可分为以下几个时期。

(1)早期药事法规建设(1949—1957 年):中华人民共和国成立初期,为了配合戒烟禁毒工作和清理旧社会遗留下来的伪劣药品充斥市场的问题,国家制定颁布了《关于严禁鸦片烟毒的通令》《关于管理麻醉药品暂行条例的公布令》等。

(2)以药品质量管理为核心的药事法规建设(1958—1965 年):随着我国制药工业的发展,药品质量的监督管理问题日益重要。在总结经验的基础上,国家制定了一系列规章,如《关于发展中药材生产问题的指示》《关于药品生产管理及质量问题的报告》《关于加强中药质量管理的通知》等。

(3)规范药品法规、规章建设,为制定法律奠定基础(1978—1983 年):1966 年以后的十年间,药事法规建设陷于停滞状态。1978 年 7 月 30 日,国务院批转卫生部关于颁发《药政管理条例(试行)》的报告。1981 年 5 月 22 日,颁布《关于加强医药管理的决定》。以上两个法规是这一时期的纲领性文件。此外,这一时期还制定了一系列药品管理的规章,如:《麻醉药品管理条例》《新药管理办法(试行)》等。

3. 逐步完善药事管理法治化建设(1984 年至今)　1984 年 9 月 20 日,《中华人民共和国药品管理法》(简称《药品管理法》)由中华人民共和国第六届全国人民代表大会常务委员会第七次会议通过,自 1985 年 7 月 1 日起施行。《药品管理法》是我国第一部全面的、综合性药品法律。《药品管理法》的制定、颁布具有划时代意义,标志我国药品监督管理工作进入法治化新阶段,使药品监督管理工作有法可依、依法办事。它的颁布有利于人民群众对药品质量进行监督,有利于药学事业健康高速发展。1989 年 1 月 7 日,国务院批准《药品管理法实施办法》,同年 2 月 27 日由卫生部发布施行。

随着改革开放的进程,药品管理工作出现了新情况、新问题,如 1984 年《药品管理法》规定的执法主体发生了变化;实践中一些行之有效的药品监督管理制度未在法律中规定;对违法行为的处罚力度不够以及对执法主体的违法行为缺乏处罚规定;在社会主义市场经济条件下,需要对药品的价格、广告、流通体制作出新的规定;加入世界贸易组织(WTO)后必须修改有关规定使其与国际接轨。因此需要对 1984 年制定的《药品管理法》进行修改。修订版的《药品管理法》由第九届全国人民代表大会常务委员会第二十次会议审议通过并于 2001 年 2 月 28 日公布,自 2001 年 12 月 1 日开始实施。2001 年版《药品管理法》实施以来先后进行了两次修正和又一次的全面修订,即根据 2013 年 12 月 28 日第十二届全国人民代表大会常务委员会第六次会议《关于修改〈中华人民共和国海洋环境保护法〉等 7 部法律的决定》第一次修正；根据 2015 年 4 月 24 日第十二届全国人民代表大会常务委员会第十四次会议《关于修改〈中华人民共和国药品管理法〉的决定》第二次修正；根据 2019 年 8 月 26 日第十三届全国人民代表大会常务委员会第十二次会议第二次修订，2019 年 12 月 1 日起施行。

　　2002 年 8 月 4 日，国务院公布了《中华人民共和国药品管理法实施条例》（简称《药品管理法实施条例》），自 2002 年 9 月 15 日起施行。根据 2016 年 2 月 6 日国务院第 666 号令《国务院关于修改部分行政法规的决定》对 2002 年版《药品管理法实施条例》进行了修订。根据 2019 年 3 月 2 日《国务院关于修改部分行政法规的决定》，对 2002 年版《药品管理法实施条例》又进行了第二次修订。

　　自 1984 年至今，国务院还制定发布了相关的行政法规，国家药品监督管理部门、原卫生部（现国家卫生健康委员会）等国家机关还制定、发布了一系列涉及药品管理的行政规章，逐步建立了社会主义市场经济体制要求的规范化的药事管理法律法规体系。此外，1984—2020 年我国政府还组织修订、颁布了《中国药典》1985 年版、1990 年版、1995 年版、2000 年版、2005 年版、2010 年版、2015 年版以及 2020 年版。一系列规范化的药事管理法律法规建设，将为我国药学事业更快速地发展奠定法律基础，为健康中国建设保驾护航。

二、我国现行主要的药事管理法律、法规、规章

　　中华人民共和国成立后，经过 70 余年的药事管理法律法规建设和发展，目前已基本形成以《药品管理法》为核心的，系统化、规范化的药事管理法律法规体系。如《药品管理法》及其实施条例；药品研制、注册、生产、经营、使用、监督管理领域的法律法规；特殊管理药品管理办法；中药管理法律法规；执业药师管理法律法规；药品信息管理法规等。药品监督管理工作真正做到了有法可依、有法必依、执法必严、违法必究，促进了我国药学事业健康、快速发展。目前，我国现行主要的药事管理法律、法规、规章等见表 1-2。

表 1-2　我国现行主要的药事管理法律、法规、规章

名称	发文机关	施行日期
中华人民共和国药品管理法（2019 年修订）	主席令第 31 号	2019 年 12 月 1 日
中华人民共和国中医药法	主席令第 59 号	2017 年 7 月 1 日
中华人民共和国疫苗管理法	主席令第 30 号	2019 年 12 月 1 日
中华人民共和国广告法（2021 年修正）	主席令第 22 号	2021 年 4 月 29 日
中华人民共和国商标法（2019 年修正）	主席令第 6 号	2019 年 4 月 23 日
中华人民共和国专利法（2020 年修正）	主席令第 8 号	2021 年 6 月 1 日
中华人民共和国药品管理法实施条例（2019 年修正）	国务院令第 360 号	2019 年 3 月 2 日
野生药材资源保护管理条例	国发〔1987〕96 号	1987 年 12 月 1 日
医疗用毒性药品管理办法	国务院令第 23 号	1988 年 12 月 27 日
放射性药品管理办法（2022 年修订）	国务院令第 25 号	2022 年 3 月 29 日
中药品种保护条例（2018 年修订）	国务院令第 106 号	2018 年 9 月 18 日
麻醉药品与精神药品管理条例（2016 年修订）	国务院令第 442 号	2016 年 2 月 6 日

续表

名称	发文机关	施行日期
易制毒化学药品管理条例（2018 年修订）	国务院令第 445 号	2018 年 9 月 18 日
血液制品管理条例（2016 年修订）	国务院令第 208 号	2016 年 2 月 6 日
反兴奋剂条例（2018 年修订）	国务院令第 398 号	2018 年 9 月 18 日
处方药与非处方药分类管理办法	国家药品监督管理局令第 10 号	2000 年 1 月 1 日
医疗机构制剂配制质量管理规范	国家药品监督管理局令第 27 号	2001 年 3 月 13 日
药物非临床研究质量管理规范	国家药品监督管理局令第 34 号	2017 年 9 月 1 日
药品进口管理办法	国家药品监督管理局令第 4 号	2004 年 1 月 1 日
药品不良反应报告和监测管理办法	卫生部令第 81 号	2011 年 7 月 1 日
互联网药品信息服务管理办法	国家食品药品监督管理局令第 9 号	2004 年 7 月 8 日
医疗机构制剂配制监督管理办法	国家食品药品监督管理局令第 18 号	2005 年 6 月 1 日
医疗机构制剂注册管理办法（试行）	国家食品药品监督管理局令第 20 号	2005 年 8 月 1 日
药品说明书和标签管理规定	国家食品药品监督管理局令第 24 号	2006 年 6 月 1 日
处方管理办法	卫生部令第 53 号	2007 年 5 月 1 日
药品生产质量管理规范（2010 年修订）	卫生部令第 79 号	2011 年 3 月 1 日
药品经营质量管理规范（2016 年修订）	卫生部令第 90 号	2016 年 6 月 30 日
执业药师职业资格制度规定	国家药品监督管理局、人力资源和社会保障部	2019 年 3 月 5 日
执业药师职业资格考试实施办法	国家药品监督管理局、人力资源和社会保障部	2019 年 3 月 5 日
进口药材管理办法	国家市场监督管理总局令第 9 号	2020 年 1 月 1 日
药品、医疗器械、保健食品、特殊医学用途配方食品广告审查管理暂行办法	国家市场监督管理总局令第 21 号	2020 年 3 月 1 日
药品注册管理办法	国家市场监督管理总局令第 27 号	2020 年 7 月 1 日
药品生产监督管理办法	国家市场监督管理总局令第 28 号	2020 年 7 月 1 日
药物临床试验质量管理规范	国家药品监督管理局、国家卫生健康委员会第 57 号	2020 年 7 月 1 日
药品上市后变更管理办法（试行）	国家药品监督管理局 2021 年第 8 号	2021 年 1 月 13 日
执业药师注册管理办法	国家药品监督管理局	2021 年 6 月 18 日
中药材生产质量管理规范	国家药品监督管理局等 4 部门联合颁布第 22 号	2022 年 3 月 17 日
市场监督管理行政处罚程序规定（2022 年修正）	国家市场监督管理总局令第 61 号	2022 年 9 月 29 日
药品召回管理办法	国家药品监督管理局 2022 年第 92 号	2022 年 11 月 1 日
药品网络销售监督管理办法	国家市场监督管理总局令第 58 号	2022 年 12 月 1 日
中药注册管理专门规定	国家药品监督管理局 2023 年第 20 号	2023 年 7 月 1 日
药品经营和使用质量监督管理办法	国家市场监督管理总局令第 84 号	2024 年 1 月 1 日
执业药师继续教育暂行规定	国药监人〔2024〕3 号	2024 年 1 月 1 日

任务四　药事管理研究

随着我国药事管理学科的发展，药事管理研究越来越受到重视，研究结果已应用到药学实践的各领域。高职高专药学毕业生今后将工作在药学实践一线，除了应扎实掌握药事管理学的基础理论知识和具备良好的实践应用能力外，还应该具备一定的科研思维能力，学会运用主要的药事管理研究方法，在药学实践中探求知识、解决问题，并撰写有关药事管理方面的调查报告或专题论文等，以促进我国药学事业健康发展，助力健康中国建设。

一、药事管理研究性质及特征

（一）药事管理研究具有社会科学性质

药事管理研究不同于药学其他分支学科，具有社会科学性质，主要是探讨与药事有关的人们的行为和社会现象的系统知识。药事管理研究应用的基础理论、研究方向、研究方法和研究结果等与药学其他自然学科不尽相同，主要体现在以下几方面。

1. 研究应用的基础理论　药事管理研究应用社会学、法学、经济学、管理学、行为科学等多学科理论与方法进行研究，这不同于药物化学、药剂学等自然科学。

2. 研究方向　药事管理学从社会、心理、管理、法律方向进行研究，如质量管理、生产与经营管理、用药管理、市场营销、患者心理等的研究。而药学其他自然科学主要从药物化学、药剂学、药理学等方向进行研究，如物质的化学成分、结构，药物的提取分离、合成，药物的吸收、分布、代谢、排泄等。

3. 研究方法　药事管理的研究方法最常用的是社会调查研究法，而药学其他自然科学最常用的是实验研究法。

4. 研究结果　药事管理的研究成果主要通过可行性报告、政策建议、方案等实现，而药学其他自然科学的研究成果则是新药、新产品、新技术、新工艺等。

（二）药事管理研究特征

1. 结合性　药事管理的对象既有物（药品），也有人（药学技术人员），药事管理学是自然科学与社会科学交叉渗透的边缘学科。因此研究者必须具有药学和相关社会科学理论知识与技术的基础。

2. 规范性　药事管理研究的目的在于确定药事活动及其管理的规律，制定符合社会规律有关法律的、伦理道德的、管理的规范，并观察这些规范的影响。当这些规范随时间推移而改变时，研究者可以观察、解释并预测变化，从而提出修改、修订意见。

3. 实用性　药事管理研究结果的主要导向是应用，包括政策建议、标准和规范的方案、现状分析、可行性报告及市场调查报告等，目的是推动药事活动的发展与进步。当然并不因此而忽视理论导向的研究。

4. 开放性　从事药事管理研究的人员来源较为复杂，如高校教师、公务员、药学工程技术人员、医药营销人员、医疗机构药学工作人员等；专业包括药学、法律、经济、行政或工商管理等。药事管理研究的开放性，或许不利于学科学术研究的主动性、独特性，但却是促进药事管理学术研究发展的一种动力。

二、药事管理研究的过程

药事管理研究的过程一般可分为以下八个步骤。

（一）选择研究课题

科研选题是药事管理研究的起始环节，它在一定程度上决定着科学研究的水平和研究成果的价值。选题应充分考虑和事先做好初步调查，发现问题，并阅读相关资料、了解课题研究的背景和方向。

衡量一个课题是否有研究价值必须遵循以下原则。

1．需要性原则　即选择研究的课题必须是实际需要的，这主要体现在两方面：一是药学实践的需要，如提高药品质量、加强药品的监督管理、提高药学服务质量等；二是学科理论发展的需要，如药品价格政策的制定、国家基本药物政策的研究等。

2．创新性原则　药事管理研究题目、研究方法或研究结果的应用上均应有创新性。

3．科学性原则　选题应有科学、充分的理论依据和事实依据。

4．可行性原则　对研究者的主、客观条件应进行可行性分析。主观条件如研究者的研究水平和精力等；客观条件如研究经费等。

（二）查阅文献资料

确定研究课题后必须查阅相关文献资料，并进行归纳整理。根据文献研究结果建立基本研究框架。

知识链接

国内外知名数据库、主要参考资料及网站

国内外知名数据库：SCI（科学引文索引数据库）；CPCI-S（科技会议录索引数据库）；EI（工程索引数据库）；SSCI（社会科学引文索引数据库）；中国知网（CNKI）；万方数据库；维普（VIP）中文科技期刊数据库。

供参考的教材、杂志、报纸：《药事管理学》（第7版，冯变玲主编，人民卫生出版社）；《药事管理与法规》（全新修订版，国家药品监督管理局执业药师资格认证中心）；《中国药房》《时珍国医国药》《中国药师》《中国药事》等杂志；《中国医药报》《医药经济报》《健康报》等报纸。

医药行业相关网站：https://www.samr.gov.cn/（国家市场监督管理总局）；http://www.nhc.gov.cn/（国家卫生健康委员会）；https://www.nmpa.gov.cn/（国家药品监督管理局）；http://www.who.int（世界卫生组织）；https://www.cpi.ac.cn/（中国医药信息网）。

（三）确定研究变项

研究变项是研究所要解释、探讨、描述或检验的因素，也称为研究因素。研究行动是以变项为基本单位，故研究者应确定研究问题中所包括的主要变项。

（四）提出待答问题或研究假设

一般来说，描述性研究、概况、状况或探索性研究，以提出待答问题为宜。而相关性研究、因果性研究或验证性研究，则以提出研究假设较为适合。无论是提出待答问题或假设，均应符合研究目的。

（五）进行研究设计

研究设计是研究工作的总体方案，包括研究对象、研究内容、研究方法和研究所需的人力、物力、财力等设计。研究对象通常是与药事活动有关的个人、群体、组织、社会产品或社会实体及其行为的产品。研究者在进行收集资料之前，必须确定研究结果将推论解释的"总体"，并决定如何抽取"样本"。根据研究问题的性质、研究目的以及研究对象，决定收集资料的方法，并且进一步对研究对象、研究工具（如编制调查表、观察量表等）以及实施程序作出具体的规划安排。

（六）收集资料

药事管理研究收集资料的方法主要有：调查研究法、观察法、实验法、比较分析法、评价研究法等。

（七）整理、分析资料

必须对应用各种研究工具所收集到的资料做一步的整理与分析，才能表述其意义。如果是"量的研究"，应选择适当的统计方法，应用适当的统计软件。如果是"质的研究"，也要将原始资料整理后再做适当的描述。

（八）撰写研究报告或论文

研究报告或论文是反映研究成果的一种书面报告，它通过文字、图表等形式将研究的过程、方法、结果等表现出来。研究报告或论文是研究工作的总结，也是科研工作的重要组成部分。研究报告或论文主要包括：标题（应简明、确切地反映论文的特定内容）、摘要（一般包括研究目的、方法、结果、结论）、引言（包括研究背景、研究目的、研究意义等）、研究设计（研究方法、研究程序等）、研究结果与讨论、研究结论与建议、参考文献及附录等。研究报告或论文不仅要做到格式规范，而且应内容充实、结构连贯、通俗易懂，以便于与他人交流，充分发挥传播知识或解决方案的功用。

三、药事管理研究的方法

药事管理研究方法是指研究者得出研究结论所用的手段或途径。药事管理研究属社会科学研究范畴，其主要研究方法有文献研究、调查研究、实验研究以及实地研究。

（一）文献研究

文献研究指通过搜集、鉴别、整理、分析文献，形成对事实科学认识的方法。文献研究法是一种科学研究方法，也是一种经济有效的信息收集方法，它通过对与工作相关的现有文献进行系统性的分析来获取信息。

文献研究可分为内容分析、二次分析以及现成统计资料分析。内容分析指研究者对书面、图片或声像材料等文献内容进行客观、系统和定量描述的研究。二次分析指直接利用研究者所收集的原始资料进行新的分析或对数据加以深度挖掘分析。现成统计资料分析指运用现成的统计资料，挖掘新的信息，解答研究者感兴趣的问题，统计资料的来源是政府部门或者其他机构发布的统计数字、年鉴和公开发表的社会调查报告等。

（二）调查研究

调查研究既是一种研究方法，也是一种最常用的收集资料方法。作为一种研究方法，调查研究是以特定群体为对象，应用观察法、访问法、问卷法等，经由系统化程序收集有关群体的资料及信息，以了解该群体的普遍特征。调查研究方法可靠性较高，广泛应用于描述研究、实证研究和探索研究。

调查研究有两种基本类型，即全面调查（普查）和非全面调查（抽样调查、典型调查、重点调查）。药事管理研究常用的是抽样调查，即从局部的调查中得出有关整体的结论。样本设计是抽样调查的基本步骤之一，对研究结果影响很大。样本大小、抽样方式和判断标准，是样本设计的关键环节。

问卷法是收集调查数据的重要方法，包括自填式问卷、访问调查问卷。问卷格式、答案格式、后续性问题、问题矩阵、提问顺序、答问指南等，是设计问卷时应充分考虑的几方面。邮寄的自填式问卷回收率对样本的代表性有直接影响，一般来说，50%的回收率是可用于分析和报告的基本比例。

（三）实验研究

实验研究指通过控制和操纵一个或多个自变量并观察因变量的相应变化以检验假设的研究

方法。实验研究的目的是研究原因和结果的关系，即研究分析"为什么"。例如医疗机构配备临床药师（自变量）与提高临床合理用药水平（因变量）的因果关系研究便可采用实验研究。实验研究方法适用于概念和命题相对有限的、定义明确的研究课题以及假设检验课题。社会科学的实验研究不同于自然科学，它是在社会事件的一般过程中进行实验研究，而不在实验室。

实验研究与原因比较研究，都是调查分析因果关系。但实验研究是在控制变量的情况下进行比较分析，结果比较准确；而原因比较研究没有控制变量，是在事情发生后追溯现象，分析找出原因，准确性较前者差。

无论是自然科学或社会科学的实验研究，都包括以下主要环节：①明确自变量、因变量；②选取实验组与对照组；③进行事前检测与事后检测。

常用的实验研究方法有3种。

1. 单一实验组前后对比实验　选择一个实验组，通过对实验活动前后检测结果的对比来作出实验结论。该方法虽然简单易行，但在实验活动中实验对象可能受诸多因素影响，而不仅受实验自变量一个因素的影响，无法排除非实验变量对实验结果的影响。因此只有在有效排除非实验变量的影响或影响很小的情况下，实验结果才能充分成立。

2. 实验组与对照组对比实验　实验组与对照组置于相同实验环境，研究者只对实验组实施实验活动，通过对实验活动后实验组和对照组检测结果的对比来得出结论。该方法的实验结果检测具有较高的准确性，但仍无法反映实验前后非实验变量对实验对象的影响。

3. 实验组与对照组前后对比实验　指对照组实验前后与实验组实验前后之间进行对比的方法。此方法也称为古典实验设计。

实验研究方法可以控制自变量，可以重复，因果关系的结论较准确。它在药事管理研究中应用的弱点在于其人为性质，往往不能代表现实的社会过程，容易失真。

（四）实地研究

实地研究也称为参与式观察。实地研究是对自然状态下的研究对象进行直接观察，收集一段时间内若干变量的数据，属于定性研究范畴。研究者事先对拟定进行的研究有一个大致的设想，然后选择一个社会群体或地点作为研究对象。研究者深入所研究对象的生活环境，参与研究对象的活动，同时进行观察。研究者与研究对象结识并打成一片，甚至发展亲密的友谊。研究者每天对观察和体会加以记录，如此持续数个月甚至几年。在这期间，研究者不断深化和提炼他的认识。在离开考察地以后，整理相关资料，写出研究报告。

实训　药事管理法律法规查询

【实训目的】

学会登录国家市场监督管理总局或国家药品监督管理局等官方网站，了解近两年药事管理领域发生的重大事件；学会通过国务院、国家市场监督管理总局、国家药品监督管理局、国家卫生健康委员会等官方网站查询药事管理法律法规原文，并按法的渊源分类整理。

【实训准备】

实训场地为智慧教室或计算机房；学生自行准备U盘或网盘等；供查询的法律法规（详见表1-2我国现行主要的药事管理法律、法规、规章）；实训线上平台（超星学习通或雨课堂等）。

【实训内容与步骤】

首先教师示范教学，通过登录国家市场监督管理总局或国家药品监督管理局等官方网站，查询药事管理领域发生的重大事件以及药事管理法律法规原文；接着学生分组展开实训，小组同学可以分工协作、展开讨论；最后整理相关资料并上传至线上平台。

【实训考核与评价】

对上传资料的完整性、准确性、规范性等进行评价。考核成绩 = 教师评价（50%）+ 组间评价（20%）+ 组内互评（20%）+ 自评（10%）。

（刘叶飞）

? 复习思考题

1. 什么是药事，药事范围涉及哪些？
2. 什么是药事管理学，药事管理学的性质是什么？
3. 我国法的渊源主要有哪些？
4. 行政机关能当场作出行政处罚决定的行政处罚有哪些？
5. 简述药事管理研究的一般过程。

ER-1-3

扫一扫，测一测

项目二　药事组织认知

素质目标:树立行业自信,坚守初心使命。

知识目标:掌握我国现行药品监督管理机构的设置情况和职能;熟悉药事组织的概念和类型,国家药品监督管理局的直属技术机构,我国药品生产经营企业情况;了解药学教育、科研组织和社会团体。

能力目标:能查阅并区分药品监督管理各部门的机构设置和职能,并用于指导今后的药学实践工作。

案例导学

山东 JYT 制药有限公司生产销售劣药乳酶生片案

2022 年 8 月,山东省药品监督管理局根据投诉举报线索,对山东 JYT 制药有限公司进行现场检查,并对该公司库存的 2 个批次乳酶生片进行现场抽样,经检验,抽样药品"含量测定"项不符合规定。经查,上述 2 个批次乳酶生片货值金额 12.29 万元,已销售产品金额 3.75 万元。该公司生产销售劣药乳酶生片的行为违反了《中华人民共和国药品管理法》第九十八条第三款规定。2023 年 1 月,山东省药品监督管理局依据《中华人民共和国药品管理法》第一百一十七条第一款规定,对该公司处以没收涉案药品、没收违法所得 3.75 万元、罚款 135.22 万元的行政处罚。

药品是特殊商品,需要药品监督管理部门根据法律授予的职权,依照法律法规的规定,对药品的研制、生产、经营和使用等环节进行严格的监督管理,药品监督管理机构如何设置?有哪些职责?属于什么药事组织?本项目主要介绍药事组织的类型以及药品监督管理机构的职责。

药事组织是一个复杂的综合性概念,凡是药事组织机构、体系、体制都称为药事组织。一般来说,药事组织的概念有狭义和广义之分,狭义的药事组织,指为了实现药学的社会任务所提出的目标,经由人为的分工形成的各种形式的药事组织机构的总称。广义的药事组织,指以实现药学社会任务为共同目标而建立起来的人们的集合体,是药学人员相互影响的社会心理系统,是运用药学知识和技术的技术系统,是人们以特定形式的结构关系而共同工作的系统。我国药事组织主要有药品监督管理组织、药品生产经营组织、医疗机构药事组织、药学教育和科研组织、药事社会团体及学术组织等。

任务一　药品监督管理组织认知

一、我国药品监督管理体制

现今世界各国对于药品的管理都日趋完善，很多国家都出台了药品管理法。我国两次修订药品管理法，充分体现了对药品管理的重视。《中华人民共和国药品管理法》(2019年版)明确详细地规定了药品监督管理的主管部门、组织机构设置、体制、主要职权等。

1998年以前，我国主管药品监督管理工作的是卫生行政部门，县以上地方各级卫生行政部门的药政机构主管所辖行政区域的药品监督管理工作。1998年，为了加强国务院对药品监督管理工作的领导，根据《国务院关于机构设置的通知》，组建了直属国务院领导的国家药品监督管理局，主管全国药品监督管理工作。2003年3月，第十届全国人民代表大会第一次会议通过了《国务院机构改革方案》。根据该改革方案，国务院在国家药品监督管理局的基础上组建国家食品药品监督管理局(State Food and Drug Administration，SFDA)。2013年3月10日国家食品药品监督管理局(SFDA)正式更名为国家食品药品监督管理总局(China Food and Drug Administration，CFDA)。2018年4月，根据《中共中央关于深化党和国家机构改革的决定》《第十三届全国人民代表大会第一次会议关于国务院机构改革方案的决定》，组建国家市场监督管理总局，作为国务院直属机构；组建国家药品监督管理局，由国家市场监督管理总局管理，不再保留国家食品药品监督管理总局。

2018年4月10日，新组建的国家市场监督管理总局、国家药品监督管理局正式揭牌。在国家市场监督管理总局和国家药品监督管理局"三定"方案公布前，原国家食品药品监督管理总局承担的食品、药品、医疗器械、化妆品、保健食品、婴幼儿配方乳粉、特殊医学用途配方食品的审评审批、监督检查、检验检测、稽查执法、投诉举报、信息公开等事项仍按原有规定办理。

(一)《中华人民共和国药品管理法》中有关药品监督管理组织的规定

《中华人民共和国药品管理法》(2019年版)(以下简称《药品管理法》)明确规定国务院药品监督管理部门主管全国药品监督管理工作。国务院有关部门在各自的职责范围内负责与药品有关的监督管理工作。国务院药品监督管理部门配合国务院有关部门，执行国家制定的药品行业发展规划和产业政策。省、自治区、直辖市人民政府药品监督管理部门负责本行政区域内的药品监督管理工作。药品监督管理部门设置或者指定的药品专业技术机构，承担依法实施药品监督管理所需的审评、检验、核查、监测与评价等工作。国务院药品监督管理部门会同国务院卫生健康主管部门组织药典委员会，负责国家药品标准的制定和修订。国务院药品监督管理部门设置或者指定的的药品检验机构负责标定国家药品标准品、对照品。

(二)我国现行药品监督管理机构设置

1. 药品监督管理行政机构　药品监督管理机构只设置到省一级，药品经营销售等行为的监管，由市县级市场监督管理部门承担。

(1)国家药品监督管理部门：即国家药品监督管理局，主管全国药品、医疗器械和化妆品监督管理工作，按照"最严谨的标准、最严格的监管、最严厉的处罚、最严肃的问责"全面落实监管责任。

(2)省、自治区、直辖市药品监督管理部门：省级药品监督管理局是省、自治区、直辖市人民政府的工作机构，负责药品、医疗器械和化妆品生产环节的许可、检查和处罚；负责药品批发许可、零售连锁总部许可和互联网销售第三方平台的检查和违法行为的查处。

(3)市、县级药品监督管理部门：除个别地方外，设区的市以及县级市场监督管理部门中承担药品监督管理职责的部门负责药品零售、医疗器械经营的许可和检查；负责药品、医疗器械和化妆品相关环节的检查和违法行为的查处。

2.药品监督管理技术机构

（1）药品检验机构：药品检验机构为同级药品监督管理机构的直属事业单位。国家药品监督管理局设置国家药品检验机构。省级药品监督管理部门设置省级药品检验机构，市级药品检验机构根据需要设置。对行使进口药品检验职能的药品检验机构，加挂口岸药品检验所的牌子。此外，省级以上药品监督管理部门可以根据需要，确定符合药品检验条件的检验机构，承担药品检验工作。

（2）国家药品监督管理局其他直属技术机构：国家药品监督管理局下设有国家药典委员会、药品审评中心、药品审核查验中心、国家中药品种保护审评委员会、药品评价中心等。

二、药品监督管理行政机构

（一）国家药品监督管理局（原国家食品药品监督管理总局）

负责对药品的研究、生产、流通、使用进行行政监督和技术监督；负责食品、保健品、化妆品安全管理的综合监督、组织协调和依法组织开展对重大事故查处。国家药品监督管理局设 11 个内设机构：综合和规划财务司、政策法规司、药品注册管理司（中药民族药监督管理司）、药品监督管理司、医疗器械注册管理司、医疗器械监督管理司、化妆品监督管理司、科技和国际合作司（港澳台办公室）、人事司、机关党委、离退休干部局。

1.国家药品监督管理局的主要职责

（1）负责药品（含中药、民族药，下同）、医疗器械和化妆品安全监督管理。拟订监督管理政策规划，组织起草法律法规草案，拟订部门规章，并监督实施。研究拟订鼓励药品、医疗器械和化妆品新技术新产品的管理与服务政策。

（2）负责药品、医疗器械和化妆品标准管理。组织制定、公布国家药典等药品、医疗器械标准，组织拟订化妆品标准，组织制定分类管理制度，并监督实施。参与制定国家基本药物目录，配合实施国家基本药物制度。

（3）负责药品、医疗器械和化妆品注册管理。制定注册管理制度，严格上市审评审批，完善审评审批服务便利化措施，并组织实施。

（4）负责药品、医疗器械和化妆品质量管理。制定研制质量管理规范并监督实施。制定生产质量管理规范并依职责监督实施。制定经营、使用质量管理规范并指导实施。

（5）负责药品、医疗器械和化妆品上市后风险管理。组织开展药品不良反应、医疗器械不良事件和化妆品不良反应的监测、评价和处置工作。依法承担药品、医疗器械和化妆品安全应急管理工作。

（6）负责执业药师资格准入管理。制定执业药师资格准入制度，指导监督执业药师注册工作。

（7）负责组织指导药品、医疗器械和化妆品监督检查。制定检查制度，依法查处药品、医疗器械和化妆品注册环节的违法行为，依职责组织指导查处生产环节的违法行为。

（8）负责药品、医疗器械和化妆品监督管理领域对外交流与合作，参与相关国际监管规则和标准的制定。

（9）负责指导省、自治区、直辖市药品监督管理部门工作。

（10）完成党中央、国务院交办的其他任务。

2.国家药品监督管理局负责药品管理的业务机构职责

（1）政策法规司的工作职责：研究药品、医疗器械和化妆品监督管理重大政策。组织起草法律法规及部门规章草案。承担规范性文件的合法性审查工作。承担执法监督、行政复议、行政应诉、重大案件法制审核工作。承担行政执法与刑事司法衔接管理工作。承担普法宣传和涉及世界贸易组织的相关工作。承担全面深化改革的有关协调工作。承担疫苗质量管理体系 QMS 办公室日常工作。

(2) 药品注册管理司（中药民族药监督管理司）的工作职责：组织拟订并监督实施国家药典等药品标准、技术指导原则，拟订并实施药品注册管理制度。监督实施药物非临床研究和临床试验质量管理规范、中药饮片炮制规范，实施中药品种保护制度。承担组织实施分类管理制度、检查研制现场、查处相关违法行为工作。参与制定国家基本药物目录，配合实施国家基本药物制度。

(3) 药品监督管理司的工作职责：组织拟订并依职责监督实施药品生产质量管理规范，组织拟订并指导实施经营、使用质量管理规范。承担组织指导生产现场检查、组织查处重大违法行为。组织质量抽查检验，定期发布质量公告。组织开展药品不良反应监测并依法处置。承担放射性药品、麻醉药品、毒性药品及精神药品、药品类易制毒化学品监督管理工作。指导督促生物制品批签发管理工作。

(4) 科技和国际合作司（港澳台办公室）的工作职责：组织研究实施药品、医疗器械和化妆品审评、检查、检验的科学工具和方法。研究拟订鼓励新技术新产品的管理与服务政策。拟订并监督实施实验室建设标准和管理规范、检验检测机构资质认定条件和检验规范。组织实施重大科技项目。组织开展国际交流与合作，以及与港澳台地区的交流与合作。协调参与国际监管规则和标准的制定。

（二）省、自治区、直辖市药品监督管理部门的职能

省、自治区、直辖市药品监督管理部门负责辖区内食品、药品、医疗器械的监督管理工作，有关药品监督管理的主要职责有以下几方面：

(1) 负责药品（含中药、民族药，下同）、医疗器械和化妆品安全监督管理。组织实施相关法律法规，拟订监督管理政策规划，组织起草相关地方性法规、规章草案，并监督实施。研究拟订鼓励药品、医疗器械和化妆品新技术新产品的管理和服务政策。

(2) 负责药品、医疗器械和化妆品标准的监督实施。监督实施国家药典等药品、医疗器械、化妆品标准和分类管理制度。依法制定地方中药材标准、中药饮片炮制规范并监督实施，配合实施基本药物制度。

(3) 负责药品、医疗器械和化妆品相关许可和注册管理。负责药品、医疗器械和化妆品生产环节的许可、医疗机构制剂配制许可，以及药品批发许可、零售连锁总部许可、互联网药品和医疗器械信息服务资格审批、互联网销售第三方平台备案。依法负责医疗机构制剂、医疗器械注册、化妆品备案。

(4) 负责药品、医疗器械和化妆品质量管理。监督实施生产质量管理规范，依职责监督实施研制、经营质量管理规范，指导实施使用质量管理规范。

(5) 负责药品、医疗器械和化妆品上市后风险管理。组织开展药品不良反应、医疗器械不良事件和化妆品不良反应的监测、评价和处置工作。依法承担药品、医疗器械和化妆品安全应急管理工作。

(6) 实施执业药师资格准入制度，负责执业药师注册管理工作。

(7) 负责组织开展药品、医疗器械和化妆品生产环节以及药品批发、零售连锁总部、互联网销售第三方平台监督检查，依法查处违法行为。

(8) 负责药品、医疗器械和化妆品监督管理领域对外交流与合作。

(9) 负责管理省药品监督管理局派出机构。

(10) 完成省委、省政府和省市场监督管理局交办的其他任务。

（三）药品监督管理相关部门

《中华人民共和国药品管理法》第八条规定："国务院药品监督管理部门主管全国药品监督管理工作。国务院的有关部门在各自的职责范围内负责与药品有关的监督管理工作。"国务院的有关部门主要包括卫生行政部门、中医药管理部门、发展与改革宏观调控部门、市场监督管理部门、人力资源和社会保障部门、国家医疗保障部门、海关、公安部门等，它们在国务院规定的职责范围内分别行使《中华人民共和国药品管理法》规定的、与药品有关事项的监督管理工作。

1．卫生健康主管部门　卫生行政部门负责审批与吊销医疗机构执业证书，负责医疗机构麻醉药品和精神药品的管理，负责医疗机构中与实施药品不良反应报告制度有关的管理工作。组织制定国家药物政策、国家基本药物制度和国家基本药物目录。开展药品使用监测、临床综合评价和短缺药品预警。同时，国家药品监督管理局会同国家卫生健康委员会组织国家药典委员会并制定《中华人民共和国药典》，建立重大药品不良反应和医疗器械不良事件相互通报机制和联合处置机制。

2．中医药管理部门　中医药管理部门负责组织中药及民族药的发掘、整理、总结和提高，负责中药和民族医药的技术标准的制定、修订工作。

3．发展与改革宏观调控部门　国家发展和改革委员会负责监测和管理药品宏观经济。2018年国务院机构改革，将国家发展和改革委员会的价格监督检查与反垄断执法职责划入国家市场监督管理总局，国家发展和改革委员会的药品和医疗服务价格管理职责划入国家医疗保障局。

4．人力资源和社会保障部门　劳动和社会保障部门负责组织拟定基本医疗保险、生育医疗的药品、诊疗和医疗服务设施的范围及支付标准，组织拟定定点医院、定点药店的管理办法及费用结算办法。人力资源和社会保障部负责拟订人力资源和社会保障事业发展政策、规划。统筹推进建立覆盖城乡的多层次社会保障体系；拟订养老、失业、工伤等社会保险及其补充保险政策和标准。拟订养老保险全国统筹办法和全国统一的养老、失业、工伤保险关系转续办法。组织拟订养老、失业、工伤等社会保险及其补充保险基金管理和监督制度。会同有关部门实施全民参保计划并建立全国统一的社会保险公共服务平台。统筹拟订劳动人事争议调解仲裁制度和劳动关系政策，组织实施劳动保障监察，协调劳动者维权工作。牵头推进深化职称制度改革，拟订专业技术人员管理、继续教育管理等政策。完善职业资格制度，健全职业技能多元化评价政策。

5．国家医疗保障部门　医疗保障部门负责组织制定城乡统一的药品、医用耗材、医疗服务项目、医疗服务设施等医保目录和支付标准，建立动态调整机制，制定医保目录准入谈判规则并组织实施。组织制定药品、医用耗材价格和医疗服务项目、医疗服务设施收费等政策，建立医保支付医药服务价格合理确定和动态调整机制，推动建立市场主导的社会医药服务价格形成机制，建立价格信息监测和信息发布制度。制定药品、医用耗材的招标采购政策并监督实施，指导药品、医用耗材招标采购平台建设。国家医疗保障部门会同国家人力资源和社会保障部门制定国家基本医疗保险、工伤保险和生育保险药品目录。

6．市场监督管理部门　国家、省（区、市）市场监督管理机构管理同级药品监督管理机构。市、县两级市场监督管理部门负责药品零售、医疗器械经营的许可、检查和处罚，以及化妆品经营和药品、医疗器械使用环节质量的检查和处罚。市场监督管理部门负责相关市场主体登记注册和《营业执照》核发，查处准入、生产、经营、交易中的有关违法行为，实施反垄断执法、价格监督检查和反不正当竞争，负责药品、保健食品、医疗器械、特殊医学用途配方食品广告审查和监督处罚。

7．海关　海关负责药品进口口岸的设置，药品进口与出口的监管。监察部门负责执法。

8．互联网药品信息管理部门　国家互联网信息办公室与中央网络安全和信息化委员会办公室（一个机构两块牌子）配合相关部门进一步加强互联网药品广告管理，大力整治虚假违法违规药品广告信息，依法查处发布虚假药品广告信息的网络平台。

9.公安部门　公安部门负责组织指导药品、医疗器械和化妆品犯罪案件侦查工作。药品监督管理部门与公安部门建立行政执法和刑事司法工作衔接机制。药品监督管理部门发现违法行为涉嫌犯罪的，按照有关规定及时移送公安机关，公安机关应当迅速进行审查，并依法作出立案或者不予立案的决定。公安机关依法提请药品监督管理部门作出检验、鉴定、认定等协助的，药品监督管理部门应当予以协助。

三、药品监督管理技术机构

药品监督管理技术机构主要是指国家药品监督管理部门设置的药品检验机构和省级及地市级人民政府药品监督管理部门设置的药品检验机构，以及国家和省级直属的负责技术业务工作的事业单位。我国药品技术监督管理组织机构的设置，主要是依据《药品管理法》的有关规定，结合药品监督管理职能的需要和我国药学实践的实际而确定的，并且多属于同级药品监督管理部门的直属事业单位或者是上一级药品监督管理部门的派出机构。

（一）中国食品药品检定研究院（国家药品监督管理局医疗器械标准管理中心，中国药品检验总所）

中央人民政府卫生部药物食品检验所和生物制品检定所成立于1950年，1961年，两所合并为卫生部药品生物制品检定所。2010年9月26日，更名为中国食品药品检定研究院（以下简称中检院），加挂国家食品药品监督管理局医疗器械标准管理中心的牌子，对外使用"中国药品检验总所"的名称。2018年，根据中央编办关于国家药品监督管理局所属事业单位机构编制的批复，中检院为国家药品监督管理局所属公益二类事业单位。

中检院是国家检验药品生物制品质量的法定机构和最高技术仲裁机构，中检院已发展成为集检定、科研、教学、标准化研究于一体的综合性国家级检验机构，目前承担着7个国家级中心及重点实验室的工作：国家病毒性肝炎研究中心、国家药品监督管理局细菌耐药性监测中心、中国医学细菌保藏管理中心、国家啮齿类实验动物种子中心、国家实验动物质量检测中心、国家麻醉品检定实验室、卫生部生物技术产品检定方法及其标准化重点实验室。

1.机构设置　中检院内设机构30个，其中业务所14个：食品检定所、中药民族药检定所、化学药品检定所、生物制品检定所、化妆品检定所、医疗器械检定所、体外诊断试剂检定所、药用辅料和包装材料检定所、实验动物资源研究所、标准物质和标准化管理中心、安全评价研究所、技术监督中心、医疗器械标准管理研究所、化妆品安全技术评价中心。

2.主要职责

（1）承担食品、药品、医疗器械、化妆品及有关药用辅料、包装材料与容器（以下统称为食品药品）的检验检测工作。组织开展药品、医疗器械、化妆品抽验和质量分析工作。负责相关复验、技术仲裁。组织开展进口药品注册检验以及上市后有关数据收集分析等工作。

（2）承担药品、医疗器械、化妆品质量标准、技术规范、技术要求、检验检测方法的制修订以及技术复核工作。组织开展检验检测新技术新方法新标准研究。承担相关产品严重不良反应、严重不良事件原因的实验研究工作。

（3）负责医疗器械标准管理相关工作。

（4）承担生物制品批签发相关工作。

（5）承担化妆品安全技术评价工作。

（6）组织开展有关国家标准物质的规划、计划、研究、制备、标定、分发和管理工作。

（7）负责生产用菌毒种、细胞株的检定工作。承担医用标准菌毒种、细胞株的收集、鉴定、保存、分发和管理工作。

（8）承担实验动物饲育、保种、供应和实验动物及相关产品的质量检测工作。

（9）承担食品药品检验检测机构实验室间比对以及能力验证、考核与评价等技术工作。

（10）负责研究生教育培养工作。组织开展对食品药品相关单位质量检验检测工作的培训和技术指导。

（11）开展食品药品检验检测国际（地区）交流与合作。

（12）完成国家局交办的其他事项。

（二）国家药典委员会

国家药典委员会成立于1950年，是我国最早成立的标准化机构，是负责组织制定和修订国家药品标准的技术委员会，是国家药品标准化管理的法定机构。1998年9月，原隶属于卫生部的药典委员会划归国家药品监督管理局，并更名为国家药典委员会。国家药典委员会由主任委员、副主任委员、执行委员、委员和顾问组成。

1. 机构设置   国家药典委员会的常设办事机构实行秘书长负责制，下设办公室、人事党务处、业务管理处（质量管理处）、中药处、化学药品处、生物制品处、通则辅料包材处、信息管理处（编辑部）等部门。

2. 主要职责   国家药典委员会主要负责国家药品标准的管理工作。其主要职责：

（1）组织编制、修订和编译《中华人民共和国药典》（以下简称《中国药典》）及配套标准。

（2）组织制定修订国家药品标准。参与拟订有关药品标准管理制度和工作机制。

（3）组织《中国药典》收载品种的医学和药学遴选工作。负责药品通用名称命名。

（4）组织评估《中国药典》和国家药品标准执行情况。

（5）开展药品标准发展战略、管理政策和技术法规研究。承担药品标准信息化建设工作。

（6）开展药品标准国际（地区）协调和技术交流，参与国际（地区）间药品标准适用性认证合作工作。

（7）组织开展《中国药典》和国家药品标准宣传培训与技术咨询，负责《中国药品标准》等刊物编辑出版工作。

（8）负责药典委员会各专业委员会的组织协调及服务保障工作。

（9）承办国家局交办的其他事项。

（三）国家药品监督管理局药品审评中心

药品审评中心是国家药品监督管理局药品注册技术审评机构，为药品注册提供技术支持。

1. 机构设置   药品审评中心内设机构主要有：中药民族药药学部、化药药学一部、二部、生物制品药学部、药理毒理学部、中央民族药临床部、化药临床一部、二部、生物制品临床部、统计与临床药理学部等。

2. 主要职责

（1）负责药物临床试验、药品上市许可申请的受理和技术审评。

（2）负责仿制药质量和疗效一致性评价的技术审评。

（3）承担再生医学与组织工程等新兴医疗产品涉及药品的技术审评。

（4）参与拟订药品注册管理相关法律法规和规范性文件，组织拟订药品审评规范和技术指导原则并组织实施。

（5）协调药品审评相关检查、检验等工作。

（6）开展药品审评相关理论、技术、发展趋势及法律问题研究。

（7）组织开展相关业务咨询服务及学术交流，开展药品审评相关的国际（地区）交流与合作。

（8）承担国家局国际人用药品注册技术协调会议（ICH）相关技术工作。

（9）承办国家局交办的其他事项。

（四）国家药品监督管理局食品药品审核查验中心（国家疫苗检查中心）

食品药品审核查验中心为国家药品监督管理局直属事业单位，主要承担检查相关工作。

1. 机构设置 药品审核查验中心内设办公室、检查一处、检查二处、检查三处、检查四处、检查五处、检查六处和信息管理处。

2. 主要职责

（1）组织制定修订药品、医疗器械、化妆品检查制度规范和技术文件。

（2）承担药物非临床研究质量管理规范认证检查及相关监督检查，药物临床试验机构监督检查。承担药品注册核查和研制、生产环节的有因检查。承担药品境外检查。

（3）承担疫苗研制、生产环节的有因检查，疫苗、血液制品的生产巡查。承担疫苗境外检查。

（4）承担医疗器械临床试验监督抽查和研制、生产环节的有因检查。承担医疗器械境外检查。

（5）承担特殊化妆品注册、化妆品新原料注册备案核查及相关有因检查，生产环节的有因检查。承担化妆品和化妆品新原料境外检查。

（6）承担国家级职业化专业化药品、医疗器械、化妆品检查员管理。指导省级职业化专业化药品、医疗器械、化妆品检查员管理工作。

（7）指导省、自治区、直辖市药品检查机构质量管理体系建设工作并开展评估。

（8）开展检查理论、技术和发展趋势研究、学术交流、技术咨询以及国家级检查员等培训工作。

（9）承担药品、医疗器械、化妆品检查的国际（地区）交流与合作。

（10）承担市场监管总局委托的食品检查工作。

（11）承办国家局交办的其他事项。

（五）国家中药品种保护审评委员会（国家市场监督管理总局食品审评中心）

国家中药品种保护审评委员会与国家市场监督管理总局食品审评中心实行一套机构，两块牌子管理，为国家市场监督管理总局直属事业单位，国家中药品种保护审评委员会办公室是国家中药品种保护审评委员会的常设办事机构。

1. 机构设置 国家中药品种保护审评委员会办公室内设机构主要有：综合业务部、信息和档案管理部、中药品种保护部、保健食品功能审评部、保健食品安全审评部、保健食品工艺标准审评部等。

2. 主要职责

（1）参与制修订保健食品、特殊医学用途配方食品、婴幼儿配方乳粉产品配方（以下简称特殊食品）和中药品种保护注册备案管理的制度措施。开展保健食品原料目录和允许保健食品声称的保健功能目录的研究工作。

（2）组织制修订特殊食品和中药品种保护注册备案管理相关配套技术文件并组织实施。受总局委托，组织制修订食品许可审查通则细则，承担食品许可、食品安全监管措施研究等技术支撑工作。

（3）承担特殊食品和中药品种保护注册的受理和技术审评、进口保健食品备案等工作。

（4）组织开展特殊食品境内外注册现场核查以及食品生产企业检查相关工作。组织开展保健食品上市后技术评价。协助开展食品安全风险研判。

（5）承担特殊食品注册备案专业档案及品种档案的建立和管理工作。

（6）受总局委托，承担国家级食品检查队伍、注册现场核查队伍以及技术审评、食品许可等业务相关专家队伍的建设管理工作。

（7）开展业务相关的国际交流合作、技术培训和咨询服务等。

（8）承办总局交办的其他事项。

（六）国家药品监督管理局药品评价中心（国家药品不良反应监测中心）

药品评价中心为国家药品监督管理局直属事业单位，是专门负责基本药物、非处方药物的筛选及药品再评价工作的机构。

1. 机构设置 药品评价中心内设机构主要有：办公室、综合业务处、化学药品监测和评价部、中药监测和评价部、生物制品监测和评价部、医疗器械监测和评价部、化妆品监测和评价部。

2. 主要职责

（1）组织制定修订药品不良反应、医疗器械不良事件、化妆品不良反应监测与上市后安全性评价以及药物滥用监测的技术标准和规范。

（2）组织开展药品不良反应、医疗器械不良事件、化妆品不良反应、药物滥用监测工作。

（3）开展药品、医疗器械、化妆品的上市后安全性评价工作。

（4）指导地方相关监测与上市后安全性评价工作。组织开展相关监测与上市后安全性评价的方法研究、技术咨询和国际（地区）交流合作。

（5）参与拟订、调整国家基本药物目录。

（6）参与拟订、调整非处方药目录。

（7）承办国家药品监督管理局交办的其他事项。

（七）国家药品监督管理局执业药师资格认证中心

执业药师资格认证中心成立于 2000 年 12 月，是国家药品监督管理局的直属事业单位。

1. 机构设置　执业药师资格认证中心设置 4 个职能部门，分别为：办公室、考试处、注册管理处、信息处。

2. 主要职责

（1）开展执业药师资格准入制度及执业药师队伍发展战略研究，参与拟订完善执业药师资格准入标准并组织实施。

（2）承担执业药师资格考试相关工作。组织开展执业药师资格考试命审题工作，编写考试大纲和考试指南。负责执业药师资格考试命审题专家库、考试题库的建设和管理。

（3）组织制订执业药师认证注册工作标准和规范并监督实施。承担执业药师认证注册管理工作。

（4）组织制订执业药师认证注册与继续教育衔接标准。拟订执业药师执业标准和业务规范，协助开展执业药师配备使用政策研究和相关执业监督工作。

（5）承担全国执业药师管理信息系统的建设、管理和维护工作，收集报告相关信息。

（6）指导地方执业药师资格认证相关工作。

（7）开展执业药师资格认证国际（地区）交流与合作。

（8）协助实施执业药师能力与学历提升工程。

（9）承办国家药品监督管理局交办的其他事项。

（八）国家药品监督管理局行政事项受理服务和投诉举报中心

1. 机构设置　国家药品监督管理局行政事项受理服务和投诉举报中心设置的职能部门主要有：办公室、信息与综合业务处、行政受理服务处、行政许可发证处、举报受理处、举报督办处。

2. 主要职责

（1）负责药品、医疗器械、化妆品行政事项的受理服务和审批结果相关文书的制作、送达工作。

（2）受理和转办药品、医疗器械、化妆品涉嫌违法违规行为的投诉举报。

（3）负责药品、医疗器械、化妆品行政事项受理和投诉举报相关信息的汇总、分析、报送工作。

（4）负责药品、医疗器械、化妆品重大投诉举报办理工作的组织协调、跟踪督办，监督办理结果反馈。

（5）参与拟订药品、医疗器械、化妆品行政事项和投诉举报相关法规、规范性文件和规章制度。

（6）负责投诉举报新型、共性问题的筛查和分析，提出相关安全监管建议。承担国家局执法办案、整治行动的投诉举报案源信息报送工作。

（7）承担国家局行政事项受理服务大厅的运行管理工作。参与国家局行政事项受理、审批网络系统的运行管理。承担国家局行政事项收费工作。

（8）参与药品、医疗器械审评审批制度改革以及国家局"互联网＋政务服务"平台建设、受理服务工作。

（9）指导协调省级药品监管行政事项受理服务及投诉举报工作。

（10）开展与药品、医疗器械、化妆品行政事项受理及投诉举报工作有关的国际（地区）交流与合作。

（11）承办国家局交办的其他事项。

知识链接

国外药事管理机构

（一）国际人用药品注册技术协调会

国际人用药品注册技术协调会（The International Council for Harmonisation of Technical Requirements for Pharmaceuticals for Human Use, ICH）现为非营利、非政府的国际性组织，其前身创建于 1990 年。ICH 将监管部门和制药行业聚集在一起，在药品的科学和技术领域开展讨论，并制定 ICH 指南。ICH 的组织机构包括 ICH 大会和 ICH 管理委员会，其日常事务由秘书处负责。

（二）世界卫生组织

世界卫生组织（World Health Organization, WHO）是联合国下属的一个专门机构，1948 年 6 月成立，总部设在瑞士日内瓦，下设 3 个主要机构：世界卫生组织大会、执行委员会及秘书处。目前，世界卫生组织已经拥有 194 个会员国。

（三）欧洲药品管理局

欧洲药品管理局（European Medicines Agency, EMA）是欧盟的一个分散机构，于 1995 年开始运行，总部现位于阿姆斯特丹，负责欧盟药品的科学评估、监督和安全性监测。

任务二　药品生产、经营、使用组织认知

一、药品生产组织

（一）概念

药品生产企业是指生产药品的专营或者兼营企业。药品生产企业是依法成立的，从事药品生产活动、为社会提供药品，并独立核算、自主经营、照章纳税，具有法人资格的经济组织。从所生产的药品类型来看，有化学原料药及其制剂为主的西药厂、中成药为主的中药厂、中药饮片厂、生化药厂、抗生素厂，以及新发展起来的基因工程产品为主的生物技术制药公司等。据国家药品监督管理局发布的《药品监督管理统计年度数据（2023 年）》，截至 2023 年底，我国共有药品生产许可证数量为 8 460 家，其中包括生产制剂企业 4 979 家，生产原料药企业 1 661 家。

（二）开办条件及程序

为了强化对药品生产企业的监督管理，确保药品的安全性、有效性、经济性及合理性，开办药品生产企业必须按照国家关于开办生产企业的法律、法规的有关规定履行必要的报批程序，此外还要依据《药品管理法》具备相应的条件。

从事药品生产活动，应当经所在地省、自治区、直辖市人民政府药品监督管理部门批准，取得《药品生产许可证》。无药品生产许可证的，不得生产药品。药品生产许可证应当标明有效期和生产范围，到期重新审查发证。

二、药品经营组织

（一）概念

药品经营企业是指经营药品的专营或兼营企业。药品经营企业分为药品经营批发企业和药品经营零售企业,前者习惯称为医药公司或中药材公司,后者习惯称为零售药房(药店)。据国家药品监督管理局发布的《药品监督管理统计年度数据(2023年)》,截至2023年底,我国共有药品经营企业 643 857 家,其中药品批发企业 14 792 家,药品零售连锁门店 385 594 家(即零售连锁总部 6 725 家),非连锁零售门店 2 281 366 家。

（二）开办条件及程序

药品经营企业的经营条件和经营行为对药品质量及公众用药的安全性、有效性、经济性及合理性具有重要影响。因此,为了保证药品经营质量,保证公众的用药安全、有效、经济、合理,各级药品监督管理部门必须依据《药品管理法》规定的条件对药品经营企业的开办进行事前审查批准,并对其日常经营行为进行必要的规范和监督管理。

按照《药品管理法》的规定,开办药品经营企业必须经药品监督管理部门的批准,取得《药品经营许可证》。无《药品经营许可证》的,不得经营药品。

三、药品使用组织

药品使用组织主要是指各级各类医疗机构。医疗机构一般是指从事疾病诊断、治疗等医疗活动的机构,如各级各类医院、专科医院、城市社区卫生服务中心(站)、乡镇卫生院、村卫生室等。

卫生部、国家中医药管理局负责全国医疗机构药事管理工作。县级以上地方卫生行政部门(含中医药行政管理机构)负责本行政区域内的医疗机构药事管理工作。医疗机构药事工作是医疗工作中的重要组成部分。医疗机构根据临床工作实际需要,应设立药事管理组织和药学部门。二级以上的医院应成立药事管理委员会,其他医疗机构可成立药事管理组。药事管理委员会(组)监督、指导本机构科学管理药品和合理用药。诊所、卫生所、医务室、卫生保健所和卫生站可不设药事管理组织和药学部门,由机构负责人指定医务人员负责药事管理工作。中医诊所、民族医诊所可不设药事管理组织和药学部门,由中医药和民族医药专业技术人员负责药事管理工作。

任务三　药学教育、科研及社会团体组织认知

药学教育和药学科研组织主要是指从事药学教育、科研的各级各类大专院校和科研院所。这些组织都是药事管理体系的重要组成部分。随着改革的深入和发展,我国药学教育、科研机构和药学社会团体的体制发生了较大的变化。药学教育已形成多层次、多类型、多专业、多形式的药学教育办学体系,药学科研机构处于从事业性组织向企业性质转化的阶段。而药学学术团体则包括中国药学会及经政府批准成立的各种协会,政府机构改革以来,其部分原有职能委托药学社团机构办理,因此药学社团的行业管理职能也有所加强。

一、药学教育组织

我国高等药学教育创办于1906年,至今已经走过了近120年的历程。目前,我国的药学教育主要由高等药学教育、中等药学教育和药学继续教育三部分组成,已基本形成了多类型、多层

次、多种办学形式的教育体系。截至 2009 年底统计,全国设置药学类、制药工程类专业的高等院校共计 567 所,其中本科院校 327 所,医药高等专科学校 43 所,独立设置的高等职业技术学院 197 所。设置药学类专业(院、系)的高等院校中,教育部主管 35 所,工业和信息化部主管 2 所,国家民族事务委员会主管 5 所,国务院侨务办公室主管 2 所,解放军总后勤部及武警总队主管 4 所,省、自治区、直辖市主管 518 所,新疆生产建设兵团主管 1 所。现在全国设置药学类专业(院、系)的大多数高等院校和部分科研院所都在招收硕士、博士研究生,进行各专业研究方向的研究生培养教育。

依据《中华人民共和国教育法》《中华人民共和国高等教育法》的有关规定,设有药学类专业(院、系)的高等院校和设有药学专业的中等学校,均为政府、社会力量投资兴办的事业法人单位。由企业或行业管理部门依法设立的医药职工大学和医药职工中专,也均为事业法人单位。

二、药学科研组织

我国药学科研组织包括国家及各级政府设置的医药科研院所和高等医药院校的科研机构,以及具有一定规模的制药企业和医疗机构设置的药学研究所(室)。目前,全国有专门独立的药学科研机构 130 余个,分别隶属于中国科学院、中国医学科学院、中国中医科学院、军事医学科学院等国家和地方科学院系统以及国家和各级政府卫生、医药和教育行政主管部门,且均属事业单位。

为了适应市场经济的需求,我国的科研体制改革在逐步深化,药学科研机构的自主权也在不断加大,国家对药学科研机构的行政事业性经费投入逐渐减少,实行了重大科研项目招标制,从而保证了国家对药学重大科研项目的扶持力度和宏观管理。同时各科研单位通过开辟科技市场、保护知识产权、进行技术转让等方式,有效地克服了由当初的计划经济体制管理所带来的弊端。加强了技术创新研究力度,加速了医药高新技术产业的形成和发展,使医药科研成果尽快实现转化并形成了产业化发展趋势,推动了我国医药科技产业的发展。

三、药学社会团体组织

(一)中国药学会

中国药学会成立于 1907 年,是中国近代最早成立的学术团体之一,是由全国药学工作者自愿组成的具有全国性、学术性、非营利性的社会团体,是民政部批准登记的法人社会团体。中国药学会是中国科学技术协会的组成部分,是国际药学联合会和亚洲药物化学联合会成员。

中国药学会的宗旨是:坚持以习近平新时代中国特色社会主义思想为指导,深刻领悟"两个确立"的决定性意义,增强"四个意识",坚定"四个自信",做到"两个维护",团结和凝聚广大会员和药学工作者,认真履行为科技工作者服务、为创新驱动发展服务、为提高全民科学素质服务、为党和政府科学决策服务职责,促进药学科学技术事业的繁荣和发展,促进药学科技的普及和推广,促进药学人才的成长与提高,反映药学工作者的意见建议,维护药学工作者的合法权益,推动开放型、枢纽型、平台型组织建设,为实现中华民族伟大复兴的中国梦不懈奋斗。

中国药学会的主要任务是:开展药学科学技术的国际、国内交流,编辑出版发行药学学术期刊、书籍,发展同世界各国及地区药学团体、药学工作者的友好交往与合作;举荐药学人才,表彰奖励在科学技术活动中取得优异成绩的会员和药学工作者;组织开展对会员和药学工作者的继续教育培训;开展药学以及相关学科科学技术知识的普及推广工作;反映会员和药学工作者的意见和要求,维护会员和药学工作者的合法权益;建立和完善药学科学研究诚信监督机制;组织会员和药学工作者参与国家有关的科学论证以及科技与经济咨询;组织开展团体标准制定等相关工作；开展医药科研成果中介服务；组织医药产品展览、推荐及宣传活动；接受政府委托，承办与药学发展及药品监督管理等有关事项；承担会员和药学工作者服务相关工作；承办上级交办的其他事项。

中国药学会的主管单位是中国科学技术协会，业务上接受国家药品监督管理局的指导和管理。办事机构内设办公室、会员服务部、学术部（继续教育部）、编辑出版部（科学普及部）、国际合作部（科技评价与团体标准部）、财务部。

（二）药学协会

我国的药学协会主要有中国医药企业管理协会、中国化学制药工业协会、中国非处方药物协会、中国医药商业协会、中国中药协会、中国医药教育协会及中国药师协会。

1. 中国医药企业管理协会　中国医药企业管理协会业务指导部门为国务院国有资产监督管理委员会。协会的核心宗旨是：宣传贯彻党的各项方针政策，面向医药企业、为医药企业和医药企业家（经营管理者）服务。

2. 中国化学制药工业协会　中国化学制药工业协会是民政部核准登记的全国性社会团体法人，其业务主管单位是国务院国有资产监督管理委员会，协会是中国工业经济联合会的常务理事单位，是民政部社团研究会会员，亦是亚洲药物化学联合会和该组织的主要发起团体之一。协会的核心宗旨是：贯彻科教兴国和可持续发展战略，为企业服务，为政府服务，承担政府部门委托的化学制药部分行业管理任务。为行业发展服务，为社会服务，促进化学制药工业持续快速健康发展。

3. 中国非处方药物协会　中国非处方药物协会前身即为中国大众药物协会，是团体会员制组织形式的协会。协会的核心宗旨是：面向医药行业，为会员服务，努力促进和提高我国非处方药物生产、经营管理水平，倡导负责任的自我药疗，增进公众健康。

4. 中国医药商业协会　中国医药商业协会是经民政部批准成立的全国性社会经济团体，是社会团体法人组织。协会的核心宗旨是：为政府、行业和企业服务，促进医药经济健康、稳定、可持续发展。

5. 中国中药协会　中国中药协会是国内代表中药行业的权威社团法人组织。协会的核心宗旨是：为中药行业服务，维护会员单位的合法权益，促进中药行业的规范和发展，弘扬中药文化，更好地满足人民群众用药需求。

6. 中国医药教育协会　中国医药教育协会是全国唯一的一个医药教育学术性社会组织，其主管部门是国务院国有资产监督管理委员会。协会的核心宗旨是：全面贯彻国家医药教育、药品监督、医药卫生等工作方针和政策、法规，坚持以人为本的科学理念，组织会员及其单位不断创新，开拓进取，共同发展医药教育事业，提高医药从业人员的素质，为实现医药教育现代化服务。

7. 中国药师协会　2003年2月22日，中国执业药师协会正式成立；2014年5月，正式更名为中国药师协会。中国药师协会是由具有药学专业技术职务或执业药师职业资格的药学技术人员及相关企事业单位自愿结成的全国性、行业性社会团体，是非营利性社会组织。协会的宗旨是：自律、维权、协调、服务。以马克思列宁主义、毛泽东思想、邓小平理论、"三个代表"重要思想、科学发展观、习近平新时代中国特色社会主义思想作为行动指南，致力于加强药师队伍建设与管理，维护药师的合法权益；增强药师的法律、道德和专业素质，提高药师的执业能力；保证药品质量和药学服务质量，促进公众合理用药，保障人民身体健康。

实训　医药企业调研

【实训目的】

学会通过登录国家药品监督管理局网站，查询现有药品生产、经营企业。学会通过百度、搜狐网等调查自己感兴趣的药品生产、经营企业基本情况，如企业名称、发展历程、企业性质、注册资金、销售额、主营产品、员工待遇、联系方式等。学会确定自己的目标企业，为"双创"奠定基础。

【实训准备】

实训场地为智慧教室或计算机房；学生自行准备 U 盘或网盘等；实训线上平台（超星学习通或智慧树等）。

【实训内容与步骤】

首先教师示范教学，通过登录国家药品监督管理局等官方网站，查询感兴趣的省份或官方医药企业排行榜的部分药品生产企业、经营企业，然后通过百度等搜索引擎输入拟调研的药品生产企业或药品经营企业名称，进入企业官方网站，调研药品生产、经营企业基本情况；接着学生分组展开实训，小组同学可以分工协作、展开讨论；最后整理相关资料并上传至线上平台。

【实训考核与评价】

各组同学对各自调研报告进行互评，交流心得体会，教师总评。考核成绩 = 教师评价（50%）+组间评价（20%）+组内互评（20%）+自评（10%）。

（周佳敏）

? 复习思考题

1. 简述我国药事组织的分类。
2. 简述国家药品监督管理局的主要职能。
3. 简述中国药学会的性质、宗旨和主要任务。

ER-2-3

扫一扫，测一测

课件

知识导览

项目三　药学职业认知

学习目标

素质目标：树立职业自信，塑造良好的药学职业道德。

知识目标：掌握执业药师的考试、注册及继续教育管理，药学专业技术职称的考试管理；熟悉执业药师的含义，药学专业技术职务的类型；了解我国执业药师的产生与发展，药学职业道德的基本原则。

能力目标：学会执业药师及药学职称的报考，能结合自己的工作实际，合理选择参加执业药师继续教育的内容、方式及机构。

案例导学

2022 年 7 月，海南省药品监督管理局根据其他部门线索通报，对海南 KW 医药有限公司进行现场检查。经查，该公司存在虚开中药材采购发票和中药材中药饮片销售发票等违法行为，公司负责人未能履行相关管理职责，质量负责人为兼职并挂靠《执业药师注册证》。该公司违反了《药品经营质量管理规范》和《中华人民共和国药品管理法》第五十三条第一款规定。2023 年 9 月，海南省药品监督管理局依据《中华人民共和国药品管理法》第一百二十六条规定，对该公司处以责令停业整顿 1 个月、罚款 50 万元的行政处罚，对法定代表人陈某某和责任人员鲁某某处以十年禁止从事药品生产经营等活动的处罚；依据《执业药师注册管理办法》第三十四条规定，作出撤销该公司质量负责人郭某《执业药师注册证》、三年内不予注册的处罚。

什么是执业药师？国家对执业药师"挂证"行为有哪些监管措施？执业药师应遵守哪些规定？

任务一　执业药师认知

一、执业药师职业认知

（一）执业药师的含义

执业药师是指经全国统一考试合格，取得《中华人民共和国执业药师职业资格证书》（以下简称《执业药师职业资格证书》），并经注册，在药品生产、经营、使用和其他需要提供药学服务的单位中执业的药学技术人员。执业药师英文译为"licensed pharmacist"。

（二）我国执业药师资格制度的形成与发展

1994 年 4 月 1 日，国家医药管理局与人事部联合颁发《执业药师资格制度暂行规定》，我国开始实施执业药师资格制度，同年认定了 1 385 名执业药师。

1995 年 10 月，进行了首次执业药师资格考试。

1995 年 7 月 5 日，国家中医药管理局与人事部联合颁发《执业中药师资格制度暂行规定》，同年认定了 434 名执业中药师。

1996 年 10 月，进行了首次执业中药师资格考试。

1997 年 1 月，《中共中央　国务院关于卫生改革与发展的决定》明确提出要建立执业药师资格制度。

1999 年 4 月 1 日，人事部、国家药品监督管理局以人发〔1999〕34 号文修订印发了《执业药师资格制度暂行规定》和《执业药师资格考试实施办法》，统一了执业药师和执业中药师的管理，明确了执业药师分为执业药师和执业中药师，执业药师的职业领域包括药品生产、经营、使用单位。

2000 年，国家药品监督管理局颁布了《执业药师注册管理暂行办法》（国药管人〔2000〕156 号）。

2000 年 8 月，国家药品监督管理局颁布了《执业药师继续教育管理暂行办法》（国药管人〔2000〕334 号）。

2003 年 11 月 3 日，国家食品药品监督管理局印发了修订后的《执业药师继续教育管理暂行办法》。

2015 年 7 月 30 日，中国药师协会颁布了《执业药师继续教育管理试行办法》（国药协发〔2015〕8 号）。

2019 年 3 月，国家药品监督管理局、人力资源和社会保障部在原执业药师资格制度基础上，制定了《执业药师职业资格制度规定》和《执业药师职业资格考试实施办法》（国药监人〔2019〕12 号）。

2021 年 6 月 18 日，国家药品监督管理局颁布了《执业药师注册管理办法》（国药监人〔2021〕36 号）。

2024 年 1 月 11 日，国家药品监督管理局会同人力资源和社会保障部共同颁布了《执业药师继续教育暂行规定》（国药监人〔2024〕3 号）。

经过二十多年的发展，我国已经形成了较为完善的执业药师考试、注册及继续教育的工作体系，执业药师数量有了显著增长，为保证药品质量、保证公众用药安全有效发挥了重要作用。

二、执业药师资格考试

（一）执业药师资格考试管理部门及职责

1. 国家药品监督管理局（以下简称国家药监局）负责组织拟定考试科目和考试大纲、建立试题库、组织命审题工作，提出考试合格标准建议。

2. 人力资源和社会保障部负责组织审定考试科目、考试大纲，会同国家药监局对考试工作进行监督、指导并确定合格标准。

3. 国家药监局与人力资源和社会保障部共同负责全国执业药师资格制度的政策制定，并按照职责分工对该制度的实施进行指导、监督和检查。

4. 国家药监局与人力资源和社会保障部共同负责执业药师职业资格考试工作，日常管理工作委托国家药监局执业药师资格认证中心负责，考务工作委托人力资源和社会保障部人事考试中心负责。

5. 各省、自治区、直辖市负责药品监督管理的部门与人力资源和社会保障行政主管部门，按照职责分工负责本行政区域内执业药师职业资格制度的实施与监督管理。

（二）报考条件

1. 凡中华人民共和国公民和获准在我国境内就业的外籍人员，具备以下条件之一者，均可申请参加执业药师职业资格考试。

（1）取得药学类、中药学类专业大专学历，在药学或中药学岗位工作满5年。

（2）取得药学类、中药学类专业大学本科学历或学士学位，在药学或中药学岗位工作满3年。

（3）取得药学类、中药学类专业第二学士学位、研究生班毕业或硕士学位，在药学或中药学岗位工作满1年。

（4）取得药学类、中药学类专业博士学位。

（5）取得药学类、中药学类相关专业相应学历或学位的人员，在药学或中药学岗位工作的年限相应增加1年。

2. 本办法中的相关专业由国家药监局、人力资源和社会保障部另行确定。

3. 国家药监局、人力资源和社会保障部会同相关部门逐步推进民族药执业药师管理相关工作。

（三）考试时间

执业药师职业资格考试实行全国统一大纲、统一命题、统一组织的考试制度。原则上每年举行一次。执业药师职业资格考试日期原则上为每年10月。

（四）考试类别及考试科目

执业药师职业资格考试分为药学、中药学两个专业类别。

药学类考试科目为：药学专业知识（一）、药学专业知识（二）、药事管理与法规、药学综合知识与技能四个科目。

中药学类考试科目为：中药学专业知识（一）、中药学专业知识（二）、药事管理与法规、中药学综合知识与技能四个科目。

（五）免试条件及免试科目

符合《执业药师职业资格制度规定》报考条件，按照国家有关规定取得药学或医学专业高级职称并在药学岗位工作的，可免试药学专业知识（一）、药学专业知识（二），只参加药事管理与法规、药学综合知识与技能两个科目的考试；取得中药学或中医学专业高级职称并在中药学岗位工作的，可免试中药学专业知识（一）、中药学专业知识（二），只参加药事管理与法规、中药学综合知识与技能两个科目的考试。

（六）考试周期

考试以四年为一个周期，参加全部科目考试的人员须在连续四个考试年度内通过全部科目的考试。

免试部分科目的人员须在连续两个考试年度内通过应试科目。

（七）报名与考试

符合执业药师职业资格考试报考条件的人员，按照当地人事考试机构规定的程序和要求完成报名。参加考试人员凭准考证和有效身份证件在指定的日期、时间和地点参加考试。中央和国务院各部门及所属单位、中央管理企业的人员，按属地原则报名参加考试。

（八）考点安排

考点原则上设在地级以上城市的大、中专院校或者高考定点学校。

（九）考试与培训分开

坚持考试与培训分开的原则。凡参与考试工作（包括命题、审题与组织管理等）的人员，不得参加考试，也不得参加或者举办与考试内容相关的培训工作。应考人员参加培训坚持自愿原则。

（十）考试工作纪律

考试实施机构及其工作人员，应当严格执行国家人事考试工作人员纪律规定和考试工作的各项规章制度，遵守考试工作纪律，切实做好试卷命制、印刷、发送和保管等各环节的安全保密工作，严防泄密。

（十一）证书发放

执业药师职业资格考试合格者，由各省、自治区、直辖市人力资源和社会保障部门颁发《执业药师职业资格证书》。该证书由人力资源和社会保障部统一印制,国家药监局与人力资源和社会保障部用印,在全国范围内有效。

(十二)违规处理

对违反考试工作纪律和有关规定的人员,按照国家专业技术人员资格考试违纪违规行为处理规定处理。

(十三)衔接性规定

专业技术人员取得执业药师职业资格,可认定其具备主管药师或主管中药师职称,并可作为申报高一级职称的条件。单位根据工作需要择优聘任。

三、执业药师注册管理

(一)注册管理部门及职责

1. 国家药品监督管理局负责执业药师注册的政策制定和组织实施,指导监督全国执业药师注册管理工作。国家药品监督管理局执业药师资格认证中心承担全国执业药师注册管理工作。各省、自治区、直辖市药品监督管理部门负责本行政区域内的执业药师注册及其相关监督管理工作。

2. 国家药品监督管理局建立完善全国执业药师注册管理信息系统,国家药品监督管理局执业药师资格认证中心承担全国执业药师注册管理信息系统的建设、管理和维护工作,收集报告相关信息。

3. 国家药品监督管理局加快推进执业药师电子注册管理,实现执业药师注册、信用信息资源共享和动态更新。

4. 取得《执业药师职业资格证书》者,应当通过全国执业药师注册管理信息系统向所在地注册管理机构申请注册。经注册后,方可从事相应的执业活动。未经注册者,不得以执业药师身份执业。

5. 法律、行政法规、规章和相关质量管理规范规定需由具备执业药师资格的人员担任的岗位,应当按规定配备执业药师。

6. 鼓励药品上市许可持有人、药品生产企业、药品网络销售第三方平台等使用取得执业药师资格的人员。

(二)注册条件和内容

1. 执业药师注册申请人(以下简称申请人),必须具备下列条件:

(1)取得《执业药师职业资格证书》。

(2)遵纪守法,遵守执业药师职业道德。

(3)身体健康,能坚持在执业药师岗位工作。

(4)经执业单位同意。

(5)按规定参加继续教育学习。

2. 有下列情形之一的,药品监督管理部门不予注册:

(1)不具有完全民事行为能力的。

(2)甲类、乙类传染病传染期,精神疾病发病期等健康状况不适宜或者不能胜任相应业务工作的。

(3)受到刑事处罚,自刑罚执行完毕之日到申请注册之日不满三年的。

(4)未按规定完成继续教育学习的。

(5)近三年有新增不良信息记录的。

(6)国家规定不宜从事执业药师业务的其他情形。

3. 执业药师注册内容包括执业地区、执业类别、执业范围、执业单位。

执业地区为省、自治区、直辖市。

执业类别为药学类、中药学类、药学与中药学类。

执业范围为药品生产、药品经营、药品使用。

执业单位为药品生产、经营、使用及其他需要提供药学服务的单位。

药品监督管理部门根据申请人《执业药师职业资格证书》中注明的专业确定执业类别进行注册。获得药学和中药学两类专业《执业药师职业资格证书》的人员,可申请药学与中药学类执业类别注册。执业药师只能在一个执业单位按照注册的执业类别、执业范围执业。

(三)注册程序

1. 申请人通过全国执业药师注册管理信息系统向执业所在地省、自治区、直辖市药品监督管理部门申请注册。

2. 申请人申请首次注册需要提交以下材料:

(1)执业药师首次注册申请表。

(2)执业药师职业资格证书。

(3)身份证明。

(4)执业单位开业证明。

(5)继续教育学分证明。

申请人委托他人办理注册申请的,代理人应当提交授权委托书以及代理人的身份证明文件。

申请人应当按要求在线提交注册申请或者现场递交纸质材料。药品监督管理部门应当明确公示上述材料形式要求。凡是通过法定证照、书面告知承诺、政府部门内部核查或者部门间核查、网络核验等能够办理的,药品监督管理部门不得要求申请人额外提供证明材料。

3. 申请人申请注册,应当如实向药品监督管理部门提交有关材料和反映真实情况,并对其申请材料的真实性负责。

4. 药品监督管理部门对申请人提交的材料进行形式审查,申请材料不齐全或者不符合规定形式的,应当当场或者在五个工作日内一次性告知申请人需要补正的全部内容;逾期不告知的,自收到注册申请材料之日起即为受理。

5. 申请材料齐全、符合规定形式,或者申请人按要求提交全部补正申请材料的,药品监督管理部门应当受理注册申请。药品监督管理部门受理或者不予受理注册申请,应当向申请人出具加盖药品监督管理部门专用印章和注明日期的凭证。

6. 药品监督管理部门应当自受理注册申请之日起二十个工作日内作出注册许可决定。

7. 药品监督管理部门依法作出不予注册许可决定的,应当说明理由,并告知申请人享有依法申请行政复议或者提起行政诉讼的权利。

8. 药品监督管理部门作出的准予注册许可决定,应当在全国执业药师注册管理信息系统等予以公开。药品监督管理部门及其工作人员对申请人提交的申请材料负有保密义务。

9. 药品监督管理部门作出注册许可决定之日起十个工作日内向申请人核发国家药品监督管理局统一样式,并加盖药品监督管理部门印章的《执业药师注册证》。执业药师注册有效期为五年。

10. 地方药品监督管理部门应当按照"放管服"改革要求,优化工作流程,提高效率和服务水平,逐步缩短注册工作时限,并向社会公告。

(四)注册变更、延续和注销

1. 申请人要求变更执业地区、执业类别、执业范围、执业单位的,应当向拟申请执业所在地的省、自治区、直辖市药品监督管理部门申请办理变更注册手续。

药品监督管理部门应当自受理变更注册申请之日起七个工作日内作出准予变更注册的决定。

2. 需要延续注册的,申请人应当在注册有效期满之日三十日前,向执业所在地省、自治区、直辖市药品监督管理部门提出延续注册申请。

药品监督管理部门准予延续注册的,注册有效期从期满之日次日起重新计算五年。药品监督管理部门准予变更注册的,注册有效期不变;但在有效期满之日前三十日内申请变更注册,符合要求的,注册有效期自旧证期满之日次日起重新计算五年。

3. 需要变更注册或者延续注册的,申请人提交相应执业药师注册申请表,并提供《执业药师注册管理办法》第十一条第四项和第五项所列材料,即执业单位开业证明和继续教育学分证明。

4. 申请人取得《执业药师职业资格证书》,非当年申请注册的,应当提供《执业药师职业资格证书》批准之日起第二年后的历年继续教育学分证明。申请人取得《执业药师职业资格证书》超过五年以上申请注册的,应至少提供近五年的连续继续教育学分证明。

5. 有下列情形之一的,《执业药师注册证》由药品监督管理部门注销,并予以公告:

(1)注册有效期满未延续的。

(2)《执业药师注册证》被依法撤销或者吊销的。

(3)法律法规规定的应当注销注册的其他情形。

6. 有下列情形之一的,执业药师本人或者其执业单位,应当自知晓或者应当知晓之日起三十个工作日内向药品监督管理部门申请办理注销注册,并填写执业药师注销注册申请表。药品监督管理部门经核实后依法注销注册。

(1)本人主动申请注销注册的。

(2)执业药师身体健康状况不适宜继续执业的。

(3)执业药师无正当理由不在执业单位执业,超过一个月的。

(4)执业药师死亡或者被宣告失踪的。

(5)执业药师丧失完全民事行为能力的。

(6)执业药师受刑事处罚的。

(五)香港、澳门、台湾地区居民的注册管理

香港、澳门、台湾地区居民申请国家执业药师资格考试、注册、继续教育、执业等活动,参照《执业药师职业资格制度规定》和《执业药师注册管理办法》执行。

(六)权利和义务

1. 执业药师享有的权利

(1)以执业药师的名义从事相关业务,保障公众用药安全和合法权益,保护和促进公众健康。

(2)在执业范围内,开展药品质量管理,制定和实施药品质量管理制度,提供药学服务。

(3)参加执业培训,接受继续教育。

(4)在执业活动中,人格尊严、人身安全不受侵犯。

(5)对执业单位的工作提出意见和建议。

(6)按照有关规定获得表彰和奖励。

(7)法律、法规规定的其他权利。

2. 执业药师应当履行的义务

(1)严格遵守《药品管理法》及国家有关药品生产、经营、使用等各项法律、法规、部门规章及政策。

(2)遵守执业标准和业务规范,恪守职业道德。

(3)廉洁自律,维护执业药师职业荣誉和尊严。

(4)维护国家、公众的利益和执业单位的合法权益。

(5)按要求参加突发重大公共事件的药事管理与药学服务。

(6)法律、法规规定的其他义务。

（七）监督管理

1. 负责药品监督管理的部门按照有关法律、法规和规章的规定，对执业药师配备情况及其执业活动实施监督检查。

监督检查时应当查验《执业药师注册证》、处方审核记录、执业药师挂牌明示、执业药师在岗服务等事项。

执业单位和执业药师应当对负责药品监督管理的部门的监督检查予以协助、配合，不得拒绝、阻挠。

2. 执业药师应当妥善保管《执业药师注册证》，不得买卖、租借和涂改。如发生损坏，当事人应当及时持损坏证书向原发证部门申请换发。如发生遗失，当事人向原发证部门申请补发。

3. 伪造《执业药师注册证》的，药品监督管理部门发现后应当当场予以收缴并追究责任；构成犯罪的，移送相关部门依法追究刑事责任。

4. 执业药师以欺骗、贿赂等不正当手段取得《执业药师注册证》的，由发证部门撤销《执业药师注册证》，三年内不予注册；构成犯罪的，移送相关部门依法追究刑事责任。

5. 执业药师应当按照注册的执业地区、执业类别、执业范围、执业单位，从事相应的执业活动，不得擅自变更。执业药师未按本办法规定进行执业活动的，药品监督管理部门应当责令限期改正。

6. 严禁《执业药师注册证》挂靠，持证人注册单位与实际工作单位不符的，由发证部门撤销《执业药师注册证》，三年内不予注册；构成犯罪的，移送相关部门依法追究刑事责任。买卖、租借《执业药师注册证》的单位，按照相关法律法规给予处罚。

7. 执业药师在执业期间违反《药品管理法》及其他法律法规构成犯罪的，由司法机关依法追究责任。

8. 有下列情形之一的，应当作为个人不良信息由药品监督管理部门及时记入全国执业药师注册管理信息系统：

（1）以欺骗、贿赂等不正当手段取得《执业药师注册证》的。

（2）持证人注册单位与实际工作单位不一致或者无工作单位的，符合《执业药师注册证》挂靠情形的。

（3）《执业药师注册证》被依法撤销或者吊销的。

（4）执业药师受刑事处罚的。

（5）其他违反执业药师资格管理相关规定的。

9. 省、自治区、直辖市药品监督管理部门有下列情形之一的，国家药品监督管理局有权责令其进行调查并依法依规给予处理：

（1）对不符合规定条件的申请人准予注册的。

（2）对符合规定条件的申请人不予注册或者不在法定期限内作出准予注册决定的。

（3）履行执业药师注册、继续教育监督管理职责不力，造成不良影响的。

10. 药品监督管理部门工作人员在执业药师注册及其相关监督管理工作中，弄虚作假、玩忽职守、滥用职权、徇私舞弊的，依法依规给予处理。

11. 执业药师有下列情形之一的，县级以上人力资源和社会保障部门与负责药品监督管理的部门按规定对其给予表彰和奖励：

（1）在执业活动中，职业道德高尚，事迹突出的。

（2）对药学工作作出显著贡献的。

（3）向患者提供药学服务表现突出的。

（4）长期在边远贫困地区基层单位工作且表现突出的。

12. 建立执业药师个人诚信记录，对其执业活动实行信用管理。执业药师的违法违规行为、接受表彰奖励及处分等，作为个人诚信信息由负责药品监督管理的部门及时记入全国执业药注册管理信息系统;执业药师的继续教育学分,由继续教育管理机构及时记入全国执业药师注册管理信息系统。

13. 对未按规定配备执业药师的单位,由所在地县级以上负责药品监督管理的部门责令限期配备,并按照相关法律法规给予处罚。

四、执业药师继续教育管理

(一)执业药师继续教育工作的遵循原则

1. 服务大局,按需施教 紧紧围绕党和国家事业发展需要,以推进健康中国建设为导向,坚持人才引领驱动,遵循人才成长规律,加强执业药师职业道德教育,引导广大执业药师爱党报国、敬业奉献、服务人民。

2. 以人为本,学以致用 把握执业药师行业特点,坚持理论与实践相结合、培养与使用相结合,引导执业药师完善知识结构,提高专业能力,提升药学服务水平,保障公众用药安全,提升执业药师的社会价值。

3. 破立并举,改革创新 坚持人才是第一资源,适应新时代新形势新任务发展变化,深化执业药师继续教育工作体制机制改革,破解发展瓶颈,营造执业药师继续教育体制顺、人才聚、质量高的发展环境。

(二)执业药师在接受继续教育工作中的权利和义务

1. 执业药师享有参加继续教育的权利和接受继续教育的义务。执业药师参加继续教育情况,作为执业药师注册执业的必要条件。执业药师可自主选择继续教育的方式和机构。

2. 执业药师继续教育实行政府、社会、执业药师注册执业等单位(以下简称用人单位)和个人共同投入机制。执业药师用人单位应当为执业药师参加继续教育活动提供保障。用人单位应当依照法律法规和国家有关规定,提取和使用职工教育经费,不断加大对执业药师继续教育经费的投入。执业药师经用人单位同意,脱产或者半脱产参加继续教育活动的,用人单位应当按照国家有关规定或者与执业药师的约定,支付工资、福利等待遇。用人单位安排执业药师在工作时间之外参加继续教育活动的,双方应当约定费用分担方式和相关待遇。鼓励用人单位全额报销执业药师参加继续教育的费用,提高执业药师参加继续教育的积极性。

(三)组织管理

1. 执业药师继续教育工作实行统筹规划、分级负责、分类指导。

2. 国家药监局会同人力资源和社会保障部负责全国执业药师继续教育工作的综合管理和统筹协调,制定全国执业药师继续教育工作政策,指导监督全国执业药师继续教育工作的组织实施,组织开展示范性继续教育活动。

各省级药品监管部门与人力资源和社会保障部门共同负责本行政区域内执业药师继续教育工作的综合管理和组织实施。

3. 有关机关、企业、事业单位以及社会团体等在各自职责范围内,依法依规做好执业药师继续教育的规划、管理和实施工作。

(四)内容、方式和机构

1. 内容 执业药师继续教育内容包括公需科目和专业科目。公需科目包括执业药师应当普遍掌握的政治理论、法律法规、职业道德、技术信息等基本知识。专业科目包括从事药品质量管理和药学服务工作应当掌握的行业政策法规,药品管理、处方审核调配、合理用药指导等专业知识和专业技能,以及行业发展需要的新理论、新知识、新技术、新方法等。

国家药监局会同人力资源和社会保障部统筹规划执业药师继续教育课程和教材体系建设,组织发布继续教育公需科目指南、专业科目指南,对继续教育内容进行指导。省级人力资源和社会保障部门对本行政区域专业技术人员继续教育公需科目有统一规定的,从其规定。

2.方式　省级药品监管部门会同人力资源和社会保障部门组织制定并公开发布本行政区域执业药师继续教育方式。执业药师继续教育方式包括参加省级以上药品监管部门、人力资源和社会保障部门以及执业药师继续教育机构组织的脱产培训、网络培训等继续教育培训活动,以及其他继续教育活动。其他继续教育活动包括:

(1)参加国家教育行政主管部门承认的药学类、中药学类以及相关专业大学专科以上学历(学位)教育。

(2)承担药品监管部门、人力资源和社会保障部门或者相关行业协会(学会)的执业药师类研究课题,或者承担相关科研基金项目。

(3)公开发表执业药师类学术论文,公开出版执业药师类学术著作、译著等。

(4)担任药品监管部门、人力资源和社会保障部门或者相关行业协会(学会)组织举办的与执业药师工作相关的宣讲、巡讲,以及培训班、学术会议、专题讲座等活动授课(报告)人。

(5)参加药品监管部门、人力资源和社会保障部门或者相关行业协会(学会)组织的与执业药师工作相关的评比、竞赛类活动等。

(6)省级以上药品监管部门、人力资源和社会保障部门认可的其他继续教育活动。

3.机构

(1)执业药师继续教育机构包括依法成立的高等院校、科研院所、大型企业、社会组织的培训机构等各类教育培训机构,可以面向执业药师提供继续教育服务。

(2)药品监管部门与人力资源和社会保障部门直接举办执业药师继续教育活动的,应当突出公益性,不得收取费用。鼓励和支持企业、事业单位、社会组织等举办公益性执业药师继续教育活动。

(3)执业药师继续教育机构应当具备与继续教育目的和任务相适应的教学场所、教学设施、教材、师资和人员,建立健全相应的组织机构和管理制度,不断提高继续教育质量。提供网络培训的执业药师继续教育机构应当建立完善继续教育信息技术系统,应用大数据、人工智能等技术手段,加强网络培训学习考勤、成效考核、监督管理,规范网络培训行为。

省级药品监管部门会同人力资源和社会保障部门组织制定本行政区域执业药师继续教育机构具体条件,组织检查继续教育机构的教学计划、培训方案、课程内容、授课师资等,主动做好继续教育机构监督管理信息公开工作,引导和推动本行政区域执业药师继续教育机构规范运作、优化服务、提高质量。

(4)执业药师继续教育机构应当按照专兼职结合的原则,聘请具有良好职业道德、较高理论水平,且具有药品管理、临床医学或者药学服务等丰富实践经验的业务骨干和专家学者,建设执业药师继续教育师资队伍。

(5)执业药师继续教育机构应当制订并认真实施执业药师继续教育教学计划,严格执行有关学员、师资管理规定,严肃学习纪律,加强学风建设。加强继续教育信息公开,主动向社会公开执业药师继续教育的范围、内容、收费项目及标准等情况。

执业药师继续教育机构应当建立健全执业药师继续教育档案,如实记录执业药师在本机构参加继续教育的时间、内容、方式和考试考核结果等,依法依规出具继续教育学时证明。

(6)执业药师继续教育机构不得采取弄虚作假、欺诈等不正当手段招揽生源,不得以继续教育的名义组织旅游或者组织与继续教育培训无关的活动,不得以继续教育名义乱收费或者只收费不培训,继续教育培训考试考核不得流于形式,以及不得从事其他有关法律法规明令禁止的行为。

(五)学时管理

1.执业药师参加继续教育实行学时登记管理。登记内容主要包括继续教育时间、内容、方式、学时数、机构等信息。

省级药品监管部门会同人力资源和社会保障部门制定本行政区域执业药师继续教育学时认定和登记制度并组织实施。

2.执业药师应当自取得《执业药师职业资格证书》的次年起开始参加继续教育,每年参加的继续教育不少于90学时。其中,专业科目学时一般不少于总学时的2/3。

执业药师参加《执业药师继续教育暂行规定》第十条规定方式的继续教育,其学时计算标准如下。

(1)参加省级以上药品监管部门、人力资源和社会保障部门以及执业药师继续教育机构组织的脱产培训,每天最多按8学时计算。

(2)参加省级以上药品监管部门、人力资源和社会保障部门以及执业药师继续教育机构组织的网络培训,按实际学时计算。

(3)参加国家教育行政主管部门承认的药学类、中药学类以及相关专业大学专科以上学历(学位)教育,获得学历(学位)当年度最多折算为90学时。

(4)独立承担药品监管部门、人力资源和社会保障部门或者相关行业协会(学会)的执业药师类研究课题,或者独立承担相关科研基金项目,课题项目结项的,当年度每项最多折算为40学时;与他人合作完成的,主持人每项最多折算为30学时,参与人每人每项最多折算为10学时。

(5)独立公开发表执业药师类学术论文,每篇最多折算为10学时;与他人合作发表的,每人每篇折算最多为5学时。每人每年最多折算为60学时。

(6)独立公开出版执业药师类学术著作、译著等,每本最多折算为30学时;与他人合作出版的,第一作者每本最多折算为20学时,其他作者每人每本最多折算为10学时。每人每年最多折算为60学时。

(7)担任药品监管部门、人力资源和社会保障部门或者相关行业协会(学会)组织举办的与执业药师工作相关的宣讲、巡讲,以及培训班、学术会议、专题讲座等活动授课(报告)人,最多按实际授课(报告)时间的6倍计算学时。

(8)参加药品监管部门、人力资源和社会保障部门或者相关行业协会(学会)组织的与执业药师工作相关的评比、竞赛类活动等,获得三等奖或者相当等次以上,当年度每项最多折算为30学时,同一活动不累计计算。

省级以上药品监管部门、人力资源和社会保障部门认可的其他继续教育活动的学时计(折)算标准,由省级以上药品监管部门会同人力资源和社会保障部门确定。

3.执业药师在参与援藏、援疆、援青等援派工作期间,视同完成年度继续教育学时。执业药师在参与重大突发公共卫生事件工作期间提供药品管理与药学服务的,由执业药师用人单位出具证明,经省级药品监管部门确认符合要求的,可视同参加继续教育。

4.执业药师参加继续教育取得的学时在当年度有效,原则上不得结转或者顺延至以后年度。

执业药师因伤、病、孕等特殊原因无法在当年度完成继续教育学时的,由执业药师用人单位出具证明,可于下一年度内补学完成上一年度规定的学时。

5.执业药师参加药品监管部门、人力资源和社会保障部门直接举办的继续教育活动,可直接授予继续教育学时;执业药师参加执业药师继续教育机构举办的继续教育活动,由执业药师继续教育机构及时将执业药师继续教育学时情况报省级药品监管部门;执业药师参加其他方式的继续教育后,应当在当年提交材料报本行政区域省级药品监管部门。

6.记入全国专业技术人员继续教育管理信息系统或者记入全国执业药师注册管理信息系统的执业药师继续教育学时,在全国范围内有效。

(六)考核监督

1.用人单位应当建立本单位执业药师继续教育与使用、晋升相衔接的激励机制,把执业药师参加继续教育情况作为执业药师考核评价、岗位聘用的重要依据。执业药师参加继续教育情况，应当作为聘任专业技术职务或者申报评定高一级职称资格的重要条件。

2. 省级以上药品监管部门会同人力资源和社会保障部门按照有关法律、法规和规章，对执业药师继续教育工作实施监督检查。

执业药师继续教育机构、用人单位、执业药师应当对药品监管部门、人力资源和社会保障部门的监督检查予以协助、配合，不得拒绝、阻挠。

3. 省级以上药品监管部门、人力资源和社会保障部门应当持续组织对执业药师继续教育机构的教学质量开展动态监测，监测情况作为评价继续教育机构办学质量的重要标准和是否继续承担执业药师继续教育任务的重要依据。

4. 执业药师继续教育机构存在未履行继续教育义务、继续教育质量监测结果较差、采取虚假或者欺诈等不正当手段招揽学员、不正当收费等违法违规行为的，由省级以上药品监管部门、人力资源和社会保障部门会同或者转送有关主管部门依法依规进行处理。

5. 执业药师以欺骗、贿赂等不正当手段取得继续教育学时的，违规取得的学时予以撤销，并作为个人不良信息由省级药品监管部门记入全国执业药师注册管理信息系统。省级药品监管部门应当将执业药师违规取得继续教育学时的行为通报用人单位。

6. 药品监管部门及其工作人员，在执业药师继续教育工作中不认真履行职责或者徇私舞弊、滥用职权、玩忽职守的，由其上级主管部门或者纪检监察机关责令改正，并按照管理权限对直接负责的主管人员和其他直接责任人员依法予以处理。

五、执业药师职责

1. 执业药师应当遵守执业标准和业务规范，以保障和促进公众用药安全有效为基本准则。

2. 执业药师必须严格遵守《药品管理法》及国家有关药品研制、生产、经营、使用的各项法规及政策。执业药师对违反《药品管理法》及有关法规、规章的行为或决定，有责任提出劝告、制止、拒绝执行，并向当地负责药品监督管理的部门报告。

3. 执业药师在执业范围内负责对药品质量的监督和管理，参与制定和实施药品全面质量管理制度，参与单位对内部违反规定行为的处理工作。

4. 执业药师负责处方的审核及调配，提供用药咨询与信息，指导合理用药，开展治疗药物监测及药品疗效评价等临床药学工作。

5. 药品零售企业应当在醒目位置公示《执业药师注册证》，并对在岗执业的执业药师挂牌明示。执业药师不在岗时，应当以醒目方式公示，并停止销售处方药和甲类非处方药。

执业药师执业时应当按照有关规定佩戴工作牌。

6. 执业药师应当按照国家专业技术人员继续教育的有关规定接受继续教育，更新专业知识，提高业务水平。国家鼓励执业药师参加实训培养。

任务二　职称药师认知

一、职称药师类型

课堂互动

结合我国执业药师职业资格考试及药学专业技术职务考试的有关规定，作为高职高专（中）药学专业的我们，如何才能快速获取主管药师的专业技术职务？

根据不同的划分依据,药师有不同的类别。

(一)根据所学专业分类

根据所学专业可分为西药师、中药师、临床药师。

(二)根据职称分类

1. 初级职称　(中)药士、(中)药师。

2. 中级职称　主管(中)药师。

3. 高级职称　副主任(中)药师、主任(中)药师。

(三)根据工作领域分类

根据工作领域可分为药品生产企业药师、药品经营企业药师、药检所药师、药物科研单位药师、药品监督管理部门药师。

(四)根据是否拥有药房所有权分类

根据是否拥有药房所有权可分为开业药师、被聘任药师。

二、职称药师报考条件、科目

为进一步深化卫生专业技术职称改革工作,不断完善卫生专业技术职务聘任制,根据中共中央组织部、人事部、卫生部《关于深化卫生事业单位人事制度改革的实施意见》(人发〔2000〕31号)文件精神和国家有关职称改革的规定,人事部、卫生部于2000年12月3日联合下发了《关于加强卫生专业技术职务评聘工作的通知》(人发〔2000〕114号)。

为贯彻落实中共中央《关于深化人才发展体制机制改革的意见》和中共中央办公厅、国务院办公厅《关于深化职称制度改革的意见》,人力资源和社会保障部、国家卫生健康委员会、国家中医药管理局三个部门联合发布《关于深化卫生专业技术人员职称制度改革的指导意见》。

为贯彻落实人事部、卫生部人发〔2000〕114号文件精神,科学、客观、公正地评价卫生专业人员的技术水平和能力,完善评价机制,提高卫生专业人员的业务素质,卫生部、人事部共同发布了《预防医学、全科医学、药学、护理、其他卫生技术等专业技术资格考试暂行规定》及《临床医学、预防医学、全科医学、药学、护理、其他卫生技术等专业技术资格考试实施办法》(卫人发〔2001〕164号),对卫生系列专业技术人员的资格考试作出了具体规定。

(一)考试组织

药学专业实行全国统一组织、统一考试时间、统一考试大纲、统一考试命题、统一合格标准的考试制度,原则上每年进行一次。

(二)专业技术分级及聘任条件

药学专业分为初级资格、中级资格、高级资格。

1. 取得初级资格,根据有关规定,并按照下列条件聘任相应的专业技术职务:

(1)药师:取得中专学历,担任药士职务满5年;取得大专学历,从事本专业工作满3年;取得本科学历,从事本专业工作满1年。

(2)不符合上述条件的人员只可聘任药士职务。

2. 取得中级资格,并符合有关规定,可聘任主管药师职务。

3. 高级资格的取得均实行考评结合方式,具体办法另行制定。

通过考试取得专业技术资格,表明其已具备担任卫生系列相应级别专业技术职务的水平和能力,用人单位根据工作需要,从获得资格证书的人员中择优聘任。

(三)考试的责任部门及职能

人力资源和社会保障部、国家卫生健康委员会共同负责国家药学专业技术资格考试的政策制定、组织协调等工作。

国家卫生健康委员会负责拟定考试大纲和命题,组建国家级题库,组织实施考试工作,管理考试用书,规划考前培训,研究考试办法,拟定合格标准等工作。

人力资源和社会保障部负责审定考试大纲和试题,会同国家卫生健康委员会对考试工作进行指导、监督、检查和确定合格标准。

(四)报考条件

1. 参加药学专业技术资格考试的人员,应具备下列基本条件:

(1)遵守中华人民共和国的宪法和法律。

(2)具备良好的医德、医风和敬业精神。

2. 参加药学专业初级资格考试的人员,除具备上述所规定的基本条件外,还必须具备相应专业中专以上学历。

3. 参加药学专业中级资格考试的人员,除具备上述所规定的基本条件外,还必须具备下列条件之一:

(1)取得相应专业中专学历,受聘担任药师职务满7年。

(2)取得相应专业大专学历,从事药师工作满6年。

(3)取得相应专业本科学历,从事药师工作满4年。

(4)取得相应专业硕士学位,从事药师工作满2年。

(5)取得相应专业博士学位。

4. 报名条件中有关学历及工作年限的要求　报名条件中有关学历的要求,是指经国家教育、卫生行政主管部门认可的正规全日制院校毕业的学历;有关工作年限的要求,是指取得正规学历前后从事本专业工作时间的总和。工作年限计算的截止日期为考试报名年度当年年底。

(五)报名

符合条件参加考试的人员,由本人提出申请,经所在单位审核同意,按规定携带有关证明材料到当地考试机构报名,经考试管理机构审核合格后,领取准考证,凭准考证在指定的时间、地点参加考试。

中央和国务院各部门及其直属单位的人员参加考试,实行属地化管理原则。

(六)不得申请参加考试的情形

有下列情形之一的,不得申请参加药学专业技术资格的考试:

(1)医疗事故责任者未满3年。

(2)医疗差错责任者未满1年。

(3)受到行政处分者在处分时期内。

(4)伪造学历或考试期间有违纪行为未满2年。

(5)省级卫生行政部门规定的其他情形。

(七)考场设置

考场原则上设在省辖市以上的中心城市或行政专员公署所在地,具有计算机教学设备的高考定点学校或高等院校。

(八)考试科目及方式

1. 药士考试科目

(1)基础知识:生理学、生物化学、微生物学、天然药物化学、药物化学、药物分析。

(2)相关专业知识:药剂学、药事管理学。

(3)专业知识:药理学。

(4)专业实践能力:医院药学综合知识与技能(总论)、医院药学综合知识与技能(各论)。

2. 药师、主管药师考试科目

(1)基础知识:生理学、病理生理学、生物化学、微生物学、天然药物化学、药物化学、药物分析。

（2）相关专业知识：药剂学、药事管理学。

（3）专业知识：药理学。

（4）专业实践能力：医院药学综合知识与技能（总论）、医院药学综合知识与技能（各论）。

3．考试方式　药学专业初、中级资格考试均分4个半天进行，考试原则上采用人机对话的方式。参加相应专业考试的人员，必须在一个考试年度内通过全部科目的考试，方可获得专业技术资格证书。

（九）发证

通过药学专业技术资格考试并合格者，由各省、自治区、直辖市人事职改部门颁发人事部统一印制，人力资源和社会保障部、国家卫生健康委员会用印的专业技术资格证书。该证书在全国范围内有效。各地在颁发证书时，不得附加任何条件。聘任专业技术职务所需的其他条件按照国家有关规定办理。

（十）吊销资格证书的情形

有下列情形之一的，由卫生行政管理部门吊销其相应专业技术资格，由发证机关收回其专业技术资格证书，2年内不得参加卫生系列专业技术资格考试：

（1）伪造学历和专业技术工作资历证明。

（2）考试期间有违纪行为。

（3）国务院卫生、人事行政主管部门规定的其他情形。

（十一）继续教育

取得药学专业技术资格的人员，应按照国家有关规定，参加继续医学教育。

知识链接

药师与执业药师的区别

药师和执业药师都是药学专业技术人员，都是人才评价的一种方式，但二者有着明显的区别：

（1）药师是专业技术职务，执业药师是职业资格。

（2）药师考试的组织机构是人力资源和社会保障部及国家卫生健康委员会，执业药师资格考试的组织机构是人力资源和社会保障部及国家药品监督管理局。另外二者的考试时间、考试地点、考试科目及内容等均不相同。

（3）取得《执业药师职业资格证书》后，需要在省级药监部门注册登记，而药师不需要注册登记。

（4）药师是属于药学专业技术职务中的初级专业技术职务，以后还可以继续晋升为主管药师、副主任药师和主任药师。执业药师可以被用人单位聘为中级专业技术职务（主管药师），并享受相应的待遇，执业药师只有一个层级，不能晋升。

（5）执业药师资格制度是职业准入制度，是国际上的通行做法，一般不和工资待遇相挂钩。而药师是结合我国工资制度设置的专业技术职务评价制度，和工资待遇相挂钩。

任务三　药学职业道德塑造

一、道德与职业道德

（一）道德

道德是道和德的合成词。道是方法、方向、规律、道理的总称，德是素养、品质、品性。道德是一种社会意识形态，是人们共同生活及行为的准则和规范。人一生下来就有自我生存的本能，这种本能就是不惜伤害他物来维持自身生存的需要，是人的自然属性（也就是人们常说的"生存无道德"）。道德是制约这种本能，减小这种伤害的工具。道德不是天生的，人类的道德观念是受到后天的宣传教育及社会舆论的长期影响而逐渐形成的。道德由一定社会的经济基础所决定，并为一定社会经济基础服务。不同的时代、不同的阶级具有不同的道德观念。没有任何一种道德是永恒不变的。

（二）职业道德

职业道德是指人们在正当的职业活动中必须遵循的职业行为准则和规范的总和，是社会道德在职业生活中的具体体现。职业道德主要由职业态度、职业责任、职业技能、职业纪律、职业良心、职业荣誉、职业作风构成。

二、药学职业道德

药学事业是一项维护人们健康的高尚事业，具有社会公益和福利性。它对从事这种职业的人们提出更高的道德要求，也就是药学职业道德和医学职业道德同等重要。古代医药业合一，医学职业道德中包含了药学道德，药学职业化过程中逐渐形成了药学职业道德。现代药学与医学虽然是不同的专业和职业，但它们都属于人类健康事业中的特殊职业，有着共同的使命和目标：保障人们的健康和生命，维护人类的生存繁衍。因此药学职业道德与医学职业道德的基本精神是一致的，只是在一些具体原则和规范方面各有侧重。

（一）药学职业道德原则

1. 职业道德原则　是指反映某一发展阶段及特定社会背景之中职业道德的基本精神，是调节各种职业道德关系都必须遵循的根本准则和最高要求。

2. 药学职业道德原则　是调整药学从业人员与社会之间、服务对象之间、医生之间及同仁之间等人际关系必须遵循的根本指导性原则。根据我国《药品管理法》的立法宗旨，药学职业道德原则可以概括起来表述为：保证药品质量、保障人们用药安全、维护人们用药的合法权益，实行社会主义人道主义，全心全意为人们身心健康服务。

3. 药学职业道德具体原则

（1）质量第一的原则：药品直接作用于人体，起到防病、治病的作用。只有合格的药品才能达到这种目的，不合格的药品不但达不到此目的，相反还可能给人体带来危害。

（2）不伤害原则：不伤害是相对的，药品或多或少都有一些毒副作用和不良反应。但我们要确保人们在使用药品时，药品所带来的治疗作用必须大于它对人体的伤害，且这种伤害要在人体能承受的范围之内。

（3）公正原则：要对症治疗，对症下药。不以赚钱为目的乱用药，不用人情药。处理事情要公平公正，合理使用社会公共资源。

（4）尊重原则：药患双方交往时应互相尊重对方的人格，建立良好的人际关系。药学人员对患者要一视同仁，平等相待，自觉维护患者用药的合法权益。

（二）药学职业道德规范

1. 概念　药学职业道德规范是社会根据药学职业道德原则提出的，要求药学人员在处理个人与他人、个人与社会关系时必须遵循的具体的行为准则。药学职业道德规范主要是调节药学人员与患者及家属之间的关系，药学人员与医生之间的关系，药学人员与同事之间的关系，药学人员与社会的关系的行为准则。

2. 形式　药学职业道德规范将医药伦理理论和原则转换成药学人员在药学职业活动中遵循的具体行为标准。通常采用简明扼要、通俗易懂、便于记忆的文体表达形式，一般归纳起来有如下形式:"宣言""誓词""誓言""准则""守则"等。

3.作用 药学职业道德规范作用很广,归纳起来主要有以下几点:

(1)是进行药学职业道德评价的标准:药学道德规范是评价药学道德行为的基本准则,在药学职业实践中药学人员的应该与不应该、善与恶、荣与辱、正义与非正义都靠此来衡量。对符合道德规范的行为,人们给予赞赏、表扬、支持,对违背道德规范的行为予以谴责、批评。

(2)是药学职业道德修养的指南:药学人员要更好地履行自己的职责,必须以药学职业道德规范为指南,从他律到自律,严格要求自己,努力提高自己的道德修养,自觉完善自身药学道德人格。

(3)是提供良好药学服务的基本保证:从广义来讲,良好的药学服务包括药品的研制、生产、经营、使用等各方面。质量合格的药品是药学人员服务的前提,国家在药品管理方面实行了严格的法律控制。但药学职业道德规范的内容较药事法规更广泛,要求更高。

(三)药师道德规范的主要内容

概括各国药师道德规范,主要由以下几方面内容构成:

1.药师与患者及家属的关系

(1)药师必须把患者的健康和安全放在首位。

(2)药师要维护用药者的合法权益:药师应全心全意向患者提供专业、真实、全面的用药信息。绝不能推销、调配、分发不符合病情和不符合法定标准的药品和保健品给患者。不能在专业服务、费用及价格方面欺骗患者。

(3)药师要对患者的利益负责:药师在患者利益和商业利益之间要做到充分考虑患者利益和社会利益,要确保患者享有接受安全、有效、合理、经济的药物治疗权利。

(4)药师要为患者保守秘密:药师要严守病历中的个人秘密,除非法律要求和工作需要,不得将患者的病情和治疗泄露给任何人。

(5)药师要公平对待所有的患者:救死扶伤,治病救人要人人平等。药师要尊重人们的生命和尊严,对患者一视同仁,依据病情保证及时合理的药物治疗。

(6)药师应努力完善和扩大自己的专业知识,并有效地运用这些知识,确保所提供的药学服务中,专业判断力达到最佳水平。

2.药师与共事的药师、医师、护士之间的关系

(1)药师应与共事的药师及医务人员合作:药师应尊重他人的价值和能力,在防治疾病中与有关人员和机构通力合作。药师应与同事保持良好的业务关系,关注他人的观点和成就。

(2)药师应加强自信心,在同行中为大家所依赖:药师不应以错误方式与患者或他人讨论处方的治疗作用,以免有损开方者的威信。假如剂量有错误或药物配伍不当时,应在不惊动患者的情况下与开方者沟通。

(3)药师绝不能同意或参与同其他医务人员或他人利用自己职业进行私下的钱财交易和其他剥削性行为。

3.药师与社会的关系

(1)药师应维护其职业的高尚和荣誉:药师应自觉贯彻药品管理法律法规,遵守药师职业道德规范。

(2)药师在任何时候都只能为自己的服务索取公正、合理的报酬。

(3)药师应加入以发展药学事业为目标的组织,并应为这些组织贡献才能和财力。

(4)药师有服务于个人、社区和社会的义务,并处理好满足患者个人服务需求与满足社会服务需求之间的关系。

(5)药师应采取建立良好职业信誉的方法吸引顾客,禁止采用其他手段吸引顾客。

(四)我国的药师道德规范

1.《药师的宗旨、承诺、誓言、职业道德》 2005年,中国药师周大会确定了中国药师的宗旨、承诺、誓言、职业道德等。具体内容如下。

(1) 药师的宗旨：以人为本，全力维护人民健康。

(2) 药师的承诺：关爱人民健康，药师在您身边。

(3) 药师的誓言：实事求是，忠实于科学；全心全意，服务于社会；忠于职守，献身于药学；尽职尽责，承诺于人民。

(4) 药师的职业道德：以人为本，一视同仁；尊重患者，保护权益；廉洁自律，诚实守信；崇尚科学，开拓创新。

(5) 药师的口号：团结进取，求实发展。

2.《中国药学会会员职业道德公约》　2004 年，中国药学会为了加强行业职业道德管理，规范会员的职业道德，制定了该公约。2008 年对该公约进行了修订，具体内容如下。

(1) 保证药品质量，提供合格药品，开展药学服务，全力维护公众用药安全有效。

(2) 自觉遵纪守法，履行岗位职责，维护合法权益。

(3) 坚持理论联系实际的优良作风，发扬民主，繁荣学术。

(4) 拓展知识范围，业务精益求精，提高专业素质。

(5) 坚持真理，崇尚科学，反对伪科学。

(6) 遵守学术道德，反对弄虚作假，反对剽窃他人成果。

(7) 尊重劳动，尊重知识，尊重科学，尊重人才。

(8) 倡导献身、创新、求实、协作精神，做合格的药学科技工作者。

3. 执业药师职业道德准则　2006 年 10 月 18 日，中国执业药师协会（现更名为中国药师协会）在中国执业药师论坛第六届年会上发布了我国首部《中国执业药师职业道德准则》。2009 年 6 月 5 日对其进行了修订，具体内容如下。

(1) 救死扶伤，不辱使命：执业药师应当将患者及公众的身体健康和生命安全放在首位，以我们的专业知识、技能和良知，尽心尽职尽责为患者及公众提供药品和药学服务。

(2) 尊重患者，一视同仁：执业药师应当尊重患者或者消费者的价值观、知情权、自主权、隐私权，对待患者或者消费者应不分年龄、性别、民族、信仰、职业、地位、贫富，一律平等相待。

(3) 依法执业，质量第一：执业药师应当遵守药品管理法律、法规，恪守职业道德，依法独立执业，确保药品质量和药学服务质量，科学指导用药，保证公众用药安全、有效、经济、合理。

(4) 进德修业，珍视声誉：执业药师应当不断学习新知识、新技术，加强道德修养，提高专业水平和执业能力；知荣明耻，正直清廉，自觉抵制不道德行为和违法行为，努力维护职业声誉。

(5) 尊重同仁，密切协作：执业药师应当与同仁和医护人员相互理解、相互信任、以诚相待、密切配合，建立和谐的工作关系，共同为药学事业的发展和人类的健康奉献力量。

（五）国际药学联合会药师职业道德准则

国际药学联合会于 1997 年发布职业标准陈述和药师职业道德准则。药师的责任是帮助人们维护良好的健康状况，避免患病，在药物恰当的情况下，促进合理用药，帮助患者获得药物的最佳治疗效果。而且药师的作用还在不断地延伸。

为了使各国药师协会通过制定自己的职业道德准则，指导药师与患者、药师与其他卫生职业人员、药师与社会的关系。国际药学联合会推荐：

1. 每个国家的药师协会应该制定药师职业道德准则，规定职业义务，进一步制订措施保证药师遵守准则中的条款。

2. 制定的药师的义务应包括：

(1) 合理、公平地分配现有卫生资源。

(2) 保证服务对象的安全、健康和最大利益，并以诚相待。

(3) 与其他卫生工作人员合作，确保向患者和社会提供可能的最佳卫生保健质量。

（4）鼓励并尊重患者参与决定所用药品的权利。

（5）承认和尊重文化差异、患者信仰和价值，因为其可能影响到患者对治疗的态度。

（6）尊重和保护在提供专业服务中获得信息的保密性，保证患者的个人资料不外泄，除非在患者知情同意或例外的情况下。

（7）行为要符合职业标准和科学原则。

（8）诚实、正直地与其他卫生工作人员协作，包括同行，不作出任何可能损坏职业名誉或破坏公众对本职业信任的事情。

（9）通过继续教育，保证知识和技术的更新。

（10）在提供专业服务和药品时，遵守法律规定、认可的实践条例和标准，仅从知名的来源购买药品，确保药品供应链的完整。

（11）确保经委托的协助人员具备有效、充分地承担该工作的能力。

（12）保证向患者、其他公众和卫生工作人员提供正确、客观的信息，并要保证信息清楚、易懂。

（13）以礼貌、尊重的态度对待寻求服务的人。

（14）在与个人道德信仰发生冲突或药房停业时，保证继续提供专业服务。在发生劳动纠纷时，也要尽力保证人们能继续获得药学相关服务。

思政元素

专业诚信，做百姓用药安全的守护人

2024年1月25日，国家药品监督管理局公布的第五届"身边最美药师"之一吴燕君，现任上海某药店负责人。作为一线执业药师，她时刻铭记"全心全意为顾客服务"的宗旨，将"专业、诚信、真心"的理念贯穿在药学服务全过程，把用药安全有效、顾客满意作为永远的追求。

为了便于沟通，吴燕君还建立了顾客微信群，及时解答顾客提出的各类健康咨询及用药需求，帮助患者更科学地用药，减少用药过程中的不良反应，提高治疗效果。她还将健康的生活方式传递给顾客，帮助顾客调整健康饮食结构和作息习惯，规划合理运动，通过她更精细化的服务，让更多的顾客达到防病治病、健康养生的目的。

同时，吴燕君也认识到药店是一个团队，仅靠个人能力是远远不够的，只有不断提升团队整体业务能力，用诚信和专业服务好每一位顾客才是立店之本。为此，她在店内推行"高师带徒"结对活动，落实业绩考核关联管理，身体力行，努力提高整体服务水平，保障居民安全用药。

实训　药学职业生涯规划

【实训目的】

在竞争激烈的就业环境下找到适合自己的就业岗位，发挥自己的专业特长，更好地为人民健康提供优质、专业的服务，提前做好自己的职业生涯规划，提升高职高专药学生的职业岗位胜任力，促进学生高质量就业。

【实训准备】

自我认知：个人的性格、特长、爱好分析；专业分析：专业知识、专业技能；药学专业就业环境分析：优势、劣势、机遇、挑战。

【实训内容与步骤】

根据自我认知和药学专业就业环境分析,确定自己的职业目标和职业发展规划,制作职业目标和职业发展规划短视频。

【实训考核与评价】

对学生提交的职业目标和职业发展规划视频等进行评价。考核成绩＝教师评价(50%)＋组间评价(20%)＋组内互评(20%)＋自评(10%)。

(查道成)

ER-3-3
扫一扫,测一测

? 复习思考题

1.执业药师注册条件有哪些?

2.报考执业药师须具备哪些条件?

3.参加药学专业技术资格考试的人员,应具备哪些基本条件?

项目四 《中华人民共和国药品管理法》与《中华人民共和国中医药法》解读

ER-4-1

课件

学习目标

    素质目标：树立法治意识，学法尊法、知法守法；增强文化自信，弘扬与传承中医药文化。

    知识目标：掌握《药品管理法》的立法目的、适用范围，我国发展药品的方针政策，假药与劣药的概念，药品上市许可持有人的相关规定，违反《药品管理法》应承担的法律责任，《中医药法》的立法目的，国家发展中医药的政策方针，中医药服务、中药保护与发展的相关规定；熟悉开办药品生产、经营企业的条件及程序；了解中医药人才培养、科学研究等管理规定。

    能力目标：能正确识别药品生产、流通与使用环节中出现的假药、劣药以及其他违法行为，分析这些违法行为应承担的法律责任。

ER-4-2

知识导览

案例导学

    2021年10月，广东省广州市花都区市场监督管理局根据举报线索，对广州市JY大药房连锁有限公司进行检查时发现，该公司以人工排队方式从正规医疗机构凭处方购买获取"二甲硅油乳膏""肤乐霜"等医疗机构制剂，并通过××商城"××大药房旗舰店"销售，涉案药品货值金额14.87万元。花都区市场监督管理局裁定该公司违反了《药品管理法》第五十五条、第七十六条第三款规定，并依据《药品管理法》第一百二十九条规定，对其处以没收违法所得14.87万元、罚款44.63万元的行政处罚。

    该案例中行政主体花都区市场监督管理局的执法依据是什么？最新版《药品管理法》是何时颁布的？有哪些亮点？

任务一 《中华人民共和国药品管理法》解读

    《中华人民共和国药品管理法》（以下简称《药品管理法》）是我国药品管理的基本法，现行版本为2019年8月26日修订版。《药品管理法》于1984年9月20日第六届全国人民代表大会常务委员会第七次会议通过，经过2001年2月28日和2019年8月26日两次修订，2013年12月28日和2015年4月24日两次修正。

    现行《药品管理法》分总则、药品研制和注册、药品上市许可持有人、药品生产、药品经营、医疗机构药事管理、药品上市后管理、药品价格和广告、药品储备和供应、监督管理、法律责任和附则12章，共155条。

一、总　则

总则是一部法律总的原则和基本制度。《药品管理法》总则共 15 条,内容包括立法宗旨、适用范围、原则方针、制度体系、管理体制等。

(一)立法宗旨(《药品管理法》第一条)

《药品管理法》的立法宗旨是加强药品管理,保证药品质量,保障公众用药安全和合法权益,保护和促进公众健康。

(二)适用范围(《药品管理法》第二条)

1. 地域范围　在中华人民共和国境内从事药品研制、生产、经营、使用和监督管理活动,适用本法。"在中华人民共和国境内"指我国的边境范围内,中国香港、中国澳门特别行政区按照其基本法规定执行。

2. 对象范围　《药品管理法》适用的对象范围是指从事药品研制、生产、经营、使用和监督管理的单位或者个人。在"使用"上,仅指医疗机构给患者使用药品的活动以及具有药品监督管理的责任者,不包括患者个人使用药品。

《药品管理法》第二条明确了药品的概念范畴,是指用于预防、治疗、诊断人的疾病,有目的地调节人的生理机能并规定有适应证或者功能主治、用法和用量的物质,包括中药、化学药和生物制品等。

(三)原则方针(《药品管理法》第三~五条)

药品管理应当以人民健康为中心,坚持风险管理、全程管控、社会共治的原则,建立科学、严格的监督管理制度,全面提升药品质量,保障药品的安全、有效、可及。国家发展现代药和传统药,充分发挥其在预防、医疗和保健中的作用。国家保护野生药材资源和中药品种,鼓励培育道地中药材。国家鼓励研究和创制新药,保护公民、法人和其他组织研究、开发新药的合法权益。

(四)制度体系(《药品管理法》第六、七、十二条)

国家对药品管理实行药品上市许可持有人制度。药品上市许可持有人依法对药品研制、生产、经营、使用全过程中药品的安全性、有效性和质量可控性负责。从事药品研制、生产、经营、使用活动,应当遵守法律、法规、规章、标准和规范,保证全过程信息真实、准确、完整和可追溯。国家建立健全药品追溯制度。国务院药品监督管理部门应当制定统一的药品追溯标准和规范,推进药品追溯信息互通互享,实现药品可追溯。国家建立药物警戒制度,对药品不良反应及其他与用药有关的有害反应进行监测、识别、评估和控制。

(五)药品监督管理体制(《药品管理法》第八条)

国务院药品监督管理部门主管全国药品监督管理工作。国务院有关部门在各自职责范围内负责与药品有关的监督管理工作。国务院药品监督管理部门配合国务院有关部门,执行国家药品行业发展规划和产业政策。省、自治区、直辖市人民政府药品监督管理部门负责本行政区域内的药品监督管理工作。设区的市级、县级人民政府承担药品监督管理职责的部门负责本行政区域内的药品监督管理工作。县级以上地方人民政府有关部门在各自职责范围内负责与药品有关的监督管理工作。

(六)药品安全保障机制(《药品管理法》第九~十一条)

县级以上地方人民政府对本行政区域内的药品监督管理工作负责,统一领导、组织、协调本行政区域内的药品监督管理工作以及药品安全突发事件应对工作,建立健全药品监督管理工作机制和信息共享机制。县级以上人民政府应当将药品安全工作纳入本级国民经济和社会发展规划,将药品安全工作经费列入本级政府预算,加强药品监督管理能力建设,为药品安全工作提供保障。

药品监督管理部门设置或者指定的药品专业技术机构,承担依法实施药品监督管理所需的审评、检验、核查、监测与评价等工作。

(七) 药品安全法律宣教(《药品管理法》第十三~十五条)

各级人民政府及其有关部门、药品行业协会等应当加强药品安全宣传教育,开展药品安全法律法规等知识的普及工作。

新闻媒体应当开展药品安全法律法规等知识的公益宣传,并对药品违法行为进行舆论监督。有关药品的宣传报道应当全面、科学、客观、公正。

药品行业协会应当加强行业自律,建立健全行业规范,推动行业诚信体系建设,引导和督促会员依法开展药品生产经营等活动。

县级以上人民政府及其有关部门对在药品研制、生产、经营、使用和监督管理工作中做出突出贡献的单位和个人,按照国家有关规定给予表彰、奖励。

二、药品研制和注册

(一) 鼓励药品研制与创新(《药品管理法》第十六条)

国家支持以临床价值为导向、对人的疾病具有明确或者特殊疗效的药物创新,鼓励具有新的治疗机理、治疗严重危及生命的疾病或者罕见病、对人体具有多靶向系统性调节干预功能等的新药研制,推动药品技术进步。国家鼓励运用现代科学技术和传统中药研究方法开展中药科学技术研究和药物开发,建立和完善符合中药特点的技术评价体系,促进中药传承创新。国家采取有效措施,鼓励儿童用药品的研制和创新,支持开发符合儿童生理特征的儿童用药品新品种、剂型和规格,对儿童用药品予以优先审评审批。

(二) 药物非临床研究(《药品管理法》第十七、十八条)

应当遵守药物非临床研究质量管理规范(GLP),保证药品研制全过程持续符合法定要求。有与研究项目相适应的人员、场地、设备、仪器和管理制度,保证有关数据、资料和样品的真实性。

(三) 药物临床试验(《药品管理法》第十七、十九~二十三条)

应当遵守药物临床研究质量管理规范(GCP),按照国务院药品监督管理部门的规定如实报送研制方法、质量指标、药理及毒理试验结果等有关数据、资料和样品,经国务院药品监督管理部门批准。开展生物等效性试验的,报国务院药品监督管理部门备案。开展药物临床试验,应当在具备相应条件的临床试验机构进行。药物临床试验机构实行备案管理,具体办法由国务院药品监督管理部门、国务院卫生健康主管部门共同制定。

开展药物临床试验,应当在具备相应条件的临床试验机构进行;应当符合伦理原则,制定临床试验方案,经伦理委员会审查同意。

(四) 药品注册和审批(《药品管理法》第二十四~二十七条)

1. 药品注册 在中国境内上市的药品,应当经国务院药品监督管理部门批准,取得药品注册证书;但是,未实施审批管理的中药材和中药饮片除外。实施审批管理的中药材、中药饮片品种目录由国务院药品监督管理部门会同国务院中医药主管部门制定。申请药品注册,应当提供真实、充分、可靠的数据、资料和样品,证明药品的安全性、有效性和质量可控性。

2. 药品审评审批 对申请注册的药品,国务院药品监督管理部门应当组织药学、医学和其他技术人员进行审评,对药品的安全性、有效性和质量可控性以及申请人的质量管理、风险防控和责任赔偿等能力进行审查;符合条件的,颁发药品注册证书。国务院药品监督管理部门在审批药品时,对化学原料药一并审评审批,对相关辅料、直接接触药品的包装材料和容器一并审评,对药品的质量标准、生产工艺、标签和说明书一并核准。本法所称辅料,是指生产药品和调配处方时所用的赋形剂和附加剂。

3．附条件审批　对治疗严重危及生命且尚无有效治疗手段的疾病以及公共卫生方面急需的药品，药物临床试验已有数据显示疗效并能预测其临床价值的，可以附条件批准，并在药品注册证书中载明相关事项。

（五）药品标准与名称（《药品管理法》第二十八、二十九条）

1．药品标准　药品应当符合国家药品标准。经国务院药品监督管理部门核准的药品质量标准高于国家药品标准的，按照经核准的药品质量标准执行；没有国家药品标准的，应当符合经核准的药品质量标准。国务院药品监督管理部门颁布的《中华人民共和国药典》和药品标准为国家药品标准。

2．药品名称　列入国家药品标准的药品名称为药品通用名称。已经作为药品通用名称的，该名称不得作为药品商标使用。

三、药品上市许可持有人

（一）药品上市许可持有人定义与责任（《药品管理法》第三十条）

药品上市许可持有人是指取得药品注册证书的企业或者药品研制机构等。药品上市许可持有人应当依照本法规定，对药品的非临床研究、临床试验、生产经营、上市后研究、不良反应监测及报告与处理等承担责任。其他从事药品研制、生产、经营、储存、运输、使用等活动的单位和个人依法承担相应责任。药品上市许可持有人的法定代表人、主要负责人对药品质量全面负责。

> **课堂互动**
>
> 药品上市许可持有人就是企业的法定代表人、主要负责人吗？

（二）药品质量保证体系（《药品管理法》第三十一条）

药品上市许可持有人应当建立药品质量保证体系，配备专门人员独立负责药品质量管理。药品上市许可持有人应当对受托药品生产企业、药品经营企业的质量管理体系进行定期审核，监督其持续具备质量保证和控制能力。

（三）药品生产管理（《药品管理法》第三十二、三十三条）

药品上市许可持有人可以自行生产药品，也可以委托药品生产企业生产。药品上市许可持有人自行生产药品的，应当依照本法规定取得药品生产许可证；委托生产的，应当委托符合条件的药品生产企业。药品上市许可持有人和受托生产企业应当签订委托协议和质量协议，并严格履行协议约定的义务。血液制品、麻醉药品、精神药品、医疗用毒性药品、药品类易制毒化学品不得委托生产；但是，国务院药品监督管理部门另有规定的除外。

药品上市许可持有人应当建立药品上市放行规程，对药品生产企业出厂放行的药品进行审核，经质量授权人签字后方可放行。不符合国家药品标准的，不得放行。

（四）药品销售管理（《药品管理法》第三十四、三十五条）

药品上市许可持有人可以自行销售其取得药品注册证书的药品，也可以委托药品经营企业销售。药品上市许可持有人从事药品零售活动的，应当取得药品经营许可证。药品上市许可持有人自行销售药品的，应当具备本法第五十二条规定的条件；委托销售的，应当委托符合条件的药品经营企业。药品上市许可持有人和受托经营企业应当签订委托协议，并严格履行协议约定的义务。

药品上市许可持有人、药品生产企业、药品经营企业委托储存、运输药品的，应当对受托方的质量保证能力和风险管理能力进行评估，与其签订委托协议，约定药品质量责任、操作规程等内容，并对受托方进行监督。

（五）其他规定（《药品管理法》第三十六～四十条）

药品上市许可持有人、药品生产企业、药品经营企业和医疗机构应当建立并实施药品追溯制度,按照规定提供追溯信息,保证药品可追溯。药品上市许可持有人应当建立年度报告制度,每年将药品生产销售、上市后研究、风险管理等情况按照规定向省、自治区、直辖市人民政府药品监督管理部门报告。药品上市许可持有人为境外企业的,应当由其指定的在中国境内的企业法人履行药品上市许可持有人义务,与药品上市许可持有人承担连带责任。

中药饮片生产企业履行药品上市许可持有人的相关义务,对中药饮片生产、销售实行全过程管理,建立中药饮片追溯体系,保证中药饮片安全、有效、可追溯。

经国务院药品监督管理部门批准,药品上市许可持有人可以转让药品上市许可,受让方应当具备保障药品安全性、有效性和质量可控性的质量管理、风险防控和责任赔偿等能力,履行药品上市许可持有人义务。

四、药 品 生 产

(一)药品生产审批(《药品管理法》第四十一条)

从事药品生产活动,应当经所在地省、自治区、直辖市人民政府药品监督管理部门批准,取得药品生产许可证。无药品生产许可证的,不得生产药品。药品生产许可证应当标明有效期和生产范围,到期重新审查发证。

(二)药品生产应具备的条件(《药品管理法》第四十二条)

1. 有依法经过资格认定的药学技术人员、工程技术人员及相应的技术工人。

2. 有与药品生产相适应的厂房、设施和卫生环境。

3. 有能对所生产药品进行质量管理和质量检验的机构、人员及必要的仪器设备。

4. 有保证药品质量的规章制度,并符合国务院药品监督管理部门依据本法制定的药品生产质量管理规范要求。

(三)实施药品生产质量控制(《药品管理法》第四十三、四十七条)

从事药品生产活动,应当遵守《药品生产质量管理规范》,建立健全药品生产质量管理体系,保证药品生产全过程持续符合法定要求。药品生产企业的法定代表人、主要负责人对本企业的药品生产活动全面负责。药品生产企业应当对药品进行质量检验。药品生产企业应当建立药品出厂放行规程,明确出厂放行的标准、条件。符合标准、条件的,经质量受权人签字后方可放行。

(四)药品生产应遵守的规定(《药品管理法》第四十四~四十六、五十条)

药品应当按照国家药品标准和经药品监督管理部门核准的生产工艺进行生产。中药饮片应当按照国家药品标准炮制;国家药品标准没有规定的,应当按照省、自治区、直辖市人民政府药品监督管理部门制定的炮制规范炮制。生产药品所需的原料、辅料,应当符合药用要求、药品生产质量管理规范的有关要求。直接接触药品的包装材料和容器,应当符合药用要求,符合保障人体健康、安全的标准。药品上市许可持有人、药品生产企业、药品经营企业和医疗机构中直接接触药品的工作人员,应当每年进行健康检查。患有传染病或者其他可能污染药品的疾病的,不得从事直接接触药品的工作。

(五)药品生产中的信息管理规定(《药品管理法》第四十八、四十九条)

药品包装应当按照规定印有或者贴有标签并附有说明书。标签或者说明书应当注明药品的通用名称、成分、规格、上市许可持有人及其地址、生产企业及其地址、批准文号、产品批号、生产日期、有效期、适应证或者功能主治、用法、用量、禁忌、不良反应和注意事项。标签、说明书中的文字应当清晰,生产日期、有效期等事项应当显著标注,容易辨识。麻醉药品、精神药品、医疗用毒性药品、放射性药品、外用药品和非处方药的标签、说明书,应当印有规定的标志。

发运中药材应当有包装。在每件包装上,应当注明品名、产地、日期、供货单位,并附有质量合格的标志。

五、药品经营

（一）药品经营审批（《药品管理法》第五十一条）

从事药品批发活动，应当经所在地省、自治区、直辖市人民政府药品监督管理部门批准，取得药品经营许可证。从事药品零售活动，应当经所在地县级以上地方人民政府药品监督管理部门批准，取得药品经营许可证。无药品经营许可证的，不得经营药品。药品经营许可证应当标明有效期和经营范围，到期重新审查发证。

（二）药品经营应具备的条件（《药品管理法》第五十二条）

1. 有依法经过资格认定的药师或者其他药学技术人员。
2. 有与所经营药品相适应的营业场所、设备、仓储设施和卫生环境。
3. 有与所经营药品相适应的质量管理机构或者人员。
4. 有保证药品质量的规章制度，并符合国务院药品监督管理部门依据本法制定的药品经营质量管理规范要求。

（三）实施药品经营质量控制（《药品管理法》第五十三条）

从事药品经营活动，应当遵守药品经营质量管理规范，建立健全药品经营质量管理体系，保证药品经营全过程持续符合法定要求。国家鼓励、引导药品零售连锁经营。从事药品零售连锁经营活动的企业总部，应当建立统一的质量管理制度，对所属零售企业的经营活动履行管理责任。药品经营企业的法定代表人、主要负责人对本企业的药品经营活动全面负责。

（四）药品经营应遵守的规定（《药品管理法》第五十四～六十条）

国家对药品实行处方药与非处方药分类管理制度。药品上市许可持有人、药品生产企业、药品经营企业和医疗机构应当从药品上市许可持有人或者具有药品生产、经营资格的企业购进药品；但是，购进未实施审批管理的中药材除外。药品经营企业购进药品，应当建立并执行进货检查验收制度，验明药品合格证明和其他标识。药品经营企业购销药品，应当有真实、完整的购销记录。药品经营企业零售药品应当准确无误，并正确说明用法、用量和注意事项；调配处方应当经过核对，对处方所列药品不得擅自更改或者代用。对有配伍禁忌或者超剂量的处方，应当拒绝调配；必要时，经处方医师更正或者重新签字，方可调配。药品经营企业销售中药材，应当标明产地。药品经营企业应当制定和执行药品保管制度，采取必要的冷藏、防冻、防潮、防虫、防鼠等措施，保证药品质量。药品入库和出库应当执行检查制度。城乡集市贸易市场可以出售中药材，国务院另有规定的除外。

技能要点

中药"正（真）品"和"伪品"界定

中药材鉴定的技术方法有来源鉴定、性状鉴定、显微鉴定、理化鉴定、生物检定等，其中来源鉴定、性状鉴定、显微鉴定主要辨别中药的真伪，理化鉴定、生物检定则是从纯度、质量等评价中药的优劣。全国职业院校技能大赛（高职组）中药传统技能赛项中"中药鉴定模块"主要包括中药性状鉴别、中药显微鉴别两部分。性状鉴别技能要求：对中药材或饮片进行识别，按《中国药典》写出品名、所属科名、入药部位及全部功效，同时进行真伪鉴别；凡符合国家药品标准规定的品种及其特定的部位者为"正（真）品"；不符合国家药品标准规定的品种及其特定的部位为"伪品"。显微鉴别技能要求：①按正确方法完成粉末制片；②显微镜下观察；③粉末显微特征绘制；④显微特征描述；⑤鉴别结论及鉴别理由。

（五）药品网络销售规定（《药品管理法》第六十一、六十二条）

药品上市许可持有人、药品经营企业通过网络销售药品，应当遵守本法药品经营的有关规定。疫苗、血液制品、麻醉药品、精神药品、医疗用毒性药品、放射性药品、药品类易制毒化学品等国家实行特殊管理的药品不得在网络上销售。药品网络交易第三方平台提供者应当按照国务院药品监督管理部门的规定，向所在地省、自治区、直辖市人民政府药品监督管理部门备案。

（六）药品进出口管理（《药品管理法》第六十三～六十七条）

新发现和从境外引种的药材，经国务院药品监督管理部门批准后，方可销售。药品应当从允许药品进口的口岸进口，并由进口药品的企业向口岸所在地药品监督管理部门备案。海关凭药品监督管理部门出具的进口药品通关单办理通关手续。无进口药品通关单的，海关不得放行。医疗机构因临床急需进口少量药品的，经国务院药品监督管理部门或者国务院授权的省、自治区、直辖市人民政府批准，可以进口。进口的药品应当在指定医疗机构内用于特定医疗目的。个人自用携带入境少量药品，按照国家有关规定办理。进口、出口麻醉药品和国家规定范围内的精神药品，应当持有国务院药品监督管理部门颁发的进口准许证、出口准许证。禁止进口疗效不确切、不良反应大或者因其他原因危害人体健康的药品。

（七）指定药品检验（《药品管理法》第六十八条）

国务院药品监督管理部门对下列药品在销售前或者进口时，应当指定药品检验机构进行检验；未经检验或者检验不合格的，不得销售或者进口：

1. 首次在中国境内销售的药品。
2. 国务院药品监督管理部门规定的生物制品。
3. 国务院规定的其他药品。

六、医疗机构药事管理

（一）药学技术人员配备规定（《药品管理法》第六十九条）

医疗机构应当配备依法经过资格认定的药师或者其他药学技术人员，负责本单位的药品管理、处方审核和调配、合理用药指导等工作。非药学技术人员不得直接从事药剂技术工作。

（二）药品购进、保管规定（《药品管理法》第七十、七十一条）

医疗机构购进药品，应当建立并执行进货检查验收制度，验明药品合格证明和其他标识；不符合规定要求的，不得购进和使用。医疗机构应当有与所使用药品相适应的场所、设备、仓储设施和卫生环境，制定和执行药品保管制度，采取必要的冷藏、防冻、防潮、防虫、防鼠等措施，保证药品质量。

（三）用药原则（《药品管理法》第七十二条）

医疗机构应当坚持安全有效、经济合理的用药原则，遵循药品临床应用指导原则、临床诊疗指南和药品说明书等合理用药，对医师处方、用药医嘱的适宜性进行审核。医疗机构以外的其他药品使用单位，应当遵守本法有关医疗机构使用药品的规定。

（四）处方调配规定（《药品管理法》第七十三条）

依法经过资格认定的药师或者其他药学技术人员调配处方，应当进行核对，对处方所列药品不得擅自更改或者代用。对有配伍禁忌或者超剂量的处方，应当拒绝调配；必要时，经处方医师更正或者重新签字，方可调配。

（五）医疗机构制剂管理（《药品管理法》第七十四～七十六条）

1. 医疗机构配制制剂审批 应当经所在地省、自治区、直辖市人民政府药品监督管理部门批准，取得医疗机构制剂许可证。无医疗机构制剂许可证的，不得配制制剂。医疗机构制剂许可证应当标明有效期，到期重新审查发证。

2.医疗机构配制制剂条件 应当有能够保证制剂质量的设施、管理制度、检验仪器和卫生环境。应当按照经核准的工艺进行,所需的原料、辅料和包装材料等应当符合药用要求。

3.医疗机构配制的制剂品种 应当是本单位临床需要而市场上没有供应的品种,并应当经所在地省、自治区、直辖市人民政府药品监督管理部门批准;但是,法律对配制中药制剂另有规定的除外。

4.医疗机构配制制剂使用权 应当按照规定进行质量检验;合格的,凭医师处方在本单位使用。经国务院药品监督管理部门或者省、自治区、直辖市人民政府药品监督管理部门批准,医疗机构配制的制剂可以在指定的医疗机构之间调剂使用。医疗机构配制的制剂不得在市场上销售。

七、药品上市后管理

(一)已上市药品的管理(《药品管理法》第七十七、七十八条)

药品上市许可持有人应当制定药品上市后风险管理计划,主动开展药品上市后研究,对药品的安全性、有效性和质量可控性进行进一步确证,加强对已上市药品的持续管理。

对附条件批准的药品,药品上市许可持有人应当采取相应风险管理措施,并在规定期限内按照要求完成相关研究;逾期未按照要求完成研究或者不能证明其获益大于风险的,国务院药品监督管理部门应当依法处理,直至注销药品注册证书。

(二)药品生产过程中的变更审批(《药品管理法》第七十九条)

对药品生产过程中的变更,按照其对药品安全性、有效性和质量可控性的风险和产生影响的程度,实行分类管理。属于重大变更的,应当经国务院药品监督管理部门批准,其他变更应当按照国务院药品监督管理部门的规定备案或者报告。药品上市许可持有人应当按照国务院药品监督管理部门的规定,全面评估、验证变更事项对药品安全性、有效性和质量可控性的影响。

(三)药品上市后不良反应监测与报告(《药品管理法》第八十、八十一条)

药品上市许可持有人应当开展药品上市后不良反应监测,主动收集、跟踪分析疑似药品不良反应信息,对已识别风险的药品及时采取风险控制措施。

药品上市许可持有人、药品生产企业、药品经营企业和医疗机构应当经常考察本单位所生产、经营、使用的药品质量、疗效和不良反应。发现疑似不良反应的,应当及时向药品监督管理部门和卫生健康主管部门报告。对已确认发生严重不良反应的药品,由国务院药品监督管理部门或者省、自治区、直辖市人民政府药品监督管理部门根据实际情况采取停止生产、销售、使用等紧急控制措施,并应当在五日内组织鉴定,自鉴定结论作出之日起十五日内依法作出行政处理决定。

(四)药品召回(《药品管理法》第八十二条)

药品存在质量问题或者其他安全隐患的,药品上市许可持有人应当立即停止销售,告知相关药品经营企业和医疗机构停止销售和使用,召回已销售的药品,及时公开召回信息,必要时应当立即停止生产,并将药品召回和处理情况向省、自治区、直辖市人民政府药品监督管理部门和卫生健康主管部门报告。药品生产企业、药品经营企业和医疗机构应当配合。药品上市许可持有人依法应当召回药品而未召回的,省、自治区、直辖市人民政府药品监督管理部门应当责令其召回。

(五)药品上市后评价(《药品管理法》第八十三条)

药品上市许可持有人应当对已上市药品的安全性、有效性和质量可控性定期开展上市后评价。必要时,国务院药品监督管理部门可以责令药品上市许可持有人开展上市后评价或者直接组织开展上市后评价。经评价,对疗效不确切、不良反应大或者因其他原因危害人体健康的药品,应当注销药品注册证书。已被注销药品注册证书的药品,不得生产或者进口、销售和使用。

已被注销药品注册证书、超过有效期等的药品,应当由药品监督管理部门监督销毁或者依法采取其他无害化处理等措施。

八、药品价格和广告

(一)药品价格管理(《药品管理法》第八十四~八十七条)

国家完善药品采购管理制度,对药品价格进行监测,开展成本价格调查,加强药品价格监督检查,依法查处价格垄断、哄抬价格等药品价格违法行为,维护药品价格秩序。依法实行市场调节价的药品,药品上市许可持有人、药品生产企业、药品经营企业和医疗机构应当按照公平、合理和诚实信用、质价相符的原则制定价格,为用药者提供价格合理的药品。

(二)药品购销中的禁止行为(《药品管理法》第八十八条)

禁止药品上市许可持有人、药品生产企业、药品经营企业和医疗机构在药品购销中给予、收受回扣或者其他不正当利益。

禁止药品上市许可持有人、药品生产企业、药品经营企业或者代理人以任何名义给予使用其药品的医疗机构的负责人、药品采购人员、医师、药师等有关人员财物或者其他不正当利益。禁止医疗机构的负责人、药品采购人员、医师、药师等有关人员以任何名义收受药品上市许可持有人、药品生产企业、药品经营企业或者代理人给予的财物或者其他不正当利益。

(三)药品广告管理(《药品管理法》第八十九、九十条)

药品广告应当经广告主所在地省、自治区、直辖市人民政府确定的广告审查机关批准;未经批准的,不得发布。

药品广告的内容应当真实、合法,以国务院药品监督管理部门核准的药品说明书为准,不得含有虚假的内容。药品广告不得含有表示功效、安全性的断言或者保证;不得利用国家机关、科研单位、学术机构、行业协会或者专家、学者、医师、药师、患者等的名义或者形象作推荐、证明。

非药品广告不得有涉及药品的宣传。

(四)药品价格和广告适用的其他法律(《药品管理法》第九十一条)

药品价格和广告,本法未作规定的,适用《中华人民共和国价格法》《中华人民共和国反垄断法》《中华人民共和国反不正当竞争法》《中华人民共和国广告法》等的规定。

九、药品储备和供应

(一)药品储备制度(《药品管理法》第九十二条)

国家实行药品储备制度,建立中央和地方两级药品储备。发生重大灾情、疫情或者其他突发事件时,依照《中华人民共和国突发事件应对法》的规定,可以紧急调用药品。

(二)基本药物制度(《药品管理法》第九十三条)

国家实行基本药物制度,遴选适当数量的基本药物品种,加强组织生产和储备,提高基本药物的供给能力,满足疾病防治基本用药需求。

(三)药品供求监测体系(《药品管理法》第九十四条)

国家建立药品供求监测体系,及时收集和汇总分析短缺药品供求信息,对短缺药品实行预警,采取应对措施。

(四)短缺药品清单管理(《药品管理法》第九十五~九十七条)

国家实行短缺药品清单管理制度。药品上市许可持有人停止生产短缺药品的,应当按照规定向国务院药品监督管理部门或者省、自治区、直辖市人民政府药品监督管理部门报告。国家鼓励短缺药品的研制和生产,对临床急需的短缺药品、防治重大传染病和罕见病等疾病的新药予以优先审评审批。对短缺药品,国务院可以限制或者禁止出口。必要时,国务院有关部门可以采取组织生产、价格干预和扩大进口等措施,保障药品供应。药品上市许可持有人、药品生产企业、药品经营企业应当按照规定保障药品的生产和供应。

十、监 督 管 理

(一)禁止生产(包括配制)、销售、使用假药、劣药(《药品管理法》第九十八条)

假药和劣药的定义与比较,见表4-1。

表4-1 假药和劣药的定义与比较

假药	劣药
有下列情形之一的,为假药: 1. 药品所含成分与国家药品标准规定的成分不符; 2. 以非药品冒充药品或者以他种药品冒充此种药品; 3. 变质的药品; 4. 药品所标明的适应证或者功能主治超出规定范围	有下列情形之一的,为劣药: 1. 药品成分的含量不符合国家药品标准; 2. 被污染的药品; 3. 未标明或者更改有效期的药品; 4. 未注明或者更改产品批号的药品; 5. 超过有效期的药品; 6. 擅自添加防腐剂、辅料的药品; 7. 其他不符合药品标准的药品

禁止未取得药品批准证明文件生产、进口药品;禁止使用未按照规定审评、审批的原料药、包装材料和容器生产药品。

(二)药品监督管理部门职责(《药品管理法》第九十九、一百零三条)

药品监督管理部门应当依照法律、法规的规定对药品研制、生产、经营和药品使用单位使用药品等活动进行监督检查,必要时可以对为药品研制、生产、经营、使用提供产品或者服务的单位和个人进行延伸检查,有关单位和个人应当予以配合,不得拒绝和隐瞒。

药品监督管理部门应当对药品上市许可持有人、药品生产企业、药品经营企业和药物非临床安全性评价研究机构、药物临床试验机构等遵守药品生产质量管理规范、药品经营质量管理规范、药物非临床研究质量管理规范、药物临床试验质量管理规范等情况进行检查,监督其持续符合法定要求。

(三)药品抽验与复验规定(《药品管理法》第一百~一百零二条)

药品监督管理部门根据监督管理的需要,可以对药品质量进行抽查检验。抽查检验应当按照规定抽样,并不得收取任何费用;抽样应当购买样品。所需费用按照国务院规定列支。对有证据证明可能危害人体健康的药品及其有关材料,药品监督管理部门可以查封、扣押,并在七日内作出行政处理决定;药品需要检验的,应当自检验报告书发出之日起十五日内作出行政处理决定。

当事人对药品检验结果有异议的,可以自收到药品检验结果之日起七日内向原药品检验机构或者上一级药品监督管理部门设置或者指定的药品检验机构申请复验,也可以直接向国务院药品监督管理部门设置或者指定的药品检验机构申请复验。受理复验的药品检验机构应当在国务院药品监督管理部门规定的时间内作出复验结论。

(四)药品安全信用档案(《药品管理法》第一百零四、一百零五条)

国家建立职业化、专业化药品检查员队伍。检查员应当熟悉药品法律法规,具备药品专业知识。

药品监督管理部门建立药品上市许可持有人、药品生产企业、药品经营企业、药物非临床安全性评价研究机构、药物临床试验机构和医疗机构药品安全信用档案,记录许可颁发、日常监督检查结果、违法行为查处等情况，依法向社会公布并及时更新；对有不良信用记录的，增加监督检查频次，并可以按照国家规定实施联合惩戒。

（五）药品安全信息统一公布制度（《药品管理法》第一百零六、一百零七条）

药品监督管理部门应当公布本部门的电子邮件地址、电话，接受咨询、投诉、举报，并依法及时答复、核实、处理。

国家实行药品安全信息统一公布制度。国家药品安全总体情况、药品安全风险警示信息、重大药品安全事件及其调查处理信息和国务院确定需要统一公布的其他信息由国务院药品监督管理部门统一公布。药品安全风险警示信息和重大药品安全事件及其调查处理信息的影响限于特定区域的，也可以由有关省、自治区、直辖市人民政府药品监督管理部门公布。未经授权不得发布上述信息。

（六）药品安全事件应急处置（《药品管理法》第一百零八、一百零九条）

县级以上人民政府应当制定药品安全事件应急预案。药品上市许可持有人、药品生产企业、药品经营企业和医疗机构等应当制定本单位的药品安全事件处置方案，并组织开展培训和应急演练。发生药品安全事件，县级以上人民政府应当按照应急预案立即组织开展应对工作；有关单位应当立即采取有效措施进行处置，防止危害扩大。

药品监督管理部门未及时发现药品安全系统性风险，未及时消除监督管理区域内药品安全隐患的，本级人民政府或者上级人民政府药品监督管理部门应当对其主要负责人进行约谈。地方人民政府未履行药品安全职责，未及时消除区域性重大药品安全隐患的，上级人民政府或者上级人民政府药品监督管理部门应当对其主要负责人进行约谈。

（七）药品监督管理中禁止性规定（《药品管理法》第一百一十、一百一十一条）

地方人民政府及其药品监督管理部门不得以要求实施药品检验、审批等手段限制或者排斥非本地区药品上市许可持有人、药品生产企业生产的药品进入本地区。药品监督管理部门及其设置或者指定的药品专业技术机构不得参与药品生产经营活动，不得以其名义推荐或者监制、监销药品。药品监督管理部门及其设置或者指定的药品专业技术机构的工作人员不得参与药品生产经营活动。

（八）特殊管理药品管理（《药品管理法》第一百一十二条）

国务院对麻醉药品、精神药品、医疗用毒性药品、放射性药品、药品类易制毒化学品等有其他特殊管理规定的，依照其规定。

（九）药品监督管理部门执法权限（《药品管理法》第一百一十三条）

药品监督管理部门发现药品违法行为涉嫌犯罪的，应当及时将案件移送公安机关。对依法不需要追究刑事责任或者免予刑事处罚，但应当追究行政责任的，公安机关、人民检察院、人民法院应当及时将案件移送药品监督管理部门。

十一、法律责任

违反《药品管理法》应当承担的法律责任其内容主要包括：违反有关许可证、药品批准证明文件规定的法律责任；生产销售假药、劣药的法律责任；违反其他有关规定的法律责任、行政主体违法的法律责任等。

（一）违反有关许可证、药品批准证明文件规定的法律责任

《药品管理法》中规定的许可证、药品批准证明文件包括药品生产许可证、药品经营许可证、医疗机构制剂许可证、药品批准文号及其他批件等。违反有关许可证、药品批准证明文件的规定，行为人要承担罚款、吊销许可证、没收违法所得等行政责任；构成犯罪者，依法追究其刑事责任，具体见表4-2。

表4-2　违反《药品管理法》有关许可证、药品批准证明文件规定的法律责任

法律条款	违法行为	法律责任
第一百一十五条	未取得药品生产许可证、药品经营许可证或者医疗机构制剂许可证生产、销售药品	（1）责令关闭，没收违法生产、销售的药品和违法所得，并处违法生产、销售的药品（包括已售出和未售出的药品，下同）货值金额十五倍以上三十倍以下的罚款； （2）货值金额不足十万元的，按十万元计算
第一百二十二条	伪造、变造、出租、出借、非法买卖许可证或者药品批准证明文件	（1）没收违法所得，并处违法所得一倍以上五倍以下的罚款； （2）情节严重的，并处违法所得五倍以上十五倍以下的罚款，吊销许可证或者药品批准证明文件，对法定代表人、主要负责人、直接负责的主管人员和其他责任人员，处二万元以上二十万元以下的罚款，十年内禁止从事药品生产经营活动，并可以由公安机关处五日以上十五日以下的拘留； （3）违法所得不足十万元的，按十万元计算
第一百二十三条	提供虚假的证明、数据、资料、样品或者采取其他手段骗取临床试验许可、药品生产许可、药品经营许可、医疗机构制剂许可或者药品注册等许可	（1）撤销相关许可，十年内不受理其相应申请，并处五十万元以上五百万元以下的罚款； （2）情节严重的，对法定代表人、主要负责人、直接负责的主管人员和其他责任人员，处二万元以上二十万元以下的罚款，十年内禁止从事药品生产经营活动，并可以由公安机关处五日以上十五日以下的拘留
第一百二十九条	药品上市许可持有人、药品生产企业、药品经营企业或者医疗机构未从药品上市许可持有人或者具有药品生产、经营资格的企业购进药品	（1）责令改正，没收违法购进的药品和违法所得，并处违法购进药品货值金额二倍以上十倍以下的罚款； （2）情节严重的，并处货值金额十倍以上三十倍以下的罚款，吊销药品批准证明文件、药品生产许可证、药品经营许可证或者医疗机构执业许可证； （3）货值金额不足五万元的，按五万元计算

（二）生产销售假药、劣药的法律责任

生产（包括配制）、销售假药、劣药的，以及知道或应当知道属于假劣药品而为其提供运输、保管、仓储等便利条件的，行为人要承担行政责任，如没收违法所得、罚款、吊销许可证等；构成犯罪者，依法追究其刑事责任。具体见表4-3。

表4-3　违反《药品管理法》生产销售假药、劣药的法律责任

法律条款	违法行为	法律责任
第一百一十六条	生产、销售假药	（1）没收违法生产、销售的药品和违法所得，责令停产停业整顿，吊销药品批准证明文件，并处违法生产、销售的药品货值金额十五倍以上三十倍以下的罚款； （2）货值金额不足十万元的，按十万元计算； （3）情节严重的，吊销药品生产许可证、药品经营许可证或者医疗机构制剂许可证，十年内不受理其相应申请； （4）药品上市许可持有人为境外企业的，十年内禁止其药品进口

续表

法律条款	违法行为	法律责任
第一百一十七条	生产、销售劣药	(1) 没收违法生产、销售的药品和违法所得,并处违法生产、销售的药品货值金额十倍以上二十倍以下的罚款; (2) 违法生产、批发的药品货值金额不足十万元的,按十万元计算,违法零售的药品货值金额不足一万元的,按一万元计算; (3) 情节严重的,责令停产停业整顿直至吊销药品批准证明文件、药品生产许可证、药品经营许可证或者医疗机构制剂许可证; (4) 生产、销售的中药饮片不符合药品标准,尚不影响安全性、有效性的,责令限期改正,给予警告;可以处十万元以上五十万元以下的罚款
第一百一十八条	生产、销售假药或者生产、销售劣药且情节严重	(1) 对法定代表人、主要负责人、直接负责的主管人员和其他责任人员,没收违法行为发生期间自本单位所获收入,并处所获收入百分之三十以上三倍以下的罚款,终身禁止从事药品生产经营活动,并可以由公安机关处五日以上十五日以下的拘留; (2) 对生产者专门用于生产假药、劣药的原料、辅料、包装材料、生产设备予以没收
第一百一十九条	药品使用单位使用假药、劣药	(1) 按照销售假药、零售劣药的规定处罚; (2) 情节严重的,法定代表人、主要负责人、直接负责的主管人员和其他责任人员有医疗卫生人员执业证书的,还应当吊销执业证书
第一百二十条	为假药、劣药提供储存、运输等便利条件	(1) 没收全部储存、运输收入,并处违法收入一倍以上五倍以下的罚款; (2) 情节严重的,并处违法收入五倍以上十五倍以下的罚款; (3) 违法收入不足五万元的,按五万元计算

（三）违反《药品管理法》其他有关规定的法律责任

有关单位和个人违反其他有关规定应当承担的法律责任,具体见表4-4。

表4-4　违反《药品管理法》其他有关规定的法律责任

法律条款	违法行为	法律责任
第一百二十六条	药品上市许可持有人、药品生产企业、药品经营企业、药物非临床安全性评价研究机构、药物临床试验机构等未遵守 GMP、GSP、GLP、GCP 实施相应的质量管理规范	(1) 责令限期改正,给予警告; (2) 逾期不改正的,处十万元以上五十万元以下的罚款; (3) 情节严重的,处五十万元以上二百万元以下的罚款,责令停产停业整顿直至吊销药品批准证明文件、药品生产许可证、药品经营许可证等,药物非临床安全性评价研究机构、药物临床试验机构等五年内不得开展药物非临床安全性评价研究、药物临床试验; (4) 对法定代表人、主要负责人、直接负责的主管人员和其他责任人员,没收违法行为发生期间自本单位所获收入,并处所获收入百分之十以上百分之五十以下的罚款,十年直至终身禁止从事药品生产经营等活动

续表

法律条款	违法行为	法律责任
第一百二十八条	除依法应当按照假药、劣药处罚的外,药品包装标识不符合规定	(1)责令改正,给予警告; (2)情节严重的,吊销药品注册证书
第一百三十条	药品经营企业购销药品未按照规定进行记录,零售药品未正确说明用法、用量等事项,或者未按照规定调配处方	(1)责令改正,给予警告; (2)情节严重的,吊销药品经营许可证
第一百三十二条	未按照规定向允许药品进口的口岸所在地药品监督管理部门备案	(1)责令限期改正,给予警告; (2)逾期不改正的,吊销药品注册证书
第一百三十三条	医疗机构将其配制的制剂在市场上销售	(1)责令改正,没收违法销售的制剂和违法所得,并处违法销售制剂货值金额二倍以上五倍以下的罚款; (2)情节严重的,并处货值金额五倍以上十五倍以下的罚款; (3)货值金额不足五万元的,按五万元计算
第一百三十四条	未按照规定开展药品不良反应监测或者报告疑似药品不良反应	(1)责令限期改正,给予警告; (2)药品上市许可持有人逾期不改正的,责令停产停业整顿,并处十万元以上一百万元以下的罚款; (3)药品经营企业逾期不改正的,责令停产停业整顿,并处五万元以上五十万元以下的罚款; (4)医疗机构逾期不改正的,处五万元以上五十万元以下的罚款
第一百三十五条	不执行药品召回	(1)处药品上市许可持有人应召回药品货值金额五倍以上十倍以下的罚款; (2)货值金额不足十万元的,按十万元计算; (3)情节严重的,吊销药品批准证明文件、药品生产许可证、药品经营许可证,对法定代表人、主要负责人、直接负责的主管人员和其他责任人员,处二万元以上二十万元以下的罚款; (4)药品生产、经营企业、医疗机构拒不配合召回的,处十万元以上五十万元以下的罚款
第一百四十条	违反规定聘用人员	责令解聘,处五万元以上二十万元以下的罚款
第一百四十一条	药品上市许可持有人、药品生产企业、药品经营企业或者医疗机构在药品购销中给予、收受回扣或者其他不正当利益	(1)没收违法所得,并处三十万元以上三百万元以下的罚款; (2)情节严重的,吊销营业执照、吊销药品批准证明文件、药品生产许可证、药品经营许可证
第一百四十一条	药品上市许可持有人、药品生产企业、药品经营企业在药品研制、生产、经营中向国家工作人员行贿	对法定代表人、主要负责人、直接负责的主管人员和其他责任人员终身禁止从事药品生产经营活动
第一百四十二条	药品上市许可持有人、药品生产企业、药品经营企业的负责人、采购人员等有关人员在药品购销中收受财物或者其他不正当利益	(1)没收违法所得,依法给予处罚; (2)情节严重的,五年内禁止从事药品生产经营

续表

法律条款	违法行为	法律责任
第一百四十二条	医疗机构的负责人、药品采购人员、医师、药师等有关人员收受财物或者其他不正当利益	(1) 给予处分，没收违法所得； (2) 情节严重的，还应当吊销其执业证书
第一百四十三条	违反本法规定，编造、散布虚假药品安全信息，构成违反治安管理行为	依法给予治安管理处罚
第一百四十四条	药品上市许可持有人、药品生产企业、药品经营企业或者医疗机构违反本法规定，给用药者造成损害	(1) 因药品质量问题接到受害人赔偿请求的，实行首负责任制，先行赔付，依法追偿； (2) 生产假药、劣药或者明知是假药、劣药仍然销售、使用的，受害人或者其近亲属除请求赔偿损失外，还可以请求支付价款十倍或者损失三倍的赔偿金，增加赔偿的金额不足一千元的，为一千元

（四）药品监督管理部门、药品检验机构违反《药品管理法》的法律责任

药品监督管理部门是《药品管理法》的行政执法主体，药品检验机构是法定技术机构，药品监督管理行政部门和技术机构违反《药品管理法》的规定，也应承担相应的法律责任，主要形式是行政处罚和行政处分；构成犯罪的，依法追究刑事责任，具体见表4-5。

表4-5　药品监督管理部门、药品检验机构违法的法律责任

法律条款	违法行为	法律责任
第一百三十八条	药品检验机构出具虚假检验报告	(1) 责令改正，给予警告，对单位并处二十万元以上一百万元以下的罚款； (2) 对直接负责的主管人员和其他直接责任人员依法给予降级、撤职、开除处分，没收违法所得，并处五万元以下的罚款； (3) 情节严重的，撤销其检验资格； (4) 造成损失的，应当承担相应的赔偿责任
第一百四十五条	药品监督管理部门或其设置、指定的药品专业技术机构参与药品生产经营活动	(1) 责令改正，没收违法收入； (2) 情节严重的，对直接负责的主管人员和其他直接责任人员依法给予处分
第一百四十六条	药品监督管理部门或其设置、指定的药品检验机构在药品监督检验中违法收取检验费用	(1) 责令退还，对直接负责的主管人员和其他直接责任人员依法给予处分； (2) 情节严重的，撤销其检验资格
第一百四十七条	药品监督管理部门有下列行为之一： (1) 不符合条件而批准进行药物临床试验； (2) 对不符合条件的药品颁发药品注册证书； (3) 对不符合条件的单位颁发药品生产许可证、药品经营许可证或者医疗机构制剂许可证	撤销相关许可，对直接负责的主管人员和其他直接责任人员依法给予处分

续表

法律条款	违法行为	法律责任
第一百四十八条	县级以上地方人民政府违反《药品管理法》的行政行为	对直接负责的主管人员和其他直接责任人员给予记过或者记大过处分；情节严重的，给予降级、撤职或者开除处分
第一百四十九条	药品监督管理等部门违反《药品管理法》的行政行为	对直接负责的主管人员和其他直接责任人员给予记过或者记大过处分；情节较重的，给予降级或者撤职处分；情节严重的，给予开除处分
第一百五十条	药品监督管理人员滥用职权、徇私舞弊、玩忽职守	依法给予处分

（五）从重处罚的违法行为（《药品管理法》第一百三十七条）

违反《药品管理法》有下列行为之一的，在本法规定的处罚幅度内从重处罚：

1．以麻醉药品、精神药品、医疗用毒性药品、放射性药品、药品类易制毒化学品冒充其他药品，或者以其他药品冒充上述药品。

2．生产、销售以孕产妇、儿童为主要使用对象的假药、劣药。

3．生产、销售的生物制品属于假药、劣药。

4．生产、销售假药、劣药，造成人身伤害后果。

5．生产、销售假药、劣药，经处理后再犯。

6．拒绝、逃避监督检查，伪造、销毁、隐匿有关证据材料，或者擅自动用查封、扣押物品。

十二、附　则

（一）中药材与民间习用药材管理（《药品管理法》第一百五十二、一百五十三条）

中药材种植、采集和饲养的管理，依照有关法律、法规的规定执行。

地区性民间习用药材的管理办法，由国务院药品监督管理部门会同国务院中医药主管部门制定。

（二）解放军和武警执行本法的规定（《药品管理法》第一百五十四条）

中国人民解放军和中国人民武装警察部队执行本法的具体办法，由国务院、中央军事委员会依据本法制定。

（三）施行时间（《药品管理法》第一百五十五条）

本法自 2019 年 12 月 1 日起施行。

任务二　《中华人民共和国中医药法》解读

中医药是中华民族的瑰宝，是当之无愧的国粹。2016 年 12 月 25 日，第十二届全国人民代表大会常务委员会第二十五次会议通过《中华人民共和国中医药法》（简称《中医药法》），自 2017 年 7 月 1 日起施行。这是中医药领域的第一部法律，充分体现了党和国家对中医药工作的高度重视。中医药法的制定和施行，是推进全面依法治国战略在中医药领域的重要成果，是中医药领域具有里程碑意义的一件大事，开辟了依法扶持促进保障中医药事业发展的新局面，必将对保护人民健康、发展中医药事业产生深远影响。

《中医药法》共分为九章六十三条。章目录为：总则、中医药服务、中药保护与发展、中医药人才培养、中医药科学研究、中医药传承与文化传播、保障措施、法律责任、附则。

一、总 则

总则共十条（第一至第十条）。其内容主要包括：立法目的；中医药的定义、发展中医药的方针与政策；中医药管理体制等。

（一）立法目的

1. 继承和弘扬中医药 中医药是中华民族在与疾病长期斗争的过程中积累的宝贵财富，随着社会的深入发展，人口老龄化进程加快，健康服务业蓬勃发展，人民群众对中医药服务的需求越来越旺盛，迫切需要继承和弘扬好中医药，充分发挥中医药在深化医药卫生体制改革中的作用，造福人类健康（《中医药法》第一条）

2. 保障和促进中医药事业发展，保护人民健康 中医药在常见病、多发病、慢性病及疑难病症、重大传染病防治中的作用得到国际社会的广泛认可，中医药的国际影响力不断加强。随着经济社会的快速发展，中医药事业发展面临一些新的问题和挑战，主要表现为：①中医药服务能力不足；②现行医师管理、诊所管理和药品管理制度不能完全适应中医药的特点和发展需要；③中医药人才匮乏；④野生中药材资源破坏严重，人工种植养殖中药材不规范；⑤中医药科学研究能力不足。为解决当前存在的突出问题，发展中医药事业，离不开法治的保障。

（二）中医药的定义

中医药是包括汉族和少数民族医药在内的我国各民族医药的统称。少数民族医药是我国中医药的重要组成部分，包括藏医药、蒙医药、维吾尔医药、傣医药等少数民族的医药。（《中医药法》第二条）

（三）中医药的地位、发展方针

1. 中医药在我国医疗卫生事业中的重要地位 中医药事业是我国医药卫生事业的重要组成部分。国家大力发展中医药事业，实行中西医并重的方针，建立符合中医药特点的管理制度，充分发挥中医药在我国医药卫生事业中的作用。（《中医药法》第三条第一款）

2. 发展中医药事业的方针 发展中医药事业应当遵循中医药发展规律，坚持继承和创新相结合，保持和发挥中医药特色和优势，运用现代科学技术，促进中医药理论和实践的发展。（《中医药法》第三条第二款）

3. 促进中西医结合的原则 国家鼓励中医西医相互学习，相互补充，协调发展，发挥各自优势，促进中西医结合。（《中医药法》第三条第三款）

（四）关于政府发展中医药事业责任的规定

县级以上人民政府应当将中医药事业纳入国民经济和社会发展规划，建立健全中医药管理体系，统筹推进中医药事业发展。（《中医药法》第四条）

（五）中医药管理体制

国务院中医药主管部门负责全国的中医药管理工作。国务院其他有关部门在各自职责范围内负责与中医药管理有关的工作。县级以上地方人民政府中医药主管部门负责本行政区域的中医药管理工作。县级以上地方人民政府其他有关部门在各自职责范围内负责与中医药管理有关的工作。（《中医药法》第五条）

（六）国家发展中医药的政策

1. 中医药服务体系建设 国家加强中医药服务体系建设和支持社会力量投资中医药事业。（《中医药法》第六条）

2.中医药人才培养　国家发展中医药教育,建立适应中医药事业发展需要、规模适宜、结构合理、形式多样的中医药教育体系,培养中医药人才。(《中医药法》第七条)

3.中医药研究　国家支持中医药科学研究和技术开发,鼓励中医药科学技术创新,推广应用中医药科学技术成果,保护中医药知识产权,提高中医药科学技术水平。(《中医药法》第八条)

4.中医药文化交流　国家支持中医药对外交流与合作,促进中医药的国际传播和应用。(《中医药法》第九条)

5.突出贡献激励制度　对在中医药事业中做出突出贡献的组织和个人,按照国家有关规定给予表彰、奖励。(《中医药法》第十条)

二、中医药服务

中医药服务共十条(第十一至第二十条)。其内容主要包括:中医医疗机构的设置;中医医师资格管理规定;中医药专业技术人员的配备、中医药服务的提供;中医医疗广告的审批;中医药服务的监督检查等。

(一)中医医疗机构的设置

医疗机构是从事疾病诊断、治疗活动,经登记取得医疗机构执业许可证的机构。中医医疗机构包括中医类医院(包括中医医院、中西医结合医院、民族医医院)、中医类门诊部(包括中医门诊部、中西医结合门诊部、民族医门诊部)、中医类诊所(包括中医诊所、中西医结合诊所、民族医诊所)等。根据国家卫生健康委员会《2021年我国卫生健康事业发展统计公报》资料显示,截至2021年,全国中医类医疗卫生机构总数77 336个,其中包括中医类医院5 715个,中医类门诊部、诊所71 583个,中医类研究机构38个。全国中医类医疗卫生机构总诊疗人次12.0亿,其中包括中医类医院6.9亿人次(占57.3%),中医类门诊部及诊所2.0亿人次(占17.0%),非中医类医疗机构中医类临床科室3.1亿人次(占25.7%)。

1.医疗机构的设置规划、合并、撤销　县级以上人民政府应当将中医医疗机构建设纳入医疗机构设置规划,举办规模适宜的中医医疗机构,扶持有中医药特色和优势的医疗机构发展。合并、撤销政府举办的中医医疗机构或者改变其中医医疗性质,应当征求上一级人民政府中医药主管部门的意见。(《中医药法》第十一条)

2.中医药科室的设置　政府举办的综合医院、妇幼保健机构和有条件的专科医院、社区卫生服务中心、乡镇卫生院,应当设置中医药科室。(《中医药法》第十二条第一款)

3.社会力量举办中医医疗机构的政策扶持　国家支持社会力量举办中医医疗机构。社会力量举办的中医医疗机构在准入、执业、基本医疗保险、科研教学、医务人员职称评定等方面享有与政府举办的中医医疗机构同等的权利。(《中医药法》第十三条)

4.医疗机构设置的行政许可(《中医药法》第十四条)

(1)中医医疗机构的审批:举办中医医疗机构应当按照国家有关医疗机构管理的规定办理审批手续,并遵守医疗机构管理的有关规定。根据《医疗机构管理条例》及其实施细则的规定,举办中医医疗机构必须经县级以上地方人民政府卫生行政部门审查批准,取得医疗机构执业许可证。

(2)中医诊所的行政许可:举办中医诊所的,将诊所的名称、地址、诊疗范围、人员配备情况等报所在地县级人民政府中医药主管部门备案后即可开展执业活动。

(二)中医医师资格管理规定

1.中医医师资格管理原则性规定　从事中医医疗活动的人员应当依照《中华人民共和国执业医师法》(简称《执业医师法》)的规定,通过中医医师资格考试取得中医医师资格,并进行执业注册。中医医师资格考试的内容应当体现中医药特点。(《中医药法》第十五条第一款)

2.中医医师资格管理规定特别规定 以师承方式学习中医或者经多年实践,医术确有专长的人员,由至少两名中医医师推荐,经省、自治区、直辖市人民政府中医药主管部门组织实践技能和效果考核合格后,即可取得中医医师资格;按照考核内容进行执业注册后,即可在注册的执业范围内,以个人开业的方式或者在医疗机构内从事中医医疗活动。国务院中医药主管部门应当根据中医药技术方法的安全风险拟订本款规定人员的分类考核办法,报国务院卫生行政部门审核、发布。(《中医药法》第十五条第二款)

(三)中医药专业技术人员的配备、中医药服务的提供

中医医疗机构配备医务人员应当以中医药专业技术人员为主,主要提供中医药服务。开展中医药服务,应当以中医药理论为指导,运用中医药技术方法,并符合国务院中医药主管部门制定的中医药服务基本要求。(《中医药法》第十六、十七条)

(四)对中医药事业的扶持保障

县级以上人民政府应当发展中医药预防、保健服务,并按照国家有关规定将其纳入基本公共卫生服务项目统筹实施。县级以上人民政府应当发挥中医药在突发公共卫生事件应急工作中的作用,加强中医药应急物资、设备、设施、技术与人才资源储备。医疗卫生机构应当在疾病预防与控制中积极运用中医药理论和技术方法。(《中医药法》第十八条)

(五)中医医疗广告的审批

医疗机构发布中医医疗广告,应当经所在地省、自治区、直辖市人民政府中医药主管部门审查批准;未经审查批准,不得发布。发布的中医医疗广告内容应当与经审查批准的内容相符合,并符合《中华人民共和国广告法》的有关规定。(《中医药法》第十九条)

(六)中医药服务的监督检查

县级以上人民政府中医药主管部门应当加强对中医药服务的监督检查,并将下列事项作为监督检查的重点:①中医医疗机构、中医医师是否超出规定的范围开展医疗活动;②开展中医药服务是否符合国务院中医药主管部门制定的中医药服务基本要求;③中医医疗广告发布行为是否符合本法的规定。中医药主管部门依法开展监督检查,有关单位和个人应当予以配合,不得拒绝或者阻挠。(《中医药法》第二十条)

三、中药保护与发展

中药保护与发展共十二条(第二十一至第三十二条)。其内容主要包括:中药材生产流通全过程监管规定;中药饮片炮制、使用管理规定;中药新药研制与生产管理规定;来源于古代经典名方的中药复方制剂的管理;医疗机构中药制剂管理规定等。

(一)中药材生产流通全过程监管规定

1.总要求 国家制定中药材种植养殖、采集、贮存和初加工的技术规范、标准,加强对中药材生产流通全过程的质量监督管理,保障中药材质量安全。(《中医药法》第二十一条)

2.农业投入品管理规定 国家鼓励发展中药材规范化种植养殖,严格管理农药、肥料等农业投入品的使用,禁止在中药材种植过程中使用剧毒、高毒农药,支持中药材良种繁育,提高中药材质量。(《中医药法》第二十二条)

3.道地中药材的保护 国家建立道地中药材评价体系,支持道地中药材品种选育,扶持道地中药材生产基地建设,加强道地中药材生产基地生态环境保护,鼓励采取地理标志产品保护等措施保护道地中药材。(《中医药法》第二十三条)

道地药材

　　道地药材指经过中医临床长期应用优选出来的，产在特定地域，与其他地区所产同种中药材相比，品质和疗效更好，且质量稳定，具有较高知名度的中药材。其具有以下特点：①品种优良。优良品种是指在一定区域范围内表现出品质好、有效成分含量高等优良特性的品种。②有适宜的生长环境与采收时间。我国土地幅员辽阔，地形错综复杂，气候条件多种多样。不同地区的地形、土壤、气候等条件，形成了不同的道地药材。如内蒙古的黄芪、甘肃的当归、青海的大黄、四川的黄连等。另外，生长年限和采收时间也是道地药材的一个重要指标，与药材外观性状、有效成分的积累有密切的关系，道地药材都有严格的生长年限和采收时间，没有达到一定年限的药材不可药用。③具有在中医理论指导下良好的疗效。中药治病是在中医理论的指导下进行的，古代医药学家通过尝百草，通过临床辨证施治，知晓了哪些药材疗效好，哪些药材疗效差，久而久之就形成了药材的道地性，并获得了公众的认可。

　　4. 中药材质量监测以及流通追溯体系的建设　国务院药品监督管理部门应当组织并加强对中药材质量的监测，定期向社会公布监测结果。国家鼓励发展中药材现代流通体系（《中医药法》第二十四条）

　　5. 药用野生动植物资源的保护（《中医药法》第二十五条）

　　（1）对药用野生动植物资源实行动态监测和定期普查。

　　（2）建立药用野生动植物种质基因库。

　　（3）鼓励发展人工种植养殖，依法开展珍贵、濒危药用野生动植物保护、繁育及其相关研究。

　　6. 中医医师和乡村医生自种、自采地产中药材及使用的规定　在乡村医疗机构执业的中医医师、具备中药材知识和识别能力的乡村医生，按照国家有关规定可以自种、自采地产中药材并在其执业活动中使用。（《中医药法》第二十六条）

　　（二）中药饮片炮制、使用管理规定

　　1. 国家保护中药饮片传统炮制技术和工艺，支持应用传统工艺炮制中药饮片，鼓励运用现代科学技术开展中药饮片炮制技术研究。（《中医药法》第二十七条）

　　2. 对市场上没有供应的中药饮片，医疗机构可以根据本医疗机构医师处方的需要，在本医疗机构内炮制、使用。（《中医药法》第二十八条）

　　（三）中药新药研制与生产管理规定

　　1. 国家鼓励和支持中药新药的研制和生产。（《中医药法》第二十九条第一款）

　　2. 国家保护传统中药加工技术和工艺，支持传统剂型中成药的生产，鼓励运用现代科学技术研究开发传统中成药。传统的剂型包括汤、丸、散、膏、丹等，是根据外观、制作方法及服用方法划分的不同的方剂类型。（《中医药法》第二十九条第二款）

　　（四）来源于古代经典名方的中药复方制剂的管理

　　生产符合国家规定条件的来源于古代经典名方的中药复方制剂，在申请药品批准文号时，可以仅提供非临床安全性研究资料。（《中医药法》第三十条）

　　（五）医疗机构中药制剂管理规定

　　1. 医疗机构中药制剂配制与研制管理规定　国家鼓励医疗机构根据本医疗机构临床用药需要配制和使用中药制剂，支持应用传统工艺配制中药制剂，支持以中药制剂为基础研制中药新药。（《中医药法》第三十一条第一款）

　　2. 医疗机构中药制剂配制行政许可　医疗机构配制中药制剂，应当依照《药品管理法》的规定取得医疗机构制剂许可证，或者委托取得药品生产许可证的药品生产企业、取得医疗机构制剂许可证的其他医疗机构配制中药制剂。委托配制中药制剂,应当向委托方所在地省、自治区、直辖市人民政府药品监督管理部门备案。(《中医药法》第三十一条第二款)

3. 医疗机构制剂批准文号的批准制与备案制 《药品管理法》第二十五、三十三条,《中医药法》第三十二条规定医疗机构配制的中药制剂品种,应当依法取得制剂批准文号。但是,仅应用传统工艺配制的中药制剂品种,向医疗机构所在地省、自治区、直辖市人民政府药品监督管理部门备案后即可配制,不需要取得制剂批准文号。

四、中医药人才培养

中医药人才培养共五条(第三十三至第三十七条)。其内容主要包括:中医药人才培养原则;国家发展中医教育的方针政策等。

(一)中医药人才培养原则

1. 中医药教育应当遵循中医药人才成长规律总要求 《国务院关于扶持和促进中医药事业发展的若干意见》指出,"中医药院校教育应坚持以中医药专业为主体,按照中医药人才成长规律施教,强化中医药基础理论教学和基本实践技能培养"。

2. 中医药教育应以中医药内容为主,体现中医药文化特色。

3. 中医药教育应注重中医药经典理论和中医药临床实践相结合。

4. 中医药教育应注重现代教育方式和传统教育方式相结合 中医药现代教育方式指中医药院校教育,中医药传统教育方式指中医药师承教育。中医药教育应坚持院校教育与师承教育相结合的教育方式,两者并重,在政策保障、经费投入、组织管理等方面统筹发展。(《中医药法》第三十三条)

(二)国家发展中医药院校教育

国家完善中医药学校教育体系,支持专门实施中医药教育的高等学校、中等职业学校和其他教育机构的发展。中医药学校教育的培养目标、修业年限、教学形式、教学内容、教学评价及学术水平评价标准等,应当体现中医药学科特色,符合中医药学科发展规律。(《中医药法》第三十四条)

(三)国家发展中医药师承教育

国家发展中医药师承教育,支持有丰富临床经验和技术专长的中医医师、中药专业技术人员在执业、业务活动中带徒授业,传授中医药理论和技术方法,培养中医药专业技术人员。(《中医药法》第三十五条)

(四)国家发展中西医结合教育

国家发展中西医结合教育,培养高层次的中西医结合人才。据《中医药法》释义相关统计资料显示,全国已有40多所医学院校创办中西医结合专业,有中西医结合医学硕士点90多个、博士点30多个,培养了一大批中西医结合专业人才。(《中医药法》第三十六条第二款)

(五)中医药继续教育管理规定

1. 国家加强对中医医师和城乡基层中医药专业技术人员的培养和培训。(《中医药法》第三十六条第一款)

2. 县级以上地方人民政府中医药主管部门应当组织开展中医药继续教育,加强对医务人员,特别是城乡基层医务人员中医药基本知识和技能的培训。(《中医药法》第三十七条)

五、中医药科学研究

中医药科学研究共四条(第三十八至第四十一条)。其内容主要包括:中医药科学研究主体、方法和任务；国家支持中医药传承和鼓励中医药文献、秘方等捐献；建立和完善中医药科学创新体系、评价体系和管理体制；中医药重点研究领域等。

（一）中医药科学研究主体、方法和任务

国家鼓励科研机构、高等学校、医疗机构和药品生产企业等，运用现代科学技术和传统中医药研究方法，开展中医药科学研究，加强中西医结合研究，促进中医药理论和技术方法的继承和创新。（《中医药法》第三十八条）

（二）国家支持中医药传承，鼓励中医药文献、秘方等捐献

1. 国家采取措施支持对中医药古籍文献、著名中医药专家的学术思想和诊疗经验以及民间中医药技术方法的整理、研究和利用。（《中医药法》第三十九条第一款）

2. 国家鼓励组织和个人捐献有科学研究和临床应用价值的中医药文献、秘方、验方、诊疗方法和技术。（《中医药法》第三十九条第二款）

（三）建立和完善中医药科学创新体系、评价体系和管理体制

1. 建立和完善符合中医药特点的科学技术创新体系。

2. 建立和完善符合中医药特点的科学评价体系。

（1）针对不同创新主体和创新领域，改进科研评价机制。

（2）完善中医药科研人才评价和激励机制。

（3）建立符合中医药特点的疗效评价体系。

（4）组织科学研究，积极参与推进中药审评标准和评价体系改革。

3. 建立和完善符合中医药特点的管理体制。（《中医药法》第四十条）

（四）中医药重点研究领域

国家采取措施，加强对中医药基础理论和辨证论治方法，常见病、多发病、慢性病和重大疑难疾病、重大传染病的中医药防治，以及其他对中医药理论和实践发展有重大促进作用的项目的科学研究。（《中医药法》第四十一条）

六、中医药传承与文化传播

中医药传承与文化传播共五条（第四十二至第四十六条）。其内容主要包括：中医药学术传承管理规定；中医药传统知识的保护管理规定；中医养生保健服务发展政策；中医药文化宣传管理规定。

（一）开展中医药学术传承

1. 省级以上中医药主管部门的职责　对具有重要学术价值的中医药理论和技术方法，省级以上人民政府中医药主管部门应当组织遴选本行政区域内的中医药学术传承项目和传承人，并为传承活动提供必要的条件。

2. 中医药学术传承人的义务　传承人应当开展传承活动，培养后继人才，收集整理并妥善保存相关的学术资料。

3. 处理好与非物质文化遗产法的衔接关系　属于非物质文化遗产代表性项目的，依照《中华人民共和国非物质文化遗产法》的有关规定开展传承活动。（《中医药法》第四十二条）

（二）中医药传统知识的保护

中医药传统知识是在中华民族发展繁衍过程中，基于中华民族长期实践积累、世代传承并持续发展、具有现实或潜在商业价值的医药卫生知识，包括中医药理论知识、中药方剂、诊疗技术以及与中医药传统知识有关的药材资源、中药材加工炮制技术、中医药特有标志符号等。

1. 国家建立中医药传统知识保护数据库、保护名录和保护制度。（《中医药法》第四十三条第一款）

2. 中医药传统知识持有人对其持有的中医药传统知识享有传承使用的权利,对他人获取、利用其持有的中医药传统知识享有知情同意和利益分享等权利。(《中医药法》第四十三条第二款)

3. 国家对经依法认定属于国家秘密的传统中药处方组成和生产工艺实行特殊保护。(《中医药法》第四十三条第三款)

(三)中医养生保健服务发展政策

国家发展中医养生保健服务,支持社会力量举办规范的中医养生保健机构。中医养生保健服务规范、标准由国务院中医药主管部门制定。(《中医药法》第四十四条)

(四)中医药文化宣传管理规定

1. 县级以上人民政府应当加强中医药文化宣传,普及中医药知识,鼓励组织和个人创作中医药文化和科普作品。(《中医药法》第四十五条)

2. 开展中医药文化宣传和知识普及活动,应当遵守国家有关规定。任何组织或者个人不得对中医药作虚假、夸大宣传,不得冒用中医药名义牟取不正当利益。(《中医药法》第四十六条第一款)

3. 广播、电视、报刊、互联网等媒体开展中医药知识宣传,应当聘请中医药专业技术人员进行。(《中医药法》第四十六条第二款)

七、保 障 措 施

保障措施共六条(第四十七至第五十二条)。其内容主要包括:政府及相关管理部门在财政预算、基本医疗保险支付、价格管理等方面的政策支持;国家加强中医药标准体系建设,规范中医药有关的评审、评估、鉴定活动的管理规定;少数民族医药政策支持。

(一)财政预算政策支持

县级以上人民政府应当为中医药事业发展提供政策支持和条件保障,将中医药事业发展经费纳入本级财政预算。(《中医药法》第四十七条第一款)

(二)基本医疗保险支付政策支持

1. 县级以上人民政府及其有关部门制定基本医疗保险支付政策、药物政策等医药卫生政策,应当有中医药主管部门参加,注重发挥中医药的优势,支持提供和利用中医药服务。(《中医药法》第四十七条第二款)

2. 县级以上地方人民政府有关部门应当按照国家规定,将符合条件的中医医疗机构纳入基本医疗保险定点医疗机构范围。(《中医药法》第四十九条)

3. 县级以上地方人民政府有关部门应当按照国家规定,将符合条件的中医诊疗项目、中药饮片、中成药和医疗机构中药制剂纳入基本医疗保险基金支付范围。(《中医药法》第四十九条)

(三)价格管理政策支持

县级以上人民政府及其有关部门应当按照法定价格管理权限,合理确定中医医疗服务的收费项目和标准,体现中医医疗服务成本和专业技术价值。(《中医药法》第四十八条)

(四)中医药国际标准体系建设

国家加强中医药标准体系建设,国务院有关部门依据职责制定或者修订中医药国家标准、行业标准,并在其网站上公布,供公众免费查阅。(《中医药法》第五十条)

(五)规范中医药评审、评估、鉴定活动

开展法律、行政法规规定的与中医药有关的评审、评估、鉴定活动,应当成立中医药评审、评估、鉴定的专门组织,或者有中医药专家参加。(《中医药法》第五十一条)

(六)少数民族医药政策

国家采取措施,加大对少数民族医药传承创新、应用发展和人才培养的扶持力度,加强少数民族医疗机构和医师队伍建设,促进和规范少数民族医药事业发展。(《中医药法》第五十二条)

八、法律责任

法律责任共七条（第五十三至第五十九条）。其内容主要包括：行政主体和行政相对方违反本法规定应承担的行政责任；违反本法规定应承担的民事责任和刑事责任衔接性规定。

（一）行政主体违法行为应承担的行政责任

县级以上人民政府中医药主管部门及其他有关部门未履行本法规定的职责的，由本级人民政府或者上级人民政府有关部门责令改正；情节严重的，对直接负责的主管人员和其他直接责任人员，依法给予处分。（《中医药法》第五十三条）

处分依据为《中华人民共和国公务员法》和《行政机关公务员处分条例》等法律法规，包括警告、记过、记大过、降级、撤职、开除。公务员受处分的期间为：①警告，6个月；②记过，12个月；③记大过，18个月；④降级、撤职，24个月。行政机关公务员在受处分期间不得晋升职务和级别，其中，受记过、记大过、降级、撤职处分的，不得晋升工资档次；受撤职处分的，应当按照规定降低级别。公务员受开除处分的，自处分决定生效之日起，解除其与单位的人事关系，不得再担任公务员职务。

（二）行政相对方违反本法有关规定应当承担的行政责任（表4-6）

表4-6　行政相对方违反本法有关规定应当承担的行政责任

违法行为（行政相对方）	行政责任	条款
中医诊所超出备案范围开展医疗活动	由所在地县级人民政府中医药主管部门责令改正，没收违法所得，并处1万元以上3万元以下罚款；情节严重的，责令停止执业活动	《中医药法》第五十四条
经考核取得医师资格的中医医师超出注册的执业范围从事医疗活动	由县级以上人民政府中医药主管部门责令暂停6个月以上1年以下执业活动，并处1万元以上3万元以下罚款；情节严重的，吊销执业证书	《中医药法》第五十五条
违反本法规定，举办中医诊所、炮制中药饮片、委托配制中药制剂应当备案而未备案，或者备案时提供虚假材料	由中医药主管部门和药品监督管理部门按照各自职责分工责令改正，没收违法所得，并处3万元以下罚款，向社会公告相关信息；拒不改正的，责令停止执业活动或者责令停止炮制中药饮片、委托配制中药制剂活动，其直接责任人员5年内不得从事中医药相关活动	《中医药法》第五十六条第一款
医疗机构应用传统工艺配制中药制剂未依照本法规定备案，或者未按照备案材料载明的要求配制中药制剂	按生产假药给予处罚	《中医药法》第五十六条第二款；《药品管理法》第一百一十六条
发布的中医医疗广告内容与经审查批准的内容不相符	由原审查部门撤销该广告的审查批准文件，1年内不受理该医疗机构的广告审查申请	《中医药法》第五十七条第一款
在中药材种植过程中使用剧毒、高毒农药	依照有关法律、法规规定给予处罚；情节严重的，可以由公安机关对其直接负责的主管人员和其他直接责任人员处5日以上15日以下拘留	《中医药法》第五十八条

（三）违反本法规定应承担的民事责任和刑事责任衔接性规定

违反本法规定，造成人身、财产损害的，依法承担民事责任；构成犯罪的，依法追究刑事责任。（《中医药法》第五十九条）

九、附　则

附则共四条（第六十至第六十三条）。其内容主要包括：中医药管理法律适用问题的衔接性规定；民族自治地方医药事业发展办法；盲人医疗按摩人员的规定；《中医药法》施行的时间。

（一）中医药管理法律适用问题的衔接性规定

1. 中医药的管理　本法未作规定的，适用《执业医师法》《药品管理法》等相关法律、行政法规的规定。（《中医药法》第六十条第一款）

2. 军队的中医药管理　由军队卫生主管部门依照本法和军队有关规定组织实施。（《中医药法》第六十条第二款）

（二）民族自治地方医药事业发展办法

民族自治地方可以根据《中华人民共和国民族区域自治法》和本法的有关规定，结合实际，制定促进和规范本地方少数民族医药事业发展的办法。（《中医药法》第六十一条）

（三）盲人医疗按摩人员的规定

盲人按照国家有关规定取得盲人医疗按摩人员资格的，可以以个人开业的方式或者在医疗机构内提供医疗按摩服务。（《中医药法》第六十二条）

（四）施行时间

本法自 2017 年 7 月 1 日起施行。（《中医药法》第六十三条）

实训　违法案件定性与处罚

【实训目的】
通过查询因违反《药品管理法》而受到处置的违法案件，以案学法，知法守法。

【实训准备】
实训场地为智慧教室或计算机房；建立班组网络群；智慧学习平台等。

【实训内容与步骤】
首先教师发布任务，学生分组展开实训；小组同学检索、查阅国家市场监督管理总局、国家药品监督管理局、省药品监督管理局、国家卫生健康委等相关网站或杂志、报刊，收集处置的违法案件，并对案件的定性与处罚情况进行分析总结；最后将相关资料整理并上传至线上平台。

【实训考核与评价】
对上传资料的完整性、准确性、规范性等进行评价。考核成绩 = 教师评价（40%）+ 组间评价（30%）+ 组内互评（20%）+ 自评（10%）。

（袁先雄）

❓ 复习思考题

1. 什么是假药、劣药？
2. 生产销售假药、劣药应当承担什么法律责任？
3. 未取得"许可证"生产、经营药品应当承担什么法律责任？
4. 违反《药品管理法》规定应从重处罚的情形有哪些？
5. 《中医药法》规定医疗机构配制的中药制剂品种，应当依法取得制剂批准文号，但是什么情况可以不需取得制剂批准文号，直接备案即可配制？医疗机构配制中药制剂依照本法规定必须备案而未备案应承担怎样的法律责任？

ER-4-3

扫一扫，测一测

课件

知识导览

项目五　药品辨识与药品监督管理制度认知

学习目标

素质目标: 树立"学法、知法、守法、用法"的法治意识,依法从事药品生产、经营、使用等药事活动。

知识目标: 掌握药品的定义、分类、质量特性,药品标准的概念及分类,药品不良反应的概念、分类以及药品不良反应报告制度;熟悉国家基本药物的管理、国家基本医疗保险用药管理;了解药品召回的概念、分类、责任主体、召回时限。

能力目标: 能辨识药品与非药品,处方药与非处方药;会查询《国家基本药物目录》《药品目录》《非处方药目录》;能按规定申请非处方药;能按程序定期、逐级报告药品的不良反应。

案例导学

张先生是一位中年男性,因为感冒出现了头痛和发热症状,于是他去药店自行购药。药店营业员热情地给他介绍了对乙酰氨基酚片和布洛芬胶囊两种退热药。张先生发现对乙酰氨基酚片药盒上标有绿底白字"OTC"标识,而布洛芬胶囊药盒上标的是红底白字"OTC"标识,于是他问营业员这两种标识是什么意思?二者有何区别?后来张先生又提到最近很容易疲劳、感觉抵抗力明显下降,营业员又给他推荐了一瓶天然维生素 C。张先生选择购买对乙酰氨基酚片和天然维生素 C,结账时张先生拿出医保卡付费,收银员告诉张先生对乙酰氨基酚片可以刷医保卡,而天然维生素 C 不是药品,不能刷医保卡。

什么是药品?什么是处方药、非处方药?处方药与非处方药在管理上有什么区别?药物管理制度又有哪些?

任务一　药品辨识

一、药品的识别

药物是人类防治疾病、维护健康的重要物质。药品安全是重大民生和公共安全问题,事关人民群众身体健康与社会和谐稳定。党中央、国务院要求坚决落实"最严谨的标准、最严格的监管、最严厉的处罚、最严肃的问责"要求,以加强药品管理,保证药品质量,保障公众用药安全和合法权益,保护和促进公众健康。

(一) 药品的概念

《中华人民共和国药品管理法》(简称《药品管理法》)第二条明文规定:药品是指用于预防、治疗、诊断人的疾病,有目的地调节人的生理机能并规定有适应证或者功能主治、用法和用量的物质,包括中药、化学药、生物制品等。

(二)药品概念的含义

1. 药品的使用对象 《药品管理法》明确管理的范围是人用药品,兽用药与农药不在管理范围之列。此含义与美国、英国、日本等许多国家的药事法、药品法对药品的定义不同,他们的药品定义包含了人用药与兽用药。

2. 药品的使用目的和方法 规定使用目的和使用方法是区别药品与食品、毒品等其他物质的基本特征。只有当人们为了防治疾病,遵照医嘱或者说明书,按照一定方法和数量进行使用时,才称其为药品。如:大枣、黑芝麻、蜜蜂等自古以来既是食品又可入药,只有以治疗为使用目的,并具有了特定适应证或功能主治、用法用量时才能称为药品。

知识链接

药食同源物质

国家卫生主管部门相继公布了 110 种按照传统既是食品又是中药材的物质。2012 年卫生主管部门公布了丁香、山药、山楂、乌梅、玉竹、甘草、罗汉果、百合等 86 种物质,在限定使用范围和剂量内作为药食两用。2014 年新增加了 15 种物质,包括人参、山银花、芫荽、玫瑰花、松花粉、粉葛、布渣叶、夏枯草、当归、山柰、西红花、草果、姜黄、荜茇。2018 年又增加了 9 种物质,包括党参、肉苁蓉、铁皮石斛、西洋参、黄芪、灵芝、天麻、山茱萸、杜仲叶,在限定使用范围和剂量内作为药食两用,2023 年国家卫生主管部门对这 9 种物质正式发布了公告与解读文件。

3. 药品的范围 药品包括中药、化学药和生物制品等。我国明确规定传统药(中药材、中药饮片、中成药)和现代药(化学药品等)均是药品,化学原料药必须经过加工制成某种制剂,大部分中药材亦须加工制成中药饮片方能供临床使用。虽然化学原料药、中药材没有具体规定用于防治疾病的用法和用量,但在我国《药品管理法》中,也将其作为药品管理。

4.《药品管理法》界定的药品包括诊断药品 诊断药品包括体内使用的诊断药品和按药品管理的用于血源筛查的体外诊断试剂、采用放射性核素标记的体外诊断试剂。其他更多的体外诊断试剂在我国是按医疗器械进行管理的。

(三)药品与非药品辨识

正确区分药品,可以从以下三方面加以识别。

1. 看药品的批准文号 根据《药品管理法》的规定,除部分中药材和中药饮片外,药品都应有药品批准证明文件。因此,除未实施批准文号管理的部分中药材、中药饮片外,凡是在药品包装或标签以及说明书上标识有批准文号、进口药品注册证或医药产品注册证,就可以确定是药品,医院制剂也是药品,但医院制剂不得在市场或者其他医院销售,其他的都是非药品。

(1)药品批准文号格式:国产药品批准文号格式为"国药准字 H(Z、S、J、F、T、B)+4 位年号 +4 位顺序号"。其中"H"代表化学药品,"Z"代表中药,"S"代表生物制品,"J"代表进口分包装药品,"F"代表药用辅料,"T"代表体外化学诊断试剂,"B"代表保健药品。进口药品需要取得《进口药品注册证》(国外)或《医药产品注册证》(港澳台),《进口药品注册证》证号的格式为 H(Z、S)+4 位年号 +4 位顺序号;《医药产品注册证》证号的格式为 H(Z、S)C+4 位年号 +4 位顺序号,其中"H"代表化学药品,"Z"代表中药,"S"代表生物制品。随着修订版《药品注册管理办法》的施行,对于 2020 年 7 月 1 日起注册的药品,境内生产药品批准文号格式为国药准字 H(Z、S)+4 位年号 +4 位顺序号;港、澳、台生产药品批准文号格式为国药准字 H(Z、S)C+4 位年号 +4 位顺序号;境外生产药品批准文号格式为国药准字 H(Z、S)J+4 位年号 +4 位顺序号。因为药品批准文号格式有效期为5年，目前药品批准文号新旧格式并存。

（2）保健食品批准文号格式：在保健食品的包装或标签上都会见到一个天蓝色的"帽子"形标志，俗称"小蓝帽"或"蓝帽子"，这是我国保健食品特有的标志，见图5-1。"小蓝帽"下方有批准文号，如"国食健字G+4位年号+4位顺序号"，或"国食健字J+4位年号+4位顺序号"。"国食健字"代表的是批准部门，字母G指国产保健食品，J指进口保健食品，这就是该产品的批准文号，相当于产品的"身份证号码"。

图5-1　保健食品标识图

（3）化妆品批准文号格式：国产特殊用途化妆品批准文号格式为"国妆特字G+年份+4位顺序号"或"卫妆特字+（年份）第+顺序号"；进口化妆品批准文号格式为"国妆特进字J+年份+4位顺序号"或"卫妆进字+（年份）第+顺序号"，或"卫妆备进字+（年份）第+4位顺序号"。

（4）卫生消毒用品批准文号格式：消毒剂、消毒器械批准文号的格式为"卫消字+（年份）第+4位顺序号"；进口的消毒剂、消毒器械批准文号的格式为"卫消进字+（年份）第+4位顺序号"。

（5）医疗器械注册证号：生产第三类医疗器械必须有国家药品监督管理局审查批准发给产品生产注册证号。第一、二类医疗器械不是国家药品监督管理局批准的，在国家药品监督管理局网站查询不到。

2．看药品的标签信息　药品的标签、说明书上标明的所有事项，须按照国家药品标准的规定且经国家药品监督管理部门批准后才能进行标注。而保健食品、医疗器械、化妆品、食品等，不得在其标签或说明书中宣称具有功能主治、适应证或含有预防疾病、治疗功能。进口药品标签上必须用中文简体注明药品名称、成分、注册证号等事项，未注明中文或仅有外文说明的，均为未经我国批准进口或假冒的药品。

3．进行数据查询　可登录国家药品监督管理局官方网站数据库进行查询。所有在市场上销售的药品，都应是获得国家药品监督管理部门正式上市许可的药品，因此在该数据库药品栏查询到的药品名称、批准文号、生产厂家等相关信息都无误的，可以初步确认为合格药品。

思政元素

树立"学法、知法、守法、用法"的法治意识，依法从业

2018年至2020年9月，高某为获取非法利益，在未取得药品生产许可证、药品经营许可证的情况下，利用公众对中药的信任，打着"祖传秘方""纯中药成分"的幌子，私自配制中药，用中药材何首乌、甘草、大茴和西药溴己新、土霉素片、复方甘草片、磷酸氢钙咀嚼片、醋酸泼尼松、马来酸氯苯那敏等按照一定比例混合研磨成粉，在中药中混入西药成分，冒充纯中药对外销售，不仅影响疾病的治疗效果，还给用药安全和人体健康带来重大隐患。《药品管理法》规定，"以非药品冒充药品或者以他种药品冒充此种药品"的为假药。改革开放以来，在法治精神的指引下，我国药事法规不断完善，促进了医药卫生事业的健康发展。在药事活动中，无论是药品监督管理部门还是药品研发、生产、经营企业与使用单位，所有涉及药品研制、生产、经营、使用、监督管理的单位或个人，都必须严格遵守和认真执行药事法规中的规定和要求。每一位药学技术人员都应当树立"学法、知法、守法、用法"的法治意识，依法从事药品研发、生产、经营、使用等药事活动。本案也提醒广大消费者，不要迷信"祖传秘方"等虚假宣传，应当通过正规渠道采购药品，保障用药安全。

二、药品的分类

根据不同的分类原则，药品的分类方法很多，从药品管理的角度可将药品进行如下分类。

（一）现代药与传统药

根据药品产生的历史和发展趋势，可将药品分为现代药与传统药。

1. 现代药　一般是指 19 世纪以来发展起来的化学药品（化学原料药及其制剂）、抗生素、生化药品、放射性药品、血清、疫苗、血液制品等。现代药是通过化学技术、生物学技术等现代科学技术手段发现或获得，并在现代医学、药学理论指导下用于预防、治疗、诊断疾病的物质。同时，在中药二次开发、创新药、改良型新药中，采用现代科学技术开发出一系列现代中药，促进中药传承创新发展。

2. 传统药　指在传统医学、药学理论指导下，用于防治疾病的物质。中国传统药称为中药，包括植物药、动物药和矿物药（包括汉族和少数民族药）。我国少数民族药主要有藏药、蒙药、维药、壮药、苗药等。我国中药具有悠久的历史，传统中药材、传统中药炮制加工技术和工艺以及传统制剂是中华民族的伟大创造，至今仍为中华民族乃至世界人民的健康事业作出巨大贡献。

（二）处方药与非处方药

根据药品的安全性、有效性原则，依其品种、规格、适应证、剂量及给药途径等的不同，将药品分为处方药和非处方药。处方药和非处方药不是药品的本质属性，而是管理上的界定。

1. 处方药　是指必须凭执业医师或执业助理医师处方才能购买、调配和使用的药品。

2. 非处方药　是指由国务院药品监督管理部门公布的，不需要凭执业医师或执业助理医师处方即可自行判断、购买和使用的药品。根据非处方药的安全程度，非处方药还可分为甲、乙类两种。

（三）新药、仿制药、医疗机构制剂

1. 新药　是指未在中国境内外上市销售的药品。根据物质基础的原创性和新颖性，将新药分为创新药和改良型新药。

2. 仿制药　是指以已上市原研药品作为参比制剂，与原研药品具有相同的活性成分、剂型、给药途径和治疗作用的药品。

3. 医疗机构制剂　是指医疗机构根据本单位临床需要，经批准而配制、自用的固定处方制剂。

（四）国家基本药物与基本医疗保险药品

1. 国家基本药物　基本药物是适应基本医疗卫生需求，剂型适宜，价格合理，能够保障供应，公众可公平获得的药品。

2. 基本医疗保险药品　为了保障职工基本医疗用药，合理控制药品费用，规范基本医疗保险用药范围管理，由国家医疗保障局、人力资源和社会保障部门组织制定并发布了《国家基本医疗保险、工伤保险和生育保险药品目录》（简称《药品目录》），并分为甲类目录和乙类目录。纳入国家《药品目录》的药品应当是经国家药品监管部门批准，取得药品注册证书的化学药、生物制品、中成药（民族药），以及按国家标准炮制的中药饮片，并符合临床必需、安全有效、价格合理等基本条件。

三、药品的质量特性和商品特性

（一）药品的质量特性

药品的质量特性是指药品与能满足预防、治疗、诊断人的疾病，有目的地调节人的生理机能的要求有关的固有特性。一般常指药品的安全性、有效性、均一性和稳定性。

1. 安全性　是指药品按规定的适应证、用法和用量使用后，人体产生毒副反应的程度。大多数药品都有不同程度的毒副作用，在规定的用药条件下，药品使用应该是安全的。假如某物质对防治、诊断疾病非常有效，但对人体有致畸、致癌，甚至致死作用，则不能作为药品使用。

2. 有效性　是指药品在规定的适应证、用法和用量的条件下，能满足预防、治疗、诊断人的疾病,有目的地调节人的生理机能的要求。有效性是药品质量的固有特性,若对防治疾病无效,则不能称为药品。但必须在一定前提条件下,即有一定适应证、用法用量。我国临床方面对药品有效性的表示方法采用"痊愈""显效"和"有效",国际上有的国家采用"完全缓解""部分缓解"和"稳定"。

3.均一性　是指药品的每一单位(片、支、包、粒、瓶等)产品都符合有效性、安全性的规定。用药剂量一般与药品的单位产品有密切关系,特别是有效成分在单位产品中含量很低的药品,若每单位药品含量不均一,就可能造成患者用量不足而失效或用量过大而中毒,甚至导致死亡。所以,均一性是在制药过程中形成的固有特性。

4.稳定性　是指药品在规定的条件下保持其有效性和安全性的能力。所谓规定的条件是指在规定的有效期内,以及生产、储存、运输和使用药品的条件。如果某种物质具有预防、治疗、诊断疾病的有效性和安全性,但极易变质、非常不稳定,则该物质也不能作为药品流入医药市场。

(二)药品的商品特性

药品作为特殊的商品,其特殊性主要表现在以下四方面。

1.专属性　药品的专属性表现在合理用药、对症治疗,患什么病用什么药,不同于一般商品可以互相代替。

2.质量的重要性　药品具有高质量性。药品是治病救人的,药品与人的生命有直接关系。因此,确保药品的质量尤为重要。药品必须符合国家药品标准,法定的药品标准是保证药品质量和划分药品合格与不合格的唯一依据。

3.两重性　药品在防病治病的同时也会发生不良反应,如:副作用、毒性反应、继发性反应、致畸作用、耐受性与成瘾性等。药品用之有方,使用得当,可以达到治病救人的目的;反之,则可致病,甚至致命。

4.时限性　药品具有时效性,人们只有防病治病的时候才需要用药,但药品的生产、经营企业平时要有一定的储备,不能"病等药",只能"药等病",国家对药品实行储备制度;其次,药品有一定的有效期,过期药品要定时收回销毁,不能使用。

四、药品标准

(一)药品标准概述

1.药品标准的定义　药品标准,也称药品质量标准,是指国家对药品的质量指标和检验方法等所作的技术要求和规范,是药品生产、经营、使用、检验单位和监管部门共同遵守的法定依据。药品标准是在新药研发过程中形成的,是新药和进口药品注册环节的重要项目,同时也是衡量、检验、确定某种药品是否合格的法定技术依据,在药品质量管理中具有非常重要的作用。

2.药品标准的内容　药品标准的内容包括药品的名称、成分或处方组成;含量及其检验方法;制剂的辅料;允许的杂质及其限量;以及药品的用法、用量;注意事项;贮存方法等。其目的就是在正常的原辅料与正常生产条件下通过药品标准检查与检验,以证明该药品的质量符合专用要求。

(二)药品标准的分类

药品标准分为法定标准和非法定标准两种。法定标准包括国家药品标准和药品注册标准,其内容一般包含生产工艺、质量指标和检验方法等相关的技术指导原则和规范。省级药品监督管理部门制定的医疗机构制剂规范、中药饮片炮制规范以及地方性中药材质量标准,是国家药品标准的重要补充,非法定标准包括企业内控标准。

1.国家药品标准　《药品管理法》规定,国务院药品监督管理部门颁布的《中华人民共和国药典》(简称《中国药典》)和药品标准为国家药品标准。国家药品监督管理局会同国家卫生健康委员会组织药典委员会,负责国家药品标准的制定和修订。

(1)《中国药典》:由国家药典委员会编纂,经国家药品监督管理部门批准并颁布。《中国药典》是国家药品标准的核心,是国家为保证药品质量、保护人民用药安全有效、使药品质量可控而制定的法典,拥有最高的权威性。

《中国药典》主要由凡例、品种正文和通用技术要求构成,于1953年出版第1版后,相继于1963年、1977年分别编纂出版。从1985年起每5年修订颁布新版药典一次,现行版为2020年版《中国药典》,自2020年12月30日起实施,是中华人民共和国成立以来的第11版药典。2020年版《中国药典》共分为四部出版,一部收载中药、二部收载化学药品、三部收载生物制品、四部收载通用技术要求与药用辅料。此版《中国药典》收载药品品种共计5 911种,新增319种,修订3 177种,不再收载10种,因品种合并减少6种,满足国家基本药物目录、国家基本医疗保险用药目录的需要。

(2)局颁药品标准:为了促进药品生产,提高药品质量和保证人民群众用药安全,除《中国药典》规定了国家药品标准外,国家药品监督管理局还颁布了《国家药品监督管理局药品标准》(简称《局颁药品标准》或《局颁标准》),收载了国内已有生产、疗效较好,需要统一标准但尚未载入《中国药典》的品种,以及与药品生产工艺、质量指标和检验方法相关的技术指导原则和规范。

2. 药品注册标准　药品注册标准是指经国家药品监督管理局核准的药品质量标准。药品注册标准应符合《中国药典》通用技术要求,不得低于《中国药典》的规定。注册标准高于国家药品标准的,按照经核准的药品质量标准执行。

3. 省级中药饮片炮制规范和医疗机构制剂标准　考虑到各地中药习惯用法不同和医疗机构制剂的特殊性,国家规定中药饮片和医疗机构制剂标准作为省级地方标准允许保留,具有药品标准的法律效力。

五、药品质量监督检验与药品质量公告

(一)药品质量规范

药品质量的优劣直接关系到人体健康和生命安危。因此,为保障人民用药安全,维护人民群众身体健康和用药的合法权益,我国药品监督管理部门制定了一系列质量保证制度,如GLP、GCP、GMP、GSP、GAP等来规范药品研制、生产、经营、使用的行为。

1.《药物非临床研究质量管理规范》(GLP)

(1)制定目的:为保证药物非临床安全性评价研究的质量,保障公众用药安全,根据《药品管理法》《药品管理法实施条例》,制定本规范。

(2)适用范围:本规范适用于为申请药品注册而进行的药物非临床安全性评价研究。药物非临床安全性评价研究的相关活动应当遵守本规范。以注册为目的的药物代谢、生物样本分析等其他药物临床前相关研究活动参照本规范执行。

2.《药物临床试验质量管理规范》(GCP)

(1)制定目的:为保证药物临床试验过程规范,数据和结果科学、真实、可靠,保护受试者的权益和安全,根据《药品管理法》《药品管理法实施条例》,参照国际公认原则,制定本规范。

(2)适用范围:适用于为申请药品注册而进行的药物临床试验。药物临床试验的相关活动应当遵守本规范。其他药物临床试验可参照本规范执行。

3.《药品生产质量管理规范》(GMP)

(1)制定目的:为规范药品生产质量管理,根据《药品管理法》《药品管理法实施条例》,制定本规范。

（2）适用范围：适用于药品生产企业，涵盖影响药品质量的所有因素，包括确保药品质量符合预定用途的有组织、有计划的全部活动。

4.《药品经营质量管理规范》（GSP）

（1）制定目的：为加强药品经营质量管理，规范药品经营行为，保障人体用药安全、有效，根据《药品管理法》《药品管理法实施条例》，制定本规范。

（2）适用范围：适用于药品经营企业，药品生产企业销售药品、药品流通过程中其他涉及储存与运输药品的，也应当符合本规范相关要求。

5.《中药材生产质量管理规范》（GAP）

（1）制定目的：为规范中药材生产，保证中药材质量，促进中药标准化、现代化，制定本规范。

（2）适用范围：本规范适用于中药材生产企业规范生产中药材的全过程管理，是中药材规范化生产和管理的基本要求。本规范涉及的中药材是指来源于药用植物、药用动物等资源，经规范化的种植（含生态种植、野生抚育和仿野生栽培）、养殖、采收和产地加工后，用于生产中药饮片、中药制剂的药用原料。

（二）药品质量监督检验

药品监督检查指药品监督管理部门指定的检验机构按照国家药品标准，对药品各质量规格项进行检查，并分析其与法定要求是否一致的过程。结果由药品监督管理部门发布公告，并依法处理不合格药品的生产、经营和使用者。

1.药品质量监督检验的性质　药品质量监督检验属于第三方检验，不涉及买卖双方的经济利益，因此具有公正性。药品监督检查代表的是国家对研制、生产、经营、使用的药品质量进行的检验，具有权威性。药品监督检查是国家设立的药品检验机构依据国家药品标准进行的检验，检验结果具有法律效力和法律仲裁性。

2.药品质量监督检验的类型

（1）抽查性检验：由药品监督管理部门授权的药品检验机构，根据药品监督管理部门抽检计划，对从药品生产、经营及使用单位抽出的样品实施检验。抽验分为评价性抽验和监督性抽验。

（2）注册检验：注册检验一般由省级或省级以上的药品检验机构根据国家有关规定，对新药、仿制药、进口药品注册审批时进行的样品检验和药品标准复核。承担注册检验的药品检验机构应当在规定的时限内完成检验，出具药品检验报告，并上报药品监督管理部门。

（3）指定检验：又称国家检验或者批检，指定检验是指国家法律或药品监督部门规定某些药品在销售前或者进口时必须经过指定的政府药品检验机构检验，合格后准予销售或者进口。主要针对存在安全隐患的药品品种，是药品未上市或未进口前进行的检验。

（4）委托检验：行政、司法等部门涉案样品的送检，药品生产企业、经营企业和医疗机构因不具备检验技术和检验条件而委托药品检验机构检验药品，均属委托检验。

（5）进口检验：进口检验是指对进口药品实施的检验。国家设立口岸药品检验所，按照《药品进口管理办法》及相关规定，由口岸药检所对进口药品进行检验。

（6）复验：药品抽检者对药品检验机构的检验结果有异议，在《药品管理法》规定的时限内，向原药品检验机构或者上一级药品监督管理部门设置或确定的药品检验机构申请复验，也可以直接向药品监督管理部门设置或确定的药品检验机构申请复验。

（三）药品质量公告

药品质量公告是指由国务院和省级药品监督管理部门向公众发布的有关药品质量抽查检验结果的通告。通过药品质量公告，向社会公众发布药品质量信息，使人们了解药品质量现状，接受公众的监督，以促进药品质量的提高。药品质量公告的项目主要有药品名称、检验样品来源、样品生产批号、规格、生产企业、检验机构、检验依据、检验结果、不合格项目。药品质量公告可在国家药品监督管理局网站上查询。

任务二　国家基本药物制度

国家基本药物制度是对基本药物目录制定、生产供应、采购配送、合理使用、价格管理、支付报销、质量监管、检测评价等多个环节实施有效管理的制度。其与公共卫生、医疗服务、医疗保障制度相衔接。

一、国家基本药物概念及目录

（一）国家基本药物概念

国家基本药物是指满足疾病防治基本用药需求，适应现阶段基本国情和保障能力，剂型适宜，价格合理，能够保障供应，可公平获得的药品。

（二）国家基本药物目录

国家基本药物目录是国家基本药物制度的核心和基础。1982年1月18日，由卫生部和国家医药管理总局颁布了我国第一个《国家基本药物目录》（西药部分）。该目录是在WHO的示范目录基础上制定的，共入选25类、278种药物。1982年以后，我国国家基本药物目录已多次修订（表5-1）。

表5-1　《国家基本药物目录》历版情况

发布（调整）时间	化学药品、生物制品	中药	总计
1982年	278种	—	278种
1996年	699种	1 699种	2 398种
1998年	740种	1 333种	2 073种
2000年	770种	1 249种	2 019种
2002年	759种	1 242种	2 001种
2004年	773种	1 260种	2 033种
2009年	205种	102种	307种
2012年	317种	203种	520种
2018年	417种	268种	685种

二、国家基本药物的遴选

（一）国家基本药物目录的构成

国家基本药物目录中的药品包括化学药品、生物制品、中成药和中药饮片。化学药品和生物制品主要依据临床药理学分类，中成药主要依据功能分类。化学药品和生物制品名称采用中文通用名称和英文国际非专利药品中表达的化学成分的部分，剂型单列；中成药采用药品通用名称。

（二）国家基本药物目录的遴选原则

《国家基本药物目录管理办法》坚持中西药并重、临床首选的原则，参照国际经验合理确定。《关于完善国家基本药物制度的意见》强化了基本药物"突出基本、防治必需、保障供应、优先使用、保证质量、降低负担"的功能定位。

（三）不纳入国家基本药物目录的药品范围

纳入国家基本药物目录中的药品，应当是经国家药品监管部门批准，并取得药品注册证书或批准文号的药品，以及按国家标准炮制的中药饮片。除急（抢）救用药外，独家生产品种纳入国家基本药物目录应当经过单独论证。以下药品不纳入基本药物目录遴选范围：①含有国家濒危野生动植物药材的；②主要用于滋补保健作用，易滥用的，以及纳入国家重点监控合理用药目录的；③非临床治疗首选的；④因严重不良反应，国家药品监管部门明确规定暂停生产、销售或使用的；⑤违背国家法律、法规，或不符合伦理要求的；⑥国家基本药物工作委员会规定的其他情况。

（四）国家基本药物目录的调整

《国家基本药物目录管理办法》规定，基本药物目录坚持定期评估、动态管理，原则上 3 年调整一次。必要时，经国家基本药物工作委员会审核同意，可适时组织调整。

（五）从国家基本药物目录中调出的情形

《国家基本药物目录管理办法》规定，属于下列情形之一的品种，应当从国家基本药物目录中调出：①药品标准被取消的；②国家食品药品监管部门撤销其药品批准证明文件的；③发生严重不良反应，经评估不宜再作为国家基本药物使用的；④根据药物经济学评价，可被风险效益比或成本效益比更优的品种所替代的；⑤国家基本药物工作委员会认为应当调出的其他情形。

三、我国基本药物制度

（一）国家基本药物制度概念

国家基本药物制度是维护人民群众健康，保障公众基本用药权益而确立的一项重大国家医药卫生政策，是对基本药物目录制定、生产供应、采购配送、合理使用、价格管理、支付报销、质量监管、监测评价等多个环节实施有效管理的制度。

（二）我国基本药物生产流通管理

国家建立并完善医药产业政策和医药行业规划。政府举办的医疗卫生机构使用的基本药物，除中药饮片外，由省级人民政府指定机构，实行省级网上集中公开招标采购，由招标选择的药品生产企业、药品经营企业或具备条件的其他企业统一配送。药品招标采购要坚持"质量优先、价格合理"的原则，坚持全国统一市场，不同地区、不同所有制企业平等参与、公平竞争。自2011 年 4 月 1 日起对基本药物进行全品种电子监管，通过药品最小销售包装单元统一标识的电子监管码进行数据采集与报送。对未入网或未使用电子监管码的药物一律不得参加基本药物招标采购。

（三）基本药物配备使用管理

政府举办的基层医疗卫生机构全部配备和使用国家基本药物。其他各类医疗机构也要将基本药物作为首选药物并达到一定使用比例，具体使用比例由卫生行政部门确定。医疗机构对医师、药师和管理人员加大基本药物制度和基本药物临床应用指南、处方集的培训力度，提高基本药物合理使用和管理水平。医疗机构科学设置临床科室基本药物使用指标，并纳入考核。将基本药物使用情况与基层实施基本药物制度补助资金的拨付挂钩。通过制定药品医保支付标准等方式，引导医疗机构和医务人员合理诊疗、合理用药。建立健全国家、省两级药品使用监测平台以及国家、省、市、县四级监测网络体系，重点监测医疗机构基本药物的配备、使用、采购、供应配送等信息，以及处方用药是否符合诊疗规范。

国家医疗保障局制定基本药物全国零售指导价格。基本药物优先纳入基本医疗保障药品报销目录，报销比例明显高于非基本药物，具体办法按医疗保障有关规定执行。政府举办的基层医疗卫生机构配备使用的基本药物实行零差率销售。

任务三 国家基本医疗保障制度

一、我国医疗保障制度

改革开放以来,党中央、国务院陆续作出了一系列重大决策,积极推进基本医疗保险制度改革。为推进健康中国建设,保障参保人员基本用药需求,提升基本医疗保险用药科学化、精细化管理水平,提高基本医疗保险基金使用效益,推进治理体系和治理能力现代化,2020年7月制定了《基本医疗保险用药管理暂行办法》。

(一)基本原则

坚持应保尽保、保障基本,基本医疗保障依法覆盖全民,尽力而为、量力而行,实事求是地确定保障范围和标准。坚持稳健持续、防范风险,科学确定筹资水平,均衡各方缴费责任,加强统筹共济,确保基金可持续。坚持促进公平、筑牢底线,强化制度公平,逐步缩小待遇差距,增强对贫困群众基础性、兜底性保障。坚持治理创新、提质增效,发挥市场决定性作用,更好地发挥政府作用,提高医保治理社会化、法治化、标准化、智能化水平。坚持系统集成、协同高效,增强医保、医疗、医药联动改革的整体性、系统性、协同性,保障群众获得高质量、有效率、能负担的医药服务。

(二)保障机制

1.完善基本医疗保险制度 坚持和完善覆盖全民、依法参加的基本医疗保险制度和政策体系,职工和城乡居民分类保障,待遇与缴费挂钩,基金分别建账、分账核算。统一基本医疗保险统筹层次、医保目录,规范医保支付政策确定办法。逐步将门诊医疗费用纳入基本医疗保险统筹基金支付范围,改革职工基本医疗保险个人账户,建立健全门诊共济保障机制。

2.实行医疗保障待遇清单制度 建立健全医疗保障待遇清单制度,规范政府决策权限,科学界定基本制度、基本政策、基金支付项目和标准,促进医疗保障制度法定化、决策科学化、管理规范化。各地区要确保政令畅通,未经批准不得出台超出清单授权范围的政策。严格执行基本支付范围和标准,实施公平适度保障,纠正过度保障和保障不足问题。

3.健全统一规范的医疗救助制度 建立救助对象及时精准识别机制,科学确定救助范围。全面落实资助重点救助对象参保缴费政策,健全重点救助对象医疗费用救助机制。建立防范和化解因病致贫返贫长效机制。增强医疗救助托底保障功能,通过明确诊疗方案、规范转诊等措施降低医疗成本,提高年度医疗救助限额,合理控制贫困群众政策范围内自付费用比例。

4.完善重大疫情医疗救治费用保障机制 在突发疫情等紧急情况时,确保医疗机构先救治、后收费。健全重大疫情医疗救治医保支付政策,完善异地就医直接结算制度,确保患者不因费用问题影响就医。探索建立特殊群体、特定疾病医药费豁免制度,有针对性免除医保目录、支付限额、用药量等限制性条款,减轻困难群众就医就诊后顾之忧。统筹医疗保障基金和公共卫生服务资金使用,提高对基层医疗机构的支付比例,实现公共卫生服务和医疗服务有效衔接。

5.促进多层次医疗保障体系发展 强化基本医疗保险、大病保险与医疗救助三重保障功能,促进各类医疗保障互补衔接,提高重特大疾病和多元医疗需求保障水平。完善和规范居民大病保险、职工大额医疗费用补助、公务员医疗补助及企业补充医疗保险。加快发展商业健康保险,丰富健康保险产品供给,用足用好商业健康保险个人所得税政策,研究扩大保险产品范围。加强市场行为监管,突出健康保险产品设计、销售、赔付等关键环节的监管力度,提高健康保障服务能力。鼓励社会慈善捐赠,统筹调动慈善医疗救助力量,支持医疗互助有序发展。探索罕见病用药保障机制。

二、国家基本医疗保险药品管理

《国家基本医疗保险、工伤保险和生育保险药品目录》(简称《药品目录》)是基本医疗保险和生育保险基金支付药品费用的标准。国家医疗保障局、人力资源和社会保障部最新公布的为2023年版《药品目录》,《药品目录》原则上每年调整一次。

(一)确定《药品目录》的原则和条件

1. 纳入国家《药品目录》的药品 纳入国家《药品目录》的药品应当是经国家药品监管部门批准,取得药品注册证书的化学药品、生物制品、中成药(民族药),以及按国家标准炮制的中药饮片,并符合临床必需、安全有效、价格合理等基本条件。支持符合条件的基本药物按规定纳入《药品目录》。

2. 不能纳入《药品目录》的药品

(1)主要起滋补作用的药品。

(2)含国家珍贵、濒危野生动植物药材的药品。

(3)保健药品。

(4)预防性疫苗和避孕药品。

(5)主要起增强性功能、治疗脱发、减肥、美容、戒烟、戒酒等作用的药品。

(6)因被纳入诊疗项目等原因,无法单独收费的药品。

(7)酒制剂、茶制剂,各类果味制剂(特别情况下的儿童用药除外),口腔含服剂和口服泡腾剂(特别规定情形的除外)等。

(8)其他不符合基本医疗保险用药规定的药品。

3. 直接调出《药品目录》的药品 有下列情况之一的,经专家评审后,直接调出《药品目录》:

(1)被药品监管部门撤销、吊销或者注销药品批准证明文件的药品。

(2)被有关部门列入负面清单的药品。

(3)综合考虑临床价值、不良反应、药物经济性等因素,经评估认为风险大于收益的药品。

(4)通过弄虚作假等违规手段进入《药品目录》的药品。

(5)国家规定的应当直接调出的其他情形。

4. 可以调出《药品目录》的药品 符合以下情况之一的,经专家评审等规定程序后,可以调出《药品目录》:

(1)在同治疗领域中,价格或费用明显偏高且没有合理理由的药品。

(2)临床价值不确切,可以被更好替代的药品。

(3)其他不符合安全性、有效性、经济性等条件的药品。

(二)《药品目录》的管理

1.《药品目录》的组成 《药品目录》由凡例、西药、中成药、协议期内谈判药品和中药饮片五部分组成。2023年版《药品目录》中西药部分1 335个,中成药部分1 323个(含民族药93个),协议期内谈判药品部分430个(含西药363个、中成药67个),共计3 088个品种。

《药品目录》中的西药和中成药分为"甲类药品"和"乙类药品"。"甲类药品"是临床治疗必需、使用广泛、疗效确切、同类药品中价格或治疗费用较低的药品。"乙类药品"是可供临床治疗选择使用,疗效确切、同类药品中比"甲类药品"价格或治疗费用略高的药品。协议期内谈判药品纳入"乙类药品"管理。各省级医疗保障部门按国家规定纳入《药品目录》的民族药、医疗机构制剂纳入"乙类药品"管理。中药饮片的"甲乙分类"由省级医疗保障行政部门确定。

2. 甲、乙类药品区别支付 参保人使用"甲类药品"按基本医疗保险规定的支付标准及分担办法支付;使用"乙类药品"按基本医疗保险规定的支付标准,先由参保人自付一定比例后,再按基本医疗保险规定的分担办法支付,个人先行自付的比例由省级或统筹地区医疗保障行政部门确定。

三、医疗机构和零售药店的医疗保障定点管理

(一)医疗机构医疗保障定点管理

1.定点医疗机构概念　定点医疗机构是指自愿与统筹地区经办机构签订医保协议,为参保人员提供医疗服务的医疗机构。

医保协议是指由经办机构与医疗机构经协商谈判而签订的,用于规范医疗服务行为以及明确双方权利、义务及责任等内容的协议。

2.定点医疗机构的确定　统筹地区医疗保障行政部门根据公众健康需求、管理服务需要、医保基金收支、区域卫生规划、医疗机构设置规划等确定本统筹地区定点医疗服务的资源配置。

3.申请医保定点的医疗机构应当同时具备以下基本条件:

(1)正式运营至少3个月。

(2)至少有1名取得医师执业证书、乡村医生执业证书或中医(专长)医师资格证书且第一注册地在该医疗机构的医师。

(3)主要负责人负责医保工作,配备专(兼)职医保管理人员;100张床位以上的医疗机构应设内部医保管理部门,安排专职工作人员。

(4)具有符合医保协议管理要求的医保管理制度、财务制度、统计信息管理制度、医疗质量安全核心制度等。

(5)具有符合医保协议管理要求的医院信息系统技术和接口标准,实现与医保信息系统有效对接,按要求向医保信息系统传送全部就诊人员相关信息,为参保人员提供直接联网结算。设立医保药品、诊疗项目、医疗服务设施、医用耗材、疾病病种等基础数据库,按规定使用国家统一的医保编码。

(6)符合法律法规和省级及以上医疗保障行政部门规定的其他条件。

4.医疗机构向统筹地区经办机构提出医保定点申请,至少提供以下材料:

(1)定点医疗机构申请表。

(2)医疗机构执业许可证或中医诊所备案证或军队医疗机构为民服务许可证照复印件。

(3)与医保政策对应的内部管理制度和财务制度文本。

(4)与医保有关的医疗机构信息系统相关材料。

(5)纳入定点后使用医疗保障基金的预测性分析报告。

(6)省级医疗保障行政部门按相关规定要求提供的其他材料。

5.对定点医疗机构的管理　医疗机构提出定点申请,统筹地区经办机构应即时受理。对申请材料内容不全的,经办机构自收到材料之日起5个工作日内一次性告知医疗机构补充。

统筹地区经办机构应组织评估小组或委托第三方机构,以书面、现场等形式开展评估。评估小组成员由医疗保障、医药卫生、财务管理、信息技术等专业人员构成。自受理申请材料之日起,评估时间不超过3个月,医疗机构补充材料时间不计入评估期限。

评估结果分为合格和不合格。统筹地区经办机构应将评估结果报同级医疗保障行政部门备案。对于评估合格的,应将其纳入拟签订协议医疗机构名单,并向社会公示。对于评估不合格的,应告知其理由,提出整改建议。自结果告知送达之日起,整改3个月后可再次组织评估,评估仍不合格的,1年内不得再次申请。

统筹地区经办机构与评估合格的医疗机构协商谈判,达成一致的,双方自愿签订医保协议。原则上,由地市级及以上的统筹地区经办机构与医疗机构签订医保协议并向同级医疗保障行政

部门备案。医保协议应明确双方权利、义务和责任。签订医保协议的双方应当严格执行协议约定。协议期限一般为1年。

（二）零售药店医疗保障定点管理

1. 定点零售药店概念　定点零售药店是指自愿与统筹地区经办机构签订医保协议，为参保人员提供药品服务的实体零售药店。

医保协议是指由经办机构与零售药店经协商谈判而签订的，用于规范双方权利、义务及责任等内容的协议。

2. 定点零售药店的确定　统筹地区医疗保障行政部门根据公众健康需求、管理服务需要、医疗保障基金收支、参保人员用药需求等确定本统筹地区定点零售药店的资源配置。

3. 取得药品经营许可证，并同时符合以下条件的零售药店均可申请医疗保障定点：

（1）在注册地址正式经营至少3个月。

（2）至少有1名取得执业药师资格证书或具有药学、临床药学、中药学专业技术资格证书的药师，且注册地在该零售药店所在地，药师须签订1年以上劳动合同且在合同期内。

（3）至少有2名熟悉医疗保障法律法规和相关制度规定的专（兼）职医保管理人员负责管理医保费用，并签订1年以上劳动合同且在合同期内。

（4）按药品经营质量管理规范要求，开展药品分类分区管理，并对所售药品设立明确的医保用药标识。

（5）具有符合医保协议管理要求的医保药品管理制度、财务管理制度、医保人员管理制度、统计信息管理制度和医保费用结算制度。

（6）具备符合医保协议管理要求的信息系统技术和接口标准，实现与医保信息系统有效对接，为参保人员提供直接联网结算，建立医保药品等基础数据库，按规定使用国家统一医保编码。

（7）符合法律法规和省级及以上医疗保障行政部门规定的其他条件

4. 零售药店向统筹地区经办机构提出医疗保障定点申请，至少提供以下材料：

（1）定点零售药店申请表。

（2）药品经营许可证、营业执照和法定代表人、主要负责人或实际控制人身份证复印件。

（3）执业药师资格证书或药学技术人员相关证书及其劳动合同复印件。

（4）医保专（兼）职管理人员的劳动合同复印件。

（5）与医疗保障政策对应的内部管理制度和财务制度文本。

（6）与医保有关的信息系统相关材料。

（7）纳入定点后使用医疗保障基金的预测性分析报告。

（8）省级医疗保障行政部门按相关规定要求提供的其他材料。

5. 对定点零售药店的管理　零售药店提出定点申请，统筹地区经办机构应即时受理。对申请材料内容不全的，经办机构自收到材料之日起5个工作日内一次性告知零售药店补充。

统筹地区经办机构应组织评估小组或委托符合规定的第三方机构，以书面、现场等形式开展评估。评估小组成员由医疗保障、医药卫生、财务管理、信息技术等专业人员构成。自受理申请材料之日起，评估时间不超过3个月，零售药店补充材料时间不计入评估期限。

评估结果包括合格和不合格。统筹地区经办机构应将评估结果报同级医疗保障行政部门备案。对于评估合格的，纳入拟签订医保协议的零售药店名单向社会公示。对于评估不合格的应告知其理由，提出整改建议。自结果告知送达之日起，整改3个月后可再次组织评估，评估仍不合格的，1年内不得再次申请。

统筹地区经办机构与评估合格的零售药店协商谈判，达成一致的，双方自愿签订医保协议。原则上由地市级及以上的统筹地区经办机构与零售药店签订医保协议并向同级医疗保障行政部门备案。医保协议应明确双方的权利、义务和责任。签订医保协议的双方应当严格执行医保协议约定。医保协议期限一般为1年。

任务四　处方药与非处方药分类管理制度

实施处方药与非处方药分类管理,不仅是我国药品管理与国际管理模式接轨的具体体现,同时也是我国药品监督管理的重大举措。1999年国家药品监督管理局发布了《处方药与非处方药分类管理办法》(试行)、《非处方药专有标识管理规定》(暂行)、《处方药与非处方药流通管理暂行规定》,自2001年1月1日起我国正式实施药品分类管理。

一、药品分类管理的目的与意义

(一)加强处方药管控销售,保障公众用药安全有效

通过严格处方药的管理,规范非处方药的管理,减少不合理用药现象的发生。未实行药品分类管理以前,除特殊管理的药品以外,其他药品在社会零售药店都处于自我销售状态,药品在大众媒体的宣传没有明确限制,使用不当容易给消费者带来许多不良反应,甚至危及生命。

(二)推动医疗保险制度改革,控制医疗费用

实施药品分类管理后,使公共卫生资源的分配更趋于合理,这样既可以维持医疗保险制度的实施,又可推动我国医药经济和医药卫生保健事业的快速发展。

(三)提高人民自我保健意识,有利于合理利用医药资源

为公众提供安全有效、质量可靠、使用方便的非处方药,既可以减少医药费用,又可以改变公众的保健观念。

二、我国药品分类管理办法

《处方药与非处方药分类管理办法(试行)》规定,根据药品品种、规格、适应证、剂量及给药途径不同,对药品分别按处方药与非处方药进行管理。国家药品监督管理部门负责处方药和非处方药分类管理办法的制定,负责组织遴选和公布非处方药目录,并对目录中的药品进行监测和评价,根据临床安全信息,对目录中存在的安全隐患或不适宜按非处方药管理的品种进行调整,及时转换为处方药管理。

(一)处方药与非处方药的特点

1. 处方药　国家药品监督管理部门目前没有制定处方药目录,但规定了零售药店不得经营的药品和必须凭处方销售的药品。

(1)零售药店不得经营的药品:麻醉药品、一类精神药品、放射性药品、终止妊娠药品、蛋白同化制剂、肽类激素(胰岛素除外)、药品类易制毒化学品、疫苗、我国法律法规规定的其他药品零售企业不得经营的药品。

(2)零售药店必须凭处方销售的药品:二类精神药品、医疗用毒性药品、注射剂、上述(1)以外其他按兴奋剂管理的药品、精神障碍治疗药(抗精神病、抗焦虑、抗躁狂、抗抑郁药)、抗病毒药(逆转录酶抑制剂和蛋白酶抑制剂)、肿瘤治疗药、含麻醉药品的复方口服溶液和曲马多制剂、未列入非处方药目录的抗菌药和激素、国家药品监督管理部门公布的其他必须凭处方销售的药品。

2. 非处方药　适用于常见的轻微疾病,公众易通过自行判断病情,能准确选择药品,非处方药目录的遴选按照"应用安全、疗效确切、质量稳定、使用方便"的原则,进行审评后公布。

（1）应用安全：安全性是遴选非处方药的首要条件，是根据现有资料及临床使用经验证实安全性可靠的药品，正常使用时无严重不良反应，或者不良反应轻微，无潜在毒性。

（2）疗效确切：针对性强，适应证明确，不需要经常调整剂量，连续用药不引起耐药性。

（3）质量稳定：有完善的质量标准，质量可控；药品理化性质较为稳定，有效期长，一般不需要特殊储存条件。

（4）使用方便：用药前不需要特殊试验和检查；主要以供口服、外用或吸入等途径应用的制剂，方便携带。

（二）处方药、非处方药专有标识、标签和说明书的管理

1. 处方药 我国实行特殊管理的药品（麻醉药品、精神药品、医疗用毒性药品、放射性药品）一般属于处方药，其标签和说明书上必须印有规定的标识。

2. 非处方药

（1）专有标识图案（图 5-2）：非处方药专有标识图案为椭圆形背景下"OTC"三个英文字母，即"over the counter"的缩写，是国际上对非处方药的习惯称谓。非处方药的专有标识图案分为红色和绿色，红色标识专用于甲类非处方药品，绿色标识专用于乙类非处方药，也可用作经营非处方药药品的企业指南性标志。

（2）专有标识印刷：非处方药专有标识是用于已列入《国家非处方药目录》，并通过药品监督管理部门审核登记的非处方药药品标签、使用说明书、内包装、外包装的专有标识。印刷非处方药专有标识时，药品的使用说明书和大包装可以单色印刷，标签和其他包装必须按

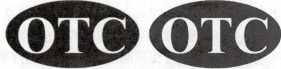

甲类非处方药（红底白字）　　乙类非处方药（绿底白字）

图 5-2　非处方药标识图

照规定的色标要求印刷。单色印刷时，非处方药专有标识下方必须标示"甲类"或"乙类"字样。非处方药专有标识应与药品标签、使用说明书、内包装、外包装一体化印刷，其大小可根据实际需要设定，但必须醒目、清晰，并按照国家药品监督管理部门公布的坐标比例使用。非处方药药品标签、使用说明书和每个销售基本单元包装印有中文药品通用名称（商品名称）的一面（侧），其右上角是非处方药专有标识的固定位置。

3. 处方药、非处方药标签、说明书、包装的警示语规定 生产企业必须将相应的警示语或忠告语醒目地印制在药品包装或药品说明书上，处方药的提示语为"请仔细阅读说明书并在医师指导下使用"；甲类非处方药、乙类非处方药的提示语为"请仔细阅读说明书并按说明使用或在药师指导下购买和使用"。

（三）处方药、非处方药的生产、经营管理

1. 生产管理 处方药、非处方药的生产企业必须具有《药品生产许可证》，其生产品种必须具有药品批准文号。在药品生产企业不得以任何方式直接向患者推荐、销售处方药。

2. 经营管理 经营批发处方药和非处方药的企业必须首先具备《药品经营许可证》资格，按照有关规定向具有合法经营资格的药品零售企业和医疗机构销售药品，并按有关规定保存销售记录备查。药品批发企业不得以任何方式直接向患者推荐、销售处方药。

零售处方药和非处方药的药店首先要具备《药品经营许可证》资格，药品零售企业必须从具有《药品生产许可证》《药品经营许可证》的生产企业、批发企业购进药品。经营处方药和甲类非处方药的药品零售企业，必须配备执业药师或相应药学技术人员；经营乙类非处方药的药品零售企业，必须配备专职的具有高职以上文化程度，经专业培训后，由省级药品监督管理部门或其授权的药品监督管理部门考核合格，并取得上岗证的人员。处方药与非处方药应当分柜摆放，不得采用有奖销售、附赠药品或礼品销售等销售方式。处方药不得采用开架自选的方式陈列和销售，处方药必须凭执业医师或执业助理医师的处方销售、购买和使用，处方留存 2 年备查，禁止普通

商业企业销售。

（四）处方药、非处方药的广告管理

处方药只能在国务院卫生行政部门和国家药品监督管理局共同指定的医学、药学专业刊物上做广告，不得在大众传播媒介发布广告或者以其他方式进行以公众为对象的广告宣传。不得以赠送医学、药学专业刊物等形式向公众发布处方药广告。

非处方药经审批可以在大众传播媒介上发布广告，仅宣传非处方药药品名称（含药品通用名、商品名）的，或者处方药在指定的医学药学专业刊物上仅宣传药品名称（含药品通用名、商品名）的，无须审查。宣传除药品名称以外的内容必须申请药品广告批准文号。

任务五　药品不良反应报告与监测管理制度

为加强药品的上市后监管，规范药品不良反应报告和监测，及时、有效控制药品风险，保障公众用药安全，国家药品监督管理局和卫生部于 1999 年 11 月颁布实施了《药品不良反应监测管理办法（试行）》。近年来，随着药品不良反应监测工作的不断推进，该办法已于 2004 年、2011年经历两次修订和完善，新修订的《药品不良反应报告和监测管理办法》（卫生部令第 81 号）于2011 年 7 月 1 日起正式实施，更加有力地推动了我国药品不良反应监测工作持续发展。

一、药品不良反应报告与监测的目的和意义

药品不良反应报告与监测是指药品不良反应的发现、报告、评价和控制的过程，是药品质量监督管理的一项重要内容。

（一）药品不良反应报告与监测的必要性

1. 药品研制存在的局限性和有限性　药物临床前评价中的实验动物数量有限，使得药品不良反应在动物体内难以发现，同时新药临床试验对象的选择相对狭窄，临床试验病例数也比较少，另外临床试验中用药控制条件严格，易出现研究偏倚，药品上市前后与临床试验不良反应的种类及出现率存在明显差别。

2. 临床用药的不合理性　临床不合理用药也是发生药品不良反应的重要原因之一。

（二）药品不良反应报告与监测的目的和意义

药品不良反应监测主要是监测上市后药品的不良反应情况，是药品再评价工作的一部分。开展药品不良反应监测的意义有：

1. 及时发现重大药害事件，防止历史上药害事件的重演，保障公众健康和社会稳定。

2. 药品不良反应监测机构对大量不良反应信息的整理和分析，为评价、整顿、淘汰药品提供重要的科学依据。

3. 弥补药品上市前研究的不足，为上市后再评价提供服务。

4. 通过不断修改药品说明书和标签，为临床用药提供信息，促进合理用药，提高药物治疗水平和医疗质量。

二、药品不良反应的概念与分类

（一）药品不良反应的概念

1. 药品不良反应（adverse drug reaction，ADR）　是指合格药品在正常用法用量下出现的与用药目的无关的有害反应，药品不良反应是药品的固有属性。

2. 药品不良反应的相关概念

（1）新的药品不良反应：是指药品说明书中未载明的不良反应。说明书中已有描述，但不良反应发生的性质、程度、后果或者频率与说明书描述不一致或者更严重的，按照新的药品不良反应处理。

（2）严重的药品不良反应：是指因使用药品引起以下损害情形之一的反应：

1）导致死亡。

2）危及生命。

3）致癌、致畸、致出生缺陷。

4）导致显著的或者永久的人体伤残或者器官功能的损伤。

5）导致住院或者住院时间延长。

6）导致其他重要医学事件，如不进行治疗可能出现上述所列情况的。

（3）药品的群体不良事件：是指同一药品在使用过程中，在相对集中的时间、区域内，对一定数量人群的身体健康或者生命安全造成损害或者威胁，需要予以紧急处置的事件。

（4）药品不良事件：是药物治疗过程中出现的任何有害的医学事件，不一定与该药有明确的因果关系，包括药品不良反应、药品标准缺陷、药品质量问题、用药失误和药品滥用。

（二）药品不良反应的分类

目前，药品不良反应分类方法有多种，这里仅介绍药理学的分类方法，这种分类方法是根据药品不良反应与药理作用的关系，将药品不良反应分为 A 型、B 型、C 型。见表 5-2。

表 5-2　药品不良反应的分类

分类	发生原因	特点	表现
A 型药品不良反应（量变型异常）	药物的药理作用增强所致	可以预测，常与剂量有关，停药或减量后症状很快减轻或消失，发生率高、死亡率低	副作用、毒性反应、后遗效应、继发反应等
B 型药品不良反应（质变型异常）	与正常药理作用完全无关的一种异常反应	一般很难预测，常规毒理学筛选不能发现，发生率低、死亡率高	特异性遗传素质反应、药物过敏反应等
C 型药品不良反应（迟现型不良反应）	A 型和 B 型反应之外的异常反应，机制不清，尚在探讨之中	一般在长期用药后出现，潜伏期较长，没有明确的时间关系，难以预测	致癌、致畸、致突变

三、药品不良反应报告与监测管理

（一）药品不良反应监测管理机构与职责

1. 行政管理机构

（1）国家药品监督管理局：国家药品监督管理局主管全国药品不良反应报告和监测工作；与卫生管理部门共同制定药品不良反应报告与监测的管理规定和政策，并监督实施；与卫生管理部门联合组织开展全国范围内影响较大并造成严重后果的药品群体不良事件的调查和处理，并发布相关信息；对已确认发生严重药品不良反应或者药品群体不良事件的药品依法采取紧急控制措施，作出行政处理决定，并向社会公布；组织检查药品生产、经营企业的药品不良反应报告和监测工作的开展情况；通报全国药品不良反应报告和监测情况等工作。

（2）地方各级药品监督管理部门：主管本行政区域内的药品不良反应报告和监测工作；与同级卫生行政部门联合组织开展本行政区域内发生的影响较大的药品群体不良事件的调查和处

理，并发布相关信息；与同级卫生行政部门共同制定本行政区域内药品不良反应报告和监测的管理规定，并监督实施；对已确认发生严重药品不良反应或者药品群体不良事件的药品依法采取紧急控制措施，作出行政处理决定，并向社会公布；通报本行政区域内药品不良反应报告和监测情况等工作。

（3）设区的市级、县级药品监督管理部门：负责本行政区域内药品不良反应报告和监测的管理工作；与同级卫生行政部门联合组织开展本行政区域内发生的药品群体不良事件的调查，并采取必要的控制措施；组织开展本行政区域内药品不良反应报告和监测的宣传、培训工作。

（4）县级以上卫生行政部门：应当加强对医疗机构临床用药的监督管理，在职责范围内依法对已确认的严重药品不良反应或者药品群体不良事件采取相关的紧急控制措施。

2. 技术管理机构

（1）国家药品不良反应监测中心：负责全国药品不良反应报告与监测的技术工作；承担国家药品不良反应报告与监测资料的收集、评价、反馈和上报，以及全国药品不良反应监测信息网络的建设和维护；制定药品不良反应报告与监测的技术标准和规范，对地方各级药品不良反应监测机构进行技术指导；组织开展严重药品不良反应的调查和评价，协助有关部门开展药品群体不良事件的调查；发布药品不良反应警示信息；承担药品不良反应报告与监测的宣传、培训、研究和国际交流工作。

（2）省级药品不良反应监测机构：负责本行政区域内的药品不良反应报告与监测的技术工作；承担本行政区域内药品不良反应报告与监测资料的收集、评价、反馈和上报，以及药品不良反应监测信息网络的维护和管理；对设区的市级、县级药品不良反应监测机构进行技术指导；协助有关部门开展药品群体不良事件的调查；承担药品不良反应报告和监测的宣传、培训等工作。

（3）设区的市级、县级药品不良反应监测机构：负责本行政区域内药品不良反应报告与监测资料的收集、核实、评价、反馈和上报；开展本行政区域内严重药品不良反应的调查和评价；协助有关部门开展药品群体不良事件的调查；承担药品不良反应报告与监测的宣传、培训等工作。

（二）药品不良反应报告机构与职责

药品上市许可持有人、药品生产、经营企业和医疗机构获知或者发现可能与用药有关的不良反应，应当通过国家药品不良反应监测信息网络报告；不具备在线报告条件的，应当通过纸质报表上报所在地药品不良反应监测机构，由所在地药品不良反应监测机构代为在线报告。报告内容应当真实、完整、准确。应配合药品监督管理部门、卫生行政部门和药品不良反应监测机构对药品不良反应或者群体不良事件的调查，并提供调查所需的资料。建立并保存药品不良反应报告和监测档案。

药品上市许可持有人、药品生产企业应当设立专门机构并配备专职人员，药品经营企业和医疗机构应当设立或者指定机构并配备专（兼）职人员，承担本单位的药品不良反应报告和监测工作。

（三）药品不良反应报告与处置

根据《药品不良反应报告和监测管理办法》规定："国家实行药品不良反应报告制度。药品上市许可持有人、药品生产企业（包括进口药品的境外制药厂商）、药品经营企业、医疗机构应当按照规定报告所发现的药品不良反应。国家鼓励公民、法人和其他组织报告药品不良反应。"

1. 药品不良反应报告的基本要求

（1）药品不良反应报告主体：药品不良反应报告的主体是药品上市许可持有人、药品生产企业、药品经营企业、医疗机构、国家药品不良反应监测中心、省级药品不良反应监测中心和个人。

（2）药品不良反应报告形式：有书面报告和电子报告两种。书面报告是指对发现的药品不良反应，相关机构按要求填写《药品不良反应／事件报告表》或《药品群体不良事件基本信息表》《药品不良反应／事件定期汇总表》，并向上级药品不良反应监测中心传送；电子报告指对发现的药品不良反应,相关机构在国家药品不良反应监测系统上填写电子版《药品不良反应/事件报告表》,并向上级药品不良反应监测中心传送。

2. 个例药品不良反应的报告与处置　药品上市许可持有人、药品生产企业、经营企业和医疗机构应当主动收集药品不良反应,获知或者发现药品不良反应后应当详细记录、分析和处理,填写《药品不良反应/事件报告表》并报告。

新药监测期内的国产药品应当报告该药品的所有不良反应;其他国产药品,报告新的和严重的不良反应。进口药品自首次获准进口之日起5年内,报告该进口药品的所有不良反应;满5年的,报告新的和严重的不良反应。

药品生产、经营企业和医疗机构凡发现或者获知新的、严重的药品不良反应应当在15日内报告,其中死亡病例须立即报告;其他药品不良反应应当在30日内报告。有随访信息的,应当及时报告。

药品生产企业应当对获知的死亡病例进行调查,详细了解死亡病例的基本信息、药品使用情况、不良反应发生及诊治情况等,并在15日内完成调查报告,报药品生产企业所在地的省级药品不良反应监测机构。

个人发现新的或者严重的药品不良反应,可以向经治医师报告,也可以向药品生产、经营企业或者当地的药品不良反应监测机构报告,必要时提供相关的病历资料。

设区的市级、县级药品不良反应监测机构应当对收到的药品不良反应报告的真实性、完整性和准确性进行审核。严重药品不良反应报告的审核和评价应当自收到报告之日起3个工作日内完成,其他报告的审核和评价应当在15个工作日内完成。对死亡病例应当进行调查,详细了解死亡病例的基本信息、药品使用情况、不良反应发生及诊治情况等,自收到报告之日起15个工作日内完成调查报告,报同级药品监督管理部门和卫生行政部门,以及上一级药品不良反应监测机构。

省级药品不良反应监测机构应当在收到下一级药品不良反应监测机构提交的严重药品不良反应评价意见之日起7个工作日内完成评价工作。对死亡病例,事件发生地和药品生产企业所在地的省级药品不良反应监测机构均应当及时根据调查报告进行分析、评价,必要时进行现场调查,并将评价结果报省级药品监督管理部门和卫生行政部门以及国家药品不良反应监测中心。

国家药品不良反应监测中心应当及时对死亡病例进行分析、评价,并将评价结果报国家药品监督管理局和国家卫生健康委员会。

3. 药品群体不良事件的报告与处置　药品上市许可持有人、药品生产企业、药品经营企业和医疗机构获知或者发现药品群体不良事件后,应当立即通过电话或者传真等方式报所在地的县级药品监督管理部门、卫生行政部门和药品不良反应监测机构,必要时可以越级报告;同时填写《药品群体不良事件基本信息表》,对每一病例还应当及时填写《药品不良反应/事件报告表》,通过国家药品不良反应监测信息网络报告。

药品生产企业获知药品群体不良事件后应当立即开展调查,详细了解药品群体不良事件的发生、药品使用、患者诊治以及药品生产、储存、流通、既往类似不良事件等情况,在7日内完成调查报告,报所在地省级药品监督管理部门和药品不良反应监测机构;同时迅速开展自查,分析事件发生的原因,必要时应当暂停生产、销售、使用和召回相关药品,并报所在地省级药品监督管理部门。药品经营企业发现药品群体不良事件应当立即告知药品生产企业,同时迅速开展自查,必要时应当暂停药品的销售,并协助药品生产企业采取相关控制措施。医疗机构发现药品群体不良事件后应当积极救治患者,迅速开展临床调查,分析事件发生的原因,必要时可采取暂停药品的使用等紧急措施。

药品监督管理部门可以采取暂停生产、销售、使用或者召回药品等控制措施。卫生行政部门应当采取措施积极组织救治患者。

设区的市级、县级药品监督管理部门获知药品群体不良事件后,应当立即与同级卫生行政部门联合组织开展现场调查,并及时将调查结果逐级报至省级药品监督管理部门和卫生行政部门。

省级药品监督管理部门与同级卫生行政部门联合对设区的市级、县级的调查进行督促、指导,对药品群体不良事件进行分析、评价,对本行政区域内发生的影响较大的药品群体不良事件,还应当组织现场调查、评价,调查结果应当及时报国家药品监督管理部门和国家卫生健康委员会。

对全国范围内影响较大并造成严重后果的药品群体不良事件,国家药品监督管理部门应当与国家卫生健康委员会联合开展相关调查工作。

4. 境外发生的严重药品不良反应的报告与处置　进口药品和国产药品在境外发生的严重药品不良反应(包括自发报告系统收集的、上市后临床研究发现的、文献报道的),药品生产企业应当填写《境外发生的药品不良反应/事件报告表》,自获知之日起 30 日内报送国家药品不良反应监测中心。国家药品不良反应监测中心要求提供原始报表及相关信息的,药品生产企业应当在 5 日内提交。

进口药品和国产药品在境外因药品不良反应被暂停销售、使用或者撤市的,药品生产企业应当在获知后 24 小时内书面报告国家药品监督管理部门和国家药品不良反应监测中心。

进口药品的境外制药厂商可以委托其驻中国境内的办事机构或者中国境内代理机构,按照对药品生产企业的规定,履行药品不良反应报告和监测义务。

国家药品不良反应监测中心应当对收到的药品不良反应报告进行分析、评价,每半年向国家药品监督管理部门和国家卫生健康委员会报告,发现提示药品可能存在安全隐患的信息应当及时报告。

5. 定期安全性更新报告　药品生产企业应当对本企业生产药品的不良反应报告和监测资料进行定期汇总分析,汇总国内外安全性信息,进行风险和效益评估,撰写定期安全性更新报告。定期安全性更新报告的撰写规范由国家药品不良反应监测中心负责制定。

国产药品的定期安全性更新报告向药品生产企业所在地省级药品不良反应监测机构提交。设立新药监测期的国产药品,应当自取得批准证明文件之日起每满 1 年提交一次定期安全性更新报告,直至首次再注册,之后每 5 年报告一次;其他国产药品,每 5 年报告一次。

进口药品(包括进口分包装药品)的定期安全性更新报告向国家药品不良反应监测中心提交。首次进口的药品,自取得进口药品批准证明文件之日起每满 1 年提交一次定期安全性更新报告,直至首次再注册,之后每 5 年报告一次。

省级药品不良反应监测机构应对收到的定期安全性更新报告进行汇总、分析和评价,于每年 4 月 1 日前将上一年度定期安全性更新报告统计情况和分析评价结果报省级药品监督管理部门和国家药品不良反应监测中心。

国家药品不良反应监测中心应当对收到的定期安全性更新报告进行汇总、分析和评价,于每年 7 月 1 日前将上一年度国产药品和进口药品的定期安全性更新报告统计情况与分析评价结果报国家药品监督管理部门和国家卫生健康委员会。

(四)药品重点监测

1. 药品生产企业的要求　应当经常考察本企业生产药品的安全性,对新药监测期内的药品和首次进口 5 年内的药品,应当开展重点监测,并按要求对监测数据进行汇总、分析、评价和报告;对本企业生产的其他药品,应当根据安全性情况主动开展重点监测。

2. 监管部门的要求　省级以上药品监督管理部门根据药品临床使用和不良反应监测情况,可以要求药品生产企业对特定药品进行重点监测;必要时,也可以直接组织药品不良反应监测机构、医疗机构和科研单位开展药品重点监测。

3. 监测机构的要求　省级以上药品不良反应监测机构负责对药品生产企业开展的重点监测进行监督、检查,并对监测报告进行技术评价。

（五）药品不良反应的评价与控制

1. 药品不良反应的评价　药品与不良反应之间关联性评价较复杂，我国使用的分析方法主要遵循下列 5 条原则：

（1）用药与不良反应 / 事件的出现有无合理的时间关系。

（2）反应是否符合该药已知的不良反应类型。

（3）停药或减量后，反应是否消失或减轻。

（4）再次使用可疑药品是否再次出现同样反应 / 事件。

（5）反应 / 事件是否可用合并用药作用、患者病情的进展、其他治疗的影响来解释。

2. 药品不良反应的控制　药品上市许可持有人应当开展药品上市后不良反应监测，主动收集、跟踪分析疑似药品不良反应信息，对已识别风险的药品采取风险控制措施。

药品生产企业对已确认发生严重不良反应的药品，应当通过各种有效途径将药品不良反应、合理用药信息及时告知医务人员、患者和公众；采取修改标签和说明书，暂停生产、销售、使用和召回等措施，减少和防止药品不良反应的重复发生。对不良反应大的药品，应当主动申请注销其批准证明文件。药品经营企业和医疗机构应当对收集到的药品不良反应报告和监测资料进行分析与评价，并采取有效措施减少和防止药品不良反应的重复发生。

省级药品不良反应监测机构应当每季度对收到的药品不良反应报告进行综合分析，提取需要关注的安全性信息，并进行评价，提出风险管理建议，及时报省级药品监督管理部门、卫生行政部门和国家药品不良反应监测中心。省级药品监督管理部门根据分析评价结果，可以采取暂停生产、销售、使用和召回药品等措施，并监督检查，同时将采取的措施通报同级卫生行政部门。

国家药品不良反应监测中心应当每季度对收到的严重药品不良反应报告进行综合分析，提取需要关注的安全性信息，并进行评价，提出风险管理建议，及时报国家药品监督管理局和国家卫生健康委员会。国家药品监督管理局根据药品分析评价结果，可以要求企业开展药品安全性、有效性相关研究。必要时，应当采取责令修改药品说明书，暂停生产、销售、使用和召回药品等措施，对不良反应大的药品，应当撤销药品批准证明文件，并将有关措施及时通报国家卫生健康委员会。

（六）药品不良反应的信息管理

药品不良反应监测机构应当对收到的药品不良反应报告和监测资料进行统计和分析，并以适当形式反馈。省级以上药品监督管理部门应当定期发布药品不良反应报告和监测情况。国家药品不良反应监测中心应当根据对药品不良反应报告和监测资料的综合分析与评价结果，及时发布药品不良反应警示信息。

（七）药品不良反应报告与监测的法律责任

1. 药品上市许可持有人　我国 2019 年修订的《药品管理法》法律责任中明确规定：药品上市许可持有人未按照规定开展药品不良反应监测或者报告疑似药品不良反应的，责令期限改正，给予警告；逾期不改正的，责令停产停业整顿，并处十万元以上一百万元以下的罚款。

2. 药品生产企业　按照《药品不良反应报告和监测管理办法》，有下列情形之一的，由所在地药品监督管理部门给予警告，责令限期改正，可以并处五千元以上三万元以下的罚款：①未按照规定建立药品不良反应报告和监测管理制度，或者无专门机构、专职人员负责本单位药品不良反应报告和监测工作的；②未建立和保存药品不良反应监测档案的；③未按照要求开展药品不良反应或者群体不良事件报告、调查、评价和处理的；④未按照要求提交定期安全性更新报告的；⑤未按照要求开展重点监测的；⑥不配合严重药品不良反应或者群体不良事件相关调查工作的；⑦其他违反本办法规定的。

药品生产企业有前款规定第④项、第⑤项情形之一的，按照《药品注册管理办法》的规定对相应药品不予再注册。

　　3．药品经营企业　有下列情形之一的,由所在地药品监督管理部门给予警告,责令限期改正;逾期不改的,处三万元以下的罚款:①无专职或者兼职人员负责本单位药品不良反应监测工作的;②未按照要求开展药品不良反应或者群体不良事件报告、调查、评价和处理的;③不配合严重药品不良反应或者群体不良事件相关调查工作的。

　　4．医疗机构　医疗机构有下列情形之一的,由所在地卫生行政部门给予警告,责令限期改正;逾期不改的,处三万元以下的罚款。情节严重并造成严重后果的,由所在地卫生行政部门对相关责任人给予行政处分:①无专职或者兼职人员负责本单位药品不良反应监测工作的;②未按照要求开展药品不良反应或者群体不良事件报告、调查、评价和处理的;③不配合严重药品不良反应或者群体不良事件相关调查工作的。

　　药品监督管理部门发现医疗机构有前款规定行为之一的,应当移交同级卫生行政部门处理。卫生行政部门对医疗机构作出行政处罚决定的,应当及时通报同级药品监督管理部门。

　　药品生产、经营企业和医疗机构违反相关规定,给药品使用者造成损害的,依法承担赔偿责任。

　　5．监管部门　各级药品监督管理部门、卫生行政部门和药品不良反应监测机构及其有关工作人员在药品不良反应报告和监测管理工作中违反本办法,造成严重后果的,依照有关规定给予行政处分。

任务六　药品召回管理制度

　　药品是关系到人民身体健康和生命安全的特殊商品。随着媒体曝光诸多药品安全事件,人们更加关注药品安全问题,建立药品召回制度的呼声也日益强烈。为加强药品安全监管,保障公众用药安全,国家食品药品监督管理局于 2007 年 12 月 6 日颁布实施了《药品召回管理办法》。2022 年 10 月 26 日国家药品监督管理局正式颁布修订版《药品召回管理办法》,自 2022 年 11 月 1 日起施行。

一、药品召回的概念与分级

(一)药品召回的概念

　　药品召回,是指药品上市许可持有人(以下称持有人)按照规定的程序收回已上市的存在质量问题或者其他安全隐患的药品,并采取相应措施,及时控制风险、消除隐患的活动。其中质量问题或者其他安全隐患,是指由于研制、生产、储运、标识等原因导致药品不符合法定要求,或者其他可能使药品具有的危及人体健康和生命安全的不合理危险。

(二)药品召回的分类

　　1．药品召回的类型　根据药品召回的主体不同,药品召回分为主动召回和责令召回。

　　(1)主动召回:是指在没有法律强制性规定情况下,确定药品存在质量问题或者其他安全隐患的,由药品上市许可持有人自愿发起并实施的召回。

　　(2)责令召回:是指药品监督管理部门经过调查评估,认为药品上市许可持有人应当召回药品而未召回的;药品监督管理部门经对持有人主动召回结果审查,认为持有人召回药品不彻底的;发生重大紧急事件或者药害事件的,责令药品上市许可持有人召回药品。

　　药品生产企业、药品经营企业、医疗机构应当协助药品上市许可持有人履行召回义务,按照召回计划及时传达、反馈药品召回信息,控制和收回缺陷药品。

　　2．药品召回的等级　根据药品质量问题或者其他安全隐患的严重程度,药品召回分为:

（1）一级召回：使用该药品可能或者已经引起严重健康危害的。

（2）二级召回：使用该药品可能或者已经引起暂时或者可逆的健康危害的。

（3）三级召回：使用该药品一般不会引起健康危害，但由于其他原因需要收回的。

药品上市许可持有人应根据召回分级与药品销售和使用情况，科学设计药品召回计划并组织实施。

二、主动召回与责令召回

（一）主动召回

1.召回责任主体　药品上市许可持有人是药品召回的责任主体。

2.主动召回情形　药品上市许可持有人经调查评估后，确定药品存在质量问题或者其他安全隐患的，应采取主动召回。境外药品上市许可持有人进口药品的境外制药厂商在境外实施药品召回的，应当及时报告国家药品监督管理部门；在境内进行召回的，由进口单位按照规定负责具体实施。调查评估报告内容应包括以下内容：①召回药品的具体情况，包括名称、规格、批次等基本信息；②实施召回的原因；③调查评估结果；④召回分级。

药品上市许可持有人在作出药品召回决定后，应制订召回计划，并组织实施。召回计划内容应包括以下几方面：①药品生产销售情况及拟召回的数量；②召回措施的具体内容，包括实施的组织、范围和时限等；③召回信息的公布途径与范围；④召回的预期效果；⑤药品召回后的处理措施；⑥联系人的姓名及联系方式。

3.药品召回的实施　药品上市许可持有人在作出药品召回决定后，应制订召回计划并组织实施，一级召回在 24 小时内，二级召回在 48 小时内，三级召回在 72 小时内，通知药品经营企业、使用单位停止销售和使用，同时向所在地药品监督管理部门报告。药品上市许可持有人作出药品召回决定的，一级召回在 1 日内，二级召回在 3 日内，三级召回在 7 日内，应当发出召回通知，并将调查评估报告和召回计划交给所在地药品监督管理部门备案。省级药品监督管理部门应当将收到的一级药品召回的调查评估报告和召回计划报告给国家药品监督管理局。药品上市许可持有人在实施召回过程中，一级召回每日，二级召回每 3 日，三级召回每 7 日，向所在地省、自治区、直辖市人民政府药品监督管理部门报告药品召回进展情况。药品上市许可持有人对召回药品的处理应当有详细的记录，记录应当保存 5 年且不得少于药品有效期后 1 年。药品主动召回的程序见图 5-3。

4.召回评价　召回完成后，应当及时对召回效果进行评价，并向所在地省、自治区、直辖市药品监督管理部门提交药品召回总结报告。经评估，认为召回不彻底的，应当重新召回或者扩大召回范围。

省、自治区、直辖市药品监督管理部门应当自收到总结报告之日起 10 日内对报告进行审查，并对召回效果进行评价，必要时组织专家进行审查和评价。审查和评价结论应当以书面形式通知药品生产企业。经过审查和评价，认为召回不彻底或者需要采取更为有效的措施的，药品监督管理部门应当要求药品生产企业重新召回或者扩大召回范围。

（二）责令召回

1.药品监督管理部门的要求　药品监督管理部门责令召回药品的，应当按照相关规定向社会公布责令召回药品信息，要求持有人、药品生产企业、药品经营企业和药品使用单位停止生产、放行、销售、使用。药品监督管理部门作出责令召回决定，应当将责令召回通知书送达持有人。责令召回通知书应当包括以下内容：①召回药品的具体情况，包括名称、规格、批次等基本信息；②实施召回的原因；③审查评价和 / 或调查评估结果；④召回等级；⑤召回要求，包括范围和时限等。

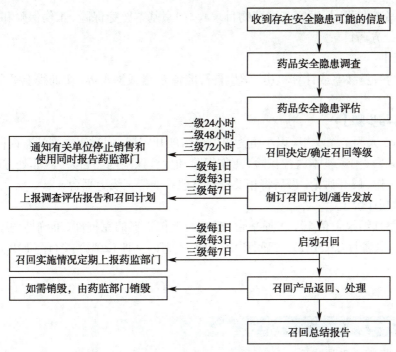

图 5-3 药品主动召回程序

　　药品监督管理部门应当自收到总结报告之日起 10 个工作日内进行审查,并对召回效果进行评价,必要时组织专家进行审查和评价。认为召回尚未有效控制风险或者消除隐患的,应当书面要求持有人重新召回。

　　2. 药品上市许可持有人要求　药品上市许可持有人在收到责令召回通知书后,应当按照规定,通知药品生产企业、药品经营企业和药品使用单位,制订、备案召回计划,并组织实施。持有人在实施召回过程中,应按照相关要求向所在地省级药品监督管理部门报告药品召回进展情况,做好后续处理和记录,并在完成召回和处理后 10 个工作日内向所在地省级药品监督管理部门和卫生健康主管部门提交药品召回的总结报告。

三、法律责任

　　对药品上市许可持有人、药品生产企业、药品经营企业、医疗机构违反《药品召回管理办法》规定,按照《药品管理法》第一百三十五条的规定处理:药品上市许可持有人在省、自治区、直辖市人民政府药品监督管理部门责令其召回后,拒不召回的,处应召回药品货值金额 5 倍以上 10 倍以下的罚款;货值金额不足 10 万元的,按 10 万元计算;情节严重的,吊销药品批准证明文件、药品生产许可证、药品经营许可证,对法定代表人、主要负责人、直接负责的主管人员和其他责任人员,处 2 万元以上 20 万元以下的罚款。药品生产企业、药品经营企业、医疗机构拒不配合召回的,处 10 万元以上 50 万元以下的罚款。

实训 《国家基本药物目录》《国家基本医疗保险、工伤保险和生育保险药品目录》《非处方药目录》查询

【实训目的】
学会通过国家卫生健康委员会、国家医疗保障局、人力资源和社会保障部、国家药品监督管

理局等官方网站查询我国《国家基本药物目录》、《国家基本医疗保险、工伤保险和生育保险药品目录》以及《非处方药目录》。

【实训准备】

实训场地为智慧教室或计算机房；学生自行准备 U 盘或网盘等；实训线上平台（超星学习通或雨课堂等）。

【实训内容与步骤】

学生以 3～5 人为一个小组，以小组为单位分组展开实训，通过官方网站查询检索我国的《国家基本药物目录》、《国家基本医疗保险、工伤保险和生育保险药品目录》、《非处方药目录》；小组同学可以分工协作、展开讨论；最后将相关资料整理并上传至线上平台。

【实训考核与评价】

各小组将整理结果上传至学习通平台，教师对上传资料的完整性、准确性、规范性等进行评价。考核成绩＝教师评价（50%）＋组间评价（20%）＋组内互评（20%）＋自评（10%）。

（汤丹丰）

？ 复习思考题

ER-5-3

扫一扫，测一测

1. 简述药品的质量特性。
2. 简述基本药物的含义及国家基本药物目录遴选原则。
3. 药品严重不良反应包括哪些情形？
4. 我国药品召回的含义是什么？如何分类和分级？
5. 哪些药品不能纳入国家基本药物目录的遴选范围？

项目六　药品研制与注册管理

ER-6-1

课件

学习目标

素质目标：增强创新意识，在学习工作中秉承不畏艰险、百折不挠的精神。

知识目标：掌握药品注册的概念及药品注册分类、药物的临床研究、药品上市许可及药品加快上市注册程序；熟悉药品注册管理机构、药品的关联审评审批、药品上市后的变更与再注册；了解药物的临床前研究。

能力目标：能查询药品注册相关信息；具备整理资料、按程序进行药品注册申请的能力，能够胜任药品注册专员岗位的工作。

ER-6-2

知识导览

案例导学

　　1937 年，美国马森基尔公司研制出了以二甘醇为溶剂的磺胺口服液，命名为"elixir sulfanilamide"（磺胺酏剂）。马森基尔公司并未对磺胺酏剂进行动物实验和临床试验，就将其投放市场，上市后不久出现过百人服药后死亡，调查发现引发这一惨剧的元凶正是"二甘醇"。这起药害事件在美国受到密切关注。1938 年，罗斯福总统签署了《联邦食品、药品和化妆品法案》，法案中规定新药上市前必须向美国食品药品监督管理局（FDA）提供安全性证明，经过审查批准后方可合法上市。

　　药品注册管理是控制药品市场准入的前置性管理，也是药品监督管理工作的重要环节。严格规范药品注册行为，加强药品注册环节的监督管理，是保障药品安全有效、质量可控的重要手段。新修订的《药品注册管理办法》于 2020 年 1 月 15 日经国家市场监督管理总局 2020 年第 1 次局务会议审议通过，自 2020 年 7 月 1 日起施行。

任务一　药品注册认知

一、药品注册的概念

　　药品注册是指药品注册申请人（以下简称申请人）依照法定程序和相关要求提出药物临床试验、药品上市许可、再注册等申请以及补充申请，药品监督管理部门基于法律法规和现有科学认知进行安全性、有效性和质量可控性等审查，决定是否同意其申请的活动。

　　申请人取得药品注册证书后，为药品上市许可持有人（以下简称持有人）。

二、药品注册分类

根据《药品注册管理办法》（国家市场监督管理总局令第 27 号）的规定，药品注册按照中药、化学药和生物制品等进行分类注册管理。

中药注册按照中药创新药、中药改良型新药、古代经典名方中药复方制剂、同名同方药等进行分类。

化学药注册按照化学药创新药、化学药改良型新药、仿制药等进行分类。

生物制品注册按照生物制品创新药、生物制品改良型新药、已上市生物制品（含生物类似药）等进行分类。

中药、化学药和生物制品等药品的细化分类和相应的申报资料要求，由国家药品监督管理局根据注册药品的产品特性、创新程度和审评管理需要组织制定，并向社会公布。

境外生产药品的注册申请，按照药品的细化分类和相应的申报资料要求执行。

（一）中药的注册分类

1 类：中药创新药。指处方未在国家药品标准、药品注册标准及国家中医药主管部门发布的《古代经典名方目录》中收载，具有临床价值，且未在境外上市的中药新处方制剂。一般包含以下情形：

1.1　中药复方制剂，系指由多味饮片、提取物等在中医药理论指导下组方而成的制剂。

1.2　从单一植物、动物、矿物等物质中提取得到的提取物及其制剂。

1.3　新药材及其制剂，即未被国家药品标准、药品注册标准以及省、自治区、直辖市药材标准收载的药材及其制剂，以及具有上述标准药材的原动、植物新的药用部位及其制剂。

2 类：中药改良型新药。指改变已上市中药的给药途径、剂型，且具有临床应用优势和特点，或增加功能主治等的制剂。一般包含以下情形：

2.1　改变已上市中药给药途径的制剂，即不同给药途径或不同吸收部位之间相互改变的制剂。

2.2　改变已上市中药剂型的制剂，即在给药途径不变的情况下改变剂型的制剂。

2.3　中药增加功能主治。

2.4　已上市中药生产工艺或辅料等改变引起药用物质基础或药物吸收、利用明显改变的。

3 类：古代经典名方中药复方制剂。古代经典名方是指符合《中华人民共和国中医药法》规定的，至今仍广泛应用、疗效确切、具有明显特色与优势的古代中医典籍所记载的方剂。古代经典名方中药复方制剂是指来源于古代经典名方的中药复方制剂。包含以下情形：

3.1　按《古代经典名方目录管理》的中药复方制剂。

3.2　其他来源于古代经典名方的中药复方制剂。包括未按《古代经典名方目录管理》的古代经典名方中药复方制剂和基于古代经典名方加减化裁的中药复方制剂。

4 类：同名同方药。指通用名称、处方、剂型、功能主治、用法及日用饮片量与已上市中药相同，且在安全性、有效性、质量可控性方面不低于该已上市中药的制剂。

天然药物是指在现代医药理论指导下使用的天然药用物质及其制剂。天然药物参照中药注册分类。

其他情形，主要指境外已上市而境内未上市的中药、天然药物制剂。

（二）化学药品的注册分类

1 类：境内外均未上市的创新药。指含有新的结构明确、具有药理作用的化合物，且具有临床价值的药品。

2 类：境内外均未上市的改良型新药。指在已知活性成分的基础上，对其结构、剂型、处方工艺、给药途径、适应证等进行优化，且具有明显临床优势的药品。

2.1　含有用拆分或者合成等方法制得的已知活性成分的光学异构体，或者对已知活性成分成酯，或者对已知活性成分成盐（包括含有氢键或配位键的盐），或者改变已知盐类活性成分的酸根、碱基或金属元素，或者形成其他非共价键衍生物（如络合物、螯合物或包合物），且具有明显临床优势的药品。

2.2　含有已知活性成分的新剂型（包括新的给药系统）、新处方工艺、新给药途径，且具有明显临床优势的药品。

2.3　含有已知活性成分的新复方制剂，且具有明显临床优势。

2.4　含有已知活性成分的新适应证的药品。

3类：境内申请人仿制境外上市但境内未上市原研药品的药品。该类药品应与参比制剂的质量和疗效一致。

4类：境内申请人仿制已在境内上市原研药品的药品。该类药品应与参比制剂的质量和疗效一致。

5类：境外上市的药品申请在境内上市。

5.1　境外上市的原研药品和改良型药品申请在境内上市。改良型药品应具有明显临床优势。

5.2　境外上市的仿制药申请在境内上市。

原研药品是指境内外首个获准上市，且具有完整和充分的安全性、有效性数据作为上市依据的药品。

参比制剂是指经国家药品监管部门评估确认的仿制药研制使用的对照药品。参比制剂的遴选与公布按照国家药品监管部门相关规定执行。

（三）生物制品的注册分类

1. 预防用生物制品的注册分类

1类：创新型疫苗：境内外均未上市的疫苗：

1.1　无有效预防手段疾病的疫苗。

1.2　在已上市疫苗基础上开发的新抗原形式，如新基因重组疫苗、新核酸疫苗、已上市多糖疫苗基础上制备的新的结合疫苗等。

1.3　含新佐剂或新佐剂系统的疫苗。

1.4　含新抗原或新抗原形式的多联/多价疫苗。

2类：改良型疫苗：对境内或境外已上市疫苗产品进行改良，使新产品的安全性、有效性、质量可控性有改进，且具有明显优势的疫苗，包括：

2.1　在境内或境外已上市产品基础上改变抗原谱或型别，且具有明显临床优势的疫苗。

2.2　具有重大技术改进的疫苗，包括对疫苗菌毒种/细胞基质/生产工艺/剂型等的改进。（如更换为其他表达体系或细胞基质的疫苗；更换菌毒株或对已上市菌毒株进行改造；对已上市细胞基质或目的基因进行改造；非纯化疫苗改进为纯化疫苗；全细胞疫苗改进为组分疫苗等）

2.3　已有同类产品上市的疫苗组成的新的多联/多价疫苗。

2.4　改变给药途径，且具有明显临床优势的疫苗。

2.5　改变免疫剂量或免疫程序，且新免疫剂量或免疫程序具有明显临床优势的疫苗。

2.6　改变适用人群的疫苗。

3类：境内或境外已上市的疫苗：

3.1　境外生产的境外已上市、境内未上市的疫苗申报上市。

3.2　境外已上市、境内未上市的疫苗申报在境内生产上市。

3.3　境内已上市疫苗。

2. 治疗用生物制品的注册分类

1类：创新型生物制品：境内外均未上市的治疗用生物制品。

2类：改良型生物制品：对境内或境外已上市制品进行改良，使新产品的安全性、有效性、质量可控性有改进，且具有明显优势的治疗用生物制品。

2.1　在已上市制品基础上，对其剂型、给药途径等进行优化，且具有明显临床优势的生物制品。

2.2　增加境内外均未获批的新适应证和/或改变用药人群。

2.3　已有同类制品上市的生物制品组成新的复方制品。

2.4　在已上市制品基础上，具有重大技术改进的生物制品，如重组技术替代生物组织提取技术；较已上市制品改变氨基酸位点或表达系统、宿主细胞后具有明显临床优势等。

3类：境内或境外已上市生物制品：

3.1　境外生产的境外已上市、境内未上市的生物制品申报上市。

3.2　境外已上市、境内未上市的生物制品申报在境内生产上市。

3.3　生物类似药。

3.4　其他生物制品。

3. 按生物制品管理的体外诊断试剂注册分类

1类：创新型体外诊断试剂。

2类：境内外已上市的体外诊断试剂

三、药品注册管理机构

（一）药品注册管理行政机构

1. 国家药品监督管理局　国家药品监督管理局主管全国药品注册管理工作，负责建立药品注册管理工作体系和制度，制定药品注册管理规范，依法组织药品注册审评审批以及相关的监督管理工作。

2. 省、自治区、直辖市药品监督管理部门　省、自治区、直辖市药品监督管理部门负责本行政区域内以下药品注册相关管理工作：①境内生产药品再注册申请的受理、审查和审批；②药品上市后变更的备案、报告事项管理；③组织对药物非临床安全性评价研究机构、药物临床试验机构的日常监管及违法行为的查处；④参与国家药品监督管理局组织的药品注册核查、检验等工作；⑤国家药品监督管理局委托实施的药品注册相关事项。

（二）药品注册管理技术机构

国家药品监督管理局药品审评中心（以下简称药品审评中心）负责药物临床试验申请、药品上市许可申请、补充申请和境外生产药品再注册申请等的审评。中国食品药品检定研究院、国家药典委员会（以下简称药典委）、国家药品监督管理局食品药品审核查验中心、国家药品监督管理局药品评价中心（以下简称药品评价中心）、国家药品监督管理局行政事项受理服务和投诉举报中心、国家药品监督管理局信息中心等药品专业技术机构，承担依法实施药品注册管理所需的药品注册检验、通用名称核准、核查、监测与评价、制证送达以及相应的信息化建设与管理等相关工作。

省、自治区、直辖市药品监督管理部门设置或者指定的药品专业技术机构，承担依法实施药品监督管理所需的审评、检验、核查、监测与评价等工作。

任务二　药物的临床前研究和临床研究

一、药物的临床前研究

（一）药物临床前研究的内容

为申请药品注册而进行的药物临床前研究主要包括以下内容：

1. 文献研究　包括药品名称及其命名依据、立题目的与依据。

化学药品名称：包括通用名、化学名、英文名、汉语拼音名，并注明其化学结构式、分子量、分子式等。中药、天然药物名称包括中文名、汉语拼音名。

列入国家药品标准的药品名称为药品通用名称。药品通用名称应科学、明确、简短；应尽量采用词干已确定的译名，使同类药品能体现系统性；应避免采用可能给患者以暗示的有关药理学、解剖学、生理学、病理学或治疗学的药品名称，并不得用代号命名。药品的通用名及其专用词干的英文及中文译名均不得作为商品名或用于组成商品名，不得用于商标注册。药品的英文名应尽量采用世界卫生组织编订的国际非专利药名（international nonproprietary name，INN）。

立题目的与依据：化学药品包括国内外有关该药品研发、上市销售现状及相关文献资料或者生产、使用情况，制剂研究合理性和临床使用必需性的综述。中药材、天然药物应当提供有关古代、现代文献资料综述。中药、天然药物制剂应当提供处方来源和选题依据，国内外研究现状或生产、使用情况的综述，以及对该品种创新性、可行性、剂型的合理性和临床使用必要性等的分析，包括和已有国家标准的同类品种的比较。中药还应提供有关传统医药的理论依据及古籍文献资料综述等。

2. 药学研究　包括药物的合成工艺、提取方法、理化性质及纯度、剂型选择、处方筛选、制备工艺、检验方法、质量指标、稳定性研究等。中药制剂还包括原药材的来源、加工及炮制等的研究；生物制品还包括菌毒种、细胞株、生物组织等起始原材料的来源、质量标准、保存条件、生物学特征、遗传稳定性及免疫学的研究等。

3. 药理毒理学研究（亦称安全性评价研究）　包括药效学、一般药理学、急性毒性、长期毒性、过敏性、溶血性和局部刺激性、致突变、生殖毒性、致癌、依赖性等试验。

（二）药物临床前研究的管理

药物非临床安全性评价研究应当遵守《药物非临床研究质量管理规范》（Good Laboratory Practice，GLP）。我国现行 GLP 于 2017 年 7 月 27 日发布，2017 年 9 月 1 日起施行。药物非临床安全性评价研究是药物研发的基础性工作，应当确保行为规范，数据真实、准确、完整。

药物非临床安全性评价研究应当在经过 GLP 认证的机构开展。药物研究机构应当具有与试验研究项目相适应的人员、场地、设备、仪器和管理制度，并保证所有试验数据和资料的真实性；所用实验动物、试剂和原材料应当符合国家有关规定和要求。

二、药物的临床研究

药物临床试验是指以药品上市注册为目的，为确定药物安全性与有效性在人体开展的药物研究。

（一）药物临床试验分期

药物临床试验分为Ⅰ期临床试验、Ⅱ期临床试验、Ⅲ期临床试验、Ⅳ期临床试验以及生物等效性试验。根据药物特点和研究目的，研究内容包括临床药理学研究、探索性临床试验、确证性临床试验和上市后研究。

Ⅰ期临床试验：初步的临床药理学及人体安全性评价试验。观察人体对于新药的耐受程度和药动学，为制订给药方案提供依据。

Ⅱ期临床试验：治疗作用初步评价阶段。其目的是初步评价药物对目标适应证患者的治疗作用和安全性，也包括为Ⅲ期临床试验研究设计和给药剂量方案的确定提供依据。此阶段的研究设计可以根据具体的研究目的，采用多种形式，包括随机盲法对照临床试验。

Ⅲ期临床试验：治疗作用确证阶段。其目的是进一步验证药物对目标适应证患者的治疗作用和安全性，评价利益与风险关系，最终为药物注册申请的审查提供充分的依据。试验一般应为具有足够样本量的随机盲法对照试验。

Ⅳ期临床试验：新药上市后应用研究阶段。其目的是考察在广泛使用条件下药物的疗效和不良反应，评价在普通或者特殊人群中使用的利益与风险关系以及改进给药剂量等。

生物等效性试验：是指用生物利用度研究的方法，以药动学参数为指标，比较同一种药物的相同或者不同剂型的制剂，在相同的试验条件下，其活性成分吸收程度和速度有无统计学差异的人体试验。

（二）药物临床试验的管理

为保证药物临床试验过程规范，数据和结果的科学、真实、可靠，保护受试者的权益和安全，药物临床试验的相关活动应当遵守《药物临床试验质量管理规范》（Good Clinical Practice，GCP）。

1. 药物临床试验场所　药物临床试验应当在具备相应条件并按规定备案的药物临床试验机构开展。其中，疫苗临床试验应当由符合国家药品监督管理局和国家卫生健康委员会规定条件的三级医疗机构或者省级以上疾病预防控制机构实施或者组织实施。

2. 试验药物　药物临床试验用药品的管理应当符合 GCP 的有关要求。试验药物的制备应当符合临床试验用药品生产质量管理相关要求。试验药物的使用应当符合试验方案。

3. 药物临床试验实施时限　药物临床试验应当在批准后三年内实施。药物临床试验申请自获准之日起，三年内未有受试者签署知情同意书的，该药物临床试验许可自行失效。仍需实施药物临床试验的，应当重新申请。

4. 伦理委员会审查的规定　开展药物临床试验，应当经伦理委员会审查同意。

获准开展药物临床试验的，申办者在开展后续分期药物临床试验前，应当制订相应的药物临床试验方案，经伦理委员会审查同意后开展，并在药品审评中心网站提交相应的药物临床试验方案和支持性资料。

任务三　药品上市注册

一、药物临床试验申请

《药品管理法》规定"开展药物临床试验，应当按照国务院药品监督管理部门的规定如实报送研制方法、质量指标、药理及毒理试验结果等有关数据、资料和样品，经国务院药品监督管理部门批准。国务院药品监督管理部门应当自受理临床试验申请之日起六十个工作日内决定是否同意并通知临床试验申办者，逾期未通知的，视为同意。其中，开展生物等效性试验的，报国务院药品监督管理部门备案。"

药物临床试验的申请审批流程分为申请、受理、审评审批，基本流程如下。

1. 申请　申请人完成支持药物临床试验的药学、药理毒理学等研究后，提出药物临床试验申请的，应当按照申报资料要求提交相关研究资料。

2. 受理　药品审评中心在收到申报资料后 5 日内完成形式审查。符合要求或按照规定补正后符合要求的，发出受理通知书。受理通知书应载明：自受理缴费之日起 60 日内，未收到药品审评中心否定或质疑意见的，申请人可以按照提交的方案开展临床试验。临床试验开始时，申请人应登录药品审评中心门户网站，在"药物临床试验登记与信息公示平台"进行相关信息登记。

3. 审评审批　对于申报资料符合审评要求，但有相关信息需要提醒申请人的，药品审评中心应在受理缴费后 60 日内通知申请人，列明相关要求和注意事项。申请人应通过药品审评中心门户网站查询和下载临床试验申请相关通知或提醒。

对于已受理的申报资料不符合审评技术要求的，药品审评中心可通过沟通交流或补充资料方式一次性告知申请人需要补正的全部内容，申请人应在收到补充资料通知之日起 5 日内一次性提交补充资料。申请人补充资料后，在该申请受理缴费之日起 60 日内未收到药品审评中心其他否定或质疑意见的，可按照完善后的方案开展临床试验。申请人未按时限补充资料或补充资料仍不能满足审评要求的，药品审评中心以《暂停临床试验通知书》方式通知申请人，并列明目前尚不具备开展临床试验的原因。

对于申报资料存在重大缺陷，或临床试验方案不完整，或缺乏可靠的风险控制措施、存在潜在的临床风险而无法保障临床试验受试者安全的，药品审评中心以《暂停临床试验通知书》方式通知申请人，说明目前不支持开展临床试验的理由。药品审评中心在作出暂停临床试验决定前，应与申请人沟通交流。申请人可通过药品审评中心门户网站查询和下载《暂停临床试验通知书》。

申请人在解决了《暂停临床试验通知书》中所列问题后，可向药品审评中心书面提出答复和恢复临床试验申请。药品审评中心在收到申请之日起 60 日内提出是否同意的答复意见。答复意见包括同意恢复临床试验或继续执行暂停临床试验决定，并说明理由。申请人应在收到药品审评中心书面答复同意恢复的意见后方可开展临床试验。申请人对《暂停临床试验通知书》有异议且无法通过沟通交流解决的，可申请召开专家咨询会或专家公开论证会。

药物临床试验申请审批流程见图 6-1。

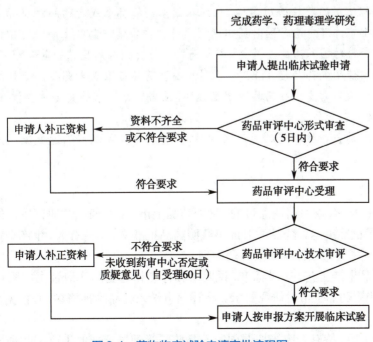

图 6-1　药物临床试验申请审批流程图

二、药品上市许可申请

（一）药品上市许可申请的程序

1. 申请　申请人在完成支持药品上市注册的药学、药理毒理学和药物临床试验等研究，确定质量标准，完成商业规模生产工艺验证，并做好接受药品注册核查检验的准备后，提出药品上市许可申请，按照申报资料要求提交相关研究资料。经对申报资料进行形式审查，符合要求的，予以受理。

仿制药、按照药品管理的体外诊断试剂以及其他符合条件的情形，经申请人评估，认为无须或者不能开展药物临床试验，符合豁免药物临床试验条件的，申请人可以直接提出药品上市许可申请。

符合以下情形之一的，可以直接提出非处方药上市许可申请：①境内已有相同活性成分、适应证（或者功能主治）、剂型、规格的非处方药上市的药品；②经国家药品监督管理局确定的非处方药改变剂型或者规格，但不改变适应证（或者功能主治）、给药剂量以及给药途径的药品；③使用国家药品监督管理局确定的非处方药的活性成分组成的新的复方制剂；④其他直接申报非处方药上市许可的情形。

2. 审评　药品审评中心应当组织药学、医学和其他技术人员，按要求对已受理的药品上市许可申请进行审评。

审评过程中基于风险启动药品注册核查、检验，相关技术机构应当在规定时限内完成核查、检验工作。

药品审评中心根据药品注册申报资料、核查结果、检验结果等，对药品的安全性、有效性和质量可控性等进行综合审评，非处方药还应当转药品评价中心进行非处方药适宜性审查。

知识链接

药品通用名核准

申报药品拟使用的药品通用名称，未列入国家药品标准或者药品注册标准的，申请人应当在提出药品上市许可申请时同时提出通用名称核准申请。药品上市许可申请受理后，通用名称核准相关资料转国家药典委员会，国家药典委员会核准后反馈给药品审评中心。

申报药品拟使用的药品通用名称，已列入国家药品标准或者药品注册标准，药品审评中心在审评过程中认为需要核准药品通用名称的，应当通知国家药典委员会核准通用名称并提供相关资料，国家药典委员会核准后反馈给药品审评中心。

国家药典委员会在核准药品通用名称时，应当与申请人做好沟通交流，并将核准结果告知申请人。

3. 核准注册　综合审评结论通过的，批准药品上市，发给药品注册证书。综合审评结论不通过的，作出不予批准决定。药品注册证书载明药品批准文号、持有人、生产企业等信息。非处方药的药品注册证书还应当注明非处方药类别。

经核准的药品生产工艺、质量标准、说明书和标签作为药品注册证书的附件一并发给申请人，必要时还应当附药品上市后研究要求。上述信息纳入药品品种档案，并根据上市后变更情况及时更新。

药品批准上市后，持有人应当按照国家药品监督管理局核准的生产工艺和质量标准生产药品，并按照《药品生产质量管理规范》要求进行细化和实施。

药品上市许可流程见图6-2。

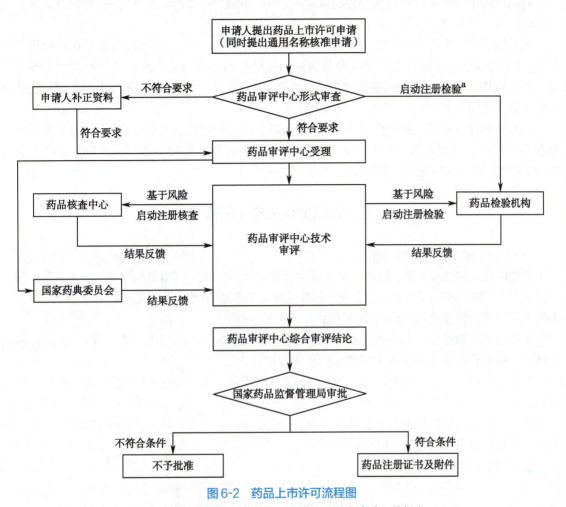

图6-2　药品上市许可流程图

a: 药品注册检验也可由申请人在药品注册申请受理前提出。

思政元素

学行业楷模，扬担当精神

2020年伊始，一场突如其来的新型冠状病毒感染席卷武汉。新型冠状病毒感染发生后，中国工程院院士、中国人民解放军军事科学院军事医学研究院生物工程研究所所长、研究员陈薇临危受命，担任军事医学专家组组长。大年初二，陈薇率领军事医学专家组紧急奔赴武汉，围绕病原传播变异、快速检测技术、疫苗抗体研制等课题，迅速开展应急科研攻关，与军地有关单位迅速建立起联防、联控、联治、联研工作机制。陈薇率领团队与北京后方科研基地协同作战，开展新冠疫苗研究。2020年3月16日，陈薇领衔科研团队研制的新冠疫苗，获批正式进入临床试验；8月11日，该型疫苗获得国家发明专利，成为国内首个进入临床获得专利权的新冠疫苗；2021年2月25日，该型疫苗获国家药品监督管理局批准附条件上市。2020年9月8日，在全国抗击新冠肺炎疫情表彰大会上，陈薇获得"人民英雄"国家荣誉称号奖章。"关键时刻冲得上去、危难关头豁得出来，才是真正的共产党员"，陈薇一直秉持着这一人生信条。陈薇带领着她的团队，不断攀登新的科学高峰，为国家安全和人民生命安全筑起生物防控的坚盾。

（二）关联审评审批

药品审评中心在审评药品制剂注册申请时，对药品制剂选用的化学原料药、辅料及直接接触药品的包装材料和容器进行关联审评。

化学原料药、辅料及直接接触药品的包装材料和容器生产企业应当按照关联审评审批制度要求，在化学原料药、辅料及直接接触药品的包装材料和容器登记平台登记产品信息与研究资料。药品审评中心向社会公示登记号、产品名称、企业名称、生产地址等基本信息，供药品制剂注册申请人选择。

药品制剂注册申请人提出药品注册申请，可以直接选用已登记的化学原料药、辅料及直接接触药品的包装材料和容器；选用未登记的化学原料药、辅料及直接接触药品的包装材料和容器的，相关研究资料应当随药品制剂注册申请一并申报。

三、药品加快上市注册程序

（一）突破性治疗药物程序

药物临床试验期间，用于防治严重危及生命或者严重影响生存质量的疾病，且尚无有效防治手段或者与现有治疗手段相比有足够证据表明具有明显临床优势的创新药或者改良型新药等，申请人可以申请适用突破性治疗药物程序。

申请适用突破性治疗药物程序的，申请人应当向药品审评中心提出申请。符合条件的，药品审评中心按照程序公示后纳入突破性治疗药物程序。

对纳入突破性治疗药物程序的药物临床试验，给予以下政策支持：①申请人可以在药物临床试验的关键阶段向药品审评中心提出沟通交流申请，药品审评中心安排审评人员进行沟通交流；②申请人可以将阶段性研究资料提交药品审评中心，药品审评中心基于已有研究资料，对下一步研究方案提出意见或者建议，并反馈给申请人。

（二）附条件批准程序

药物临床试验期间，符合以下情形的药品，可以申请附条件批准：①治疗严重危及生命且尚无有效治疗手段的疾病的药品，药物临床试验已有数据证实疗效并能预测其临床价值的；②公共卫生方面急需的药品，药物临床试验已有数据显示疗效并能预测其临床价值的；③应对重大突发公共卫生事件急需的疫苗或者国家卫生健康委员会认定急需的其他疫苗，经评估获益大于风险的。

申请附条件批准的，申请人应当就附条件批准上市的条件和上市后继续完成的研究工作等与药品审评中心沟通交流，经沟通交流确认后提出药品上市许可申请。

经审评，符合附条件批准要求的，在药品注册证书中载明附条件批准药品注册证书的有效期、上市后需要继续完成的研究工作及完成时限等相关事项。

对附条件批准的药品，持有人应当在药品上市后采取相应的风险管理措施，并在规定期限内按照要求完成药物临床试验等相关研究，以补充申请方式申报。

对批准疫苗注册申请时提出进一步研究要求的，疫苗持有人应当在规定期限内完成研究。

附条件批准的药品，持有人逾期未按照要求完成研究或者不能证明其获益大于风险的，国家药品监督管理局应当依法处理，直至注销药品注册证书。

（三）优先审评审批程序

药品上市许可申请时，以下具有明显临床价值的药品，可以申请适用优先审评审批程序：①临床急需的短缺药品、防治重大传染病和罕见病等疾病的创新药和改良型新药；②符合儿童生理特征的儿童用药品新品种、剂型和规格；③疾病预防、控制急需的疫苗和创新疫苗；④纳入突破性治疗药物程序的药品；⑤符合附条件批准的药品；⑥国家药品监督管理局规定其他优先审评审批的情形。

　　申请人在提出药品上市许可申请前,应当与药品审评中心沟通交流,经沟通交流确认后,在提出药品上市许可申请的同时,向药品审评中心提出优先审评审批申请。符合条件的,药品审评中心按照程序公示后纳入优先审评审批程序。

（四）特别审批程序

　　在发生突发公共卫生事件的威胁时以及突发公共卫生事件发生后,国家药品监督管理局可以依法决定对突发公共卫生事件应急所需防治药品实行特别审批。

　　对实行特别审批的药品注册申请,国家药品监督管理局按照统一指挥、早期介入、快速高效、科学审批的原则,组织加快并同步开展药品注册受理、审评、核查、检验工作。特别审批的情形、程序、时限、要求等按照药品特别审批程序规定执行。

　　对纳入特别审批程序的药品,可以根据疾病防控的特定需要,限定其在一定期限和范围内使用。

知识链接

建立适合中药特点的审评审批体系

　　中药注册审评,采用中医药理论、人用经验和临床试验相结合的审评证据体系,综合评价中药的安全性、有效性和质量可控性。

　　1. 简化注册审批　对古代经典名方中药复方制剂的上市申请实施简化注册审批。

　　2. 优先审评审批　对临床定位清晰且具有明显临床价值的以下情形中药新药等的注册申请实行优先审评审批:①用于重大疾病、新发突发传染病、罕见病防治;②临床急需而市场短缺;③儿童用药;④新发现的药材及其制剂,或者药材新的药用部位及其制剂;⑤药用物质基础清楚、作用机制基本明确。

　　3. 附条件批准　对治疗严重危及生命且尚无有效治疗手段的疾病以及国务院卫生健康或者中医药主管部门认定急需的中药,药物临床试验已有数据或者高质量中药人用经验证据显示疗效并能预测其临床价值的,可以附条件批准,并在药品注册证书中载明有关事项。

　　4. 特别审批程序　在突发公共卫生事件时,国务院卫生健康或者中医药主管部门认定急需的中药,可应用人用经验证据,直接按照特别审批程序申请开展临床试验或者上市许可或者增加功能主治。

任务四　药品上市后变更和再注册

一、药品上市后变更

（一）药品上市后研究

　　持有人应当主动开展药品上市后研究,对药品的安全性、有效性和质量可控性进行进一步确证,加强对已上市药品的持续管理。

　　药品注册证书及附件要求持有人在药品上市后开展相关研究工作的,持有人应当在规定时限内完成并按照要求提出补充申请、备案或者报告。

　　药品批准上市后,持有人应当持续开展药品安全性和有效性研究,根据有关数据及时备案或者提出修订说明书的补充申请,不断更新完善说明书和标签。药品监督管理部门依职责可以根据药品不良反应监测和药品上市后评价结果等,要求持有人对说明书和标签进行修订。

（二）药品上市后变更

药品上市后的变更，按照其对药品安全性、有效性和质量可控性的风险与产生影响的程度，实行分类管理，分为审批类变更、备案类变更和报告类变更。

1. 审批类变更　以下变更，持有人应当以补充申请方式申报，经批准后实施：

（1）药品生产过程中的重大变更。

（2）药品说明书中涉及有效性内容以及增加安全性风险的其他内容的变更。

（3）持有人转让药品上市许可。

（4）国家药品监督管理局规定需要审批的其他变更。

2. 备案类变更　以下变更，持有人应当在变更实施前，报所在地省、自治区、直辖市药品监督管理部门备案：

（1）药品生产过程中的中等变更。

（2）药品包装标签内容的变更。

（3）药品分包装。

（4）国家药品监督管理局规定需要备案的其他变更。

境外生产药品发生上述变更的，应当在变更实施前报药品审评中心备案。药品分包装备案的程序和要求，由药品审评中心制定发布。

3. 报告类变更　以下变更，持有人应当在年度报告中报告：

（1）药品生产过程中的微小变更。

（2）国家药品监督管理局规定需要报告的其他变更。

二、药品再注册申请

药品注册证书有效期为五年，药品注册证书有效期内持有人应当持续保证上市药品的安全性、有效性和质量可控性，并在有效期届满前六个月申请药品再注册。

（一）药品再注册申请与审批

境内生产药品再注册申请由持有人向其所在地省、自治区、直辖市药品监督管理部门提出，境外生产药品再注册申请由持有人向药品审评中心提出。

药品再注册申请受理后，省、自治区、直辖市药品监督管理部门或者药品审评中心对持有人开展药品上市后评价和不良反应监测情况，按照药品批准证明文件和药品监督管理部门要求开展相关工作情况，以及药品批准证明文件载明信息变化情况等进行审查，符合规定的，予以再注册，发给药品再注册批准通知书。不符合规定的，不予再注册，并报请国家药品监督管理局注销药品注册证书。

（二）药品不予再注册的情形

1. 有效期届满未提出再注册申请的。

2. 药品注册证书有效期内持有人不能履行持续考察药品质量、疗效和不良反应责任的。

3. 未在规定时限内完成药品批准证明文件和药品监督管理部门要求的研究工作且无合理理由的。

4. 经上市后评价，属于疗效不确切、不良反应大或者因其他原因危害人体健康的。

5. 法律、行政法规规定的其他不予再注册情形。

对不予再注册的药品，药品注册证书有效期届满时予以注销。

药品批准文号的格式

境内生产药品批准文号格式为：国药准字 H（Z、S）+4 位年号 +4 位顺序号。

中国香港、澳门和台湾地区生产药品批准文号格式为：国药准字 H（Z、S）C+4 位年号 +4 位顺序号。

境外生产药品批准文号格式为：国药准字 H（Z、S）J+4 位年号 +4 位顺序号。

其中，H 代表化学药品，Z 代表中药，S 代表生物制品。

药品批准文号，不因上市后注册事项的变更而改变。

中药另有规定的从其规定。

实训　药品注册相关信息检索

【实训目的】

学会登录国家药品监督管理局及药品审评中心等官方网站，检索药品注册相关信息的方法；学会查询药品注册法律法规及相关要求，了解药品注册申请的流程及申报材料。

【实训准备】

实训场地为智慧教室或计算机房；学生自行准备 U 盘或网盘等；供查询的药品名称、药品注册相关法律法规；实训线上平台（超星学习通或雨课堂等）。

【实训内容与步骤】

首先教师示范教学，通过登录国家药品监督管理局或药品审评中心等官方网站查询已上市药品的注册信息、境内生产药品的注册临床试验申请办理流程及申请材料，接着学生分组查询所给出药品的注册信息、境内生产药品注册上市许可申请的办理流程及申请材料。小组同学分工协作、展开讨论，共同绘制境内生产药品临床试验申请、境内生产药品上市许可申请的办理流程图并列出申报所需材料；最后将相关资料整理并上传至线上平台。

【实训考核与评价】

对上传资料的完整性、准确性、规范性等进行评价。考核成绩 = 教师评价（50%）+ 组间评价（20%）+ 组内互评（20%）+ 自评（10%）。

（韩　薇）

? 复习思考题

1. 化学药品、中药的注册分类各分为哪几类？
2. 药物的临床试验分为几期？各期临床试验的目的是什么？
3. 药品加快上市注册的程序有哪几类？
4. 药品上市许可的流程是什么？

ER-6-3

扫一扫，测一测

课件

知识导览

项目七　药品生产管理

素质目标：形成法治意识、规范意识，依法依规生产药品；树立安全意识、责任意识，守护生命健康。

知识目标：掌握《药品生产质量管理规范》（GMP）的主要内容和洁净区更衣的操作要点；熟悉药品生产许可管理和药品生产监督管理的主要内容及要求；了解药品生产的相关概念、分类及特点。

能力目标：能按 GMP 要求进行药品生产质量管理；能按更衣标准规程正确更衣；能按 GMP 规定进行环境控制；能胜任药物制剂、质量控制等岗位工作。

✎ 案例导学

2020 年 7 月，药品监管部门监测发现，天津市 BA 生物药业有限公司生产的口服药小败毒膏出现聚集性不良反应信号。天津市药品监督管理局立即对涉案批次药品采取风险控制措施，并深入开展调查。经查，该公司在生产小败毒膏过程中误将生产外用药的原料颠茄流浸膏用于该涉案批次小败毒膏生产，导致所含成分与国家药品标准规定不符。涉案批次药品共 10 980 盒，货值金额 91 591.5 元。调查中研判认为，现有证据不足以证明该公司具有生产假药的主观故意。2021 年 7 月，天津市药品监督管理局根据《药品管理法》第九十八条第二款第一项规定，认定涉案批次药品为假药；依据《药品管理法》第一百一十六条、第一百一十八条、第一百三十七条第四项等规定，处以该公司没收涉案药品、没收违法所得 5 625.5 元、责令停产停业整顿、罚款 300 万元的行政处罚，处以该公司法定代表人没收违法行为发生期间自本单位所获收入 1 万元、罚款 3 万元、终身禁止从事药品生产经营活动的行政处罚。2022 年 2 月，国家药品监督管理局依据《药品管理法》第一百一十六条规定，吊销该产品的药品批准证明文件。药品生产决定药品的质量，因此需要严格按照药事法律法规和国家药品标准进行合法合规的生产，以保障药品质量，保障人民群众用药安全。

任务一　药品上市许可持有人与药品生产企业认知

一、药 品 生 产

药品生产是指将原料按照一定工艺加工或制备成符合国家药品标准的可供医疗使用的药品的过程。根据我国现行版《中华人民共和国药典》（2020 年版）收载的品种来分，药品生产可以分为三大类：一是中药及其制剂（包括中药材、中药饮片、中成药、天然药物提取物等）的生产；二是化学药品（包括抗生素、放射性药品等）的生产；三是生化药品及生物制品（包括疫苗、血清及血液制品）的生产。按照生产的过程，药品生产可以分为原料药的生产和药物制剂的生产。此外，对某些药品来说，还包括药物中间体的生产。

（一）药品生产类型

1. 原料药的生产　原料药有药用植物、动物、矿物或其他生物产品，以及这些物质内部存在的具有生理活性的成分，或由微生物产生的抗生素，或由组织培养产生的新的药用活性成分，另外还包括无机元素、无机化合物和有机化合物等。原料药的生产根据原材料来源性质的不同，又可分为化学原料药的生产、中药材的生产和生物生化原料药的生产。

2. 药物中间体的生产　药物中间体是指在药物化学合成或生物合成过程中所得到的各种中间产物的泛称。药物中间体是药物合成的关键原料，它也是制药工业发展的重要物质基础。药物中间体又属于精细化工产品，生产厂家除了分布在制药厂以外，化工厂、农药厂和染料厂等也能够生产。常见的药物中间体有杂环类中间体、甾族中间体，脂肪胺类中间体等。

3. 药物制剂的生产　由于各种来源不同、制作方法不同的原料药（中间体）必须经过进一步的加工，制成适合于医疗或预防用的不同制剂形式，即药物制剂，才能用于医疗需要。如丸剂、散剂、片剂、软膏剂、混悬液剂、注射剂、气雾剂、贴剂等，而且不同的制剂形式有不同的生产制作方法。

对于上述不同类别和不同阶段的药品生产，药品生产企业可以只进行其中某类药品某一阶段的生产，也可以进行某类药品全部阶段的生产。

（二）药品生产的特点

药品的质量决定药品生命周期的长短，对用药人群的健康至关重要，而药品生产决定药品的质量。因此，药品生产与其他产品生产相比，具有其独特的特点。

1. 法制化要求更为严格　由于药品质量合格与否对民众生命健康的影响至关重要，因此，世界各国都制定有指导和约束药品生产行为的法律规范，依法对药品、药品生产和药品生产管理进行一系列专项行政监督管理，以确保药品生产合规合法。根据《中华人民共和国药品管理法》及其实施条例，我国对药品生产实行行政许可制度，进行准入控制，并要求药品生产企业严格贯彻《药品生产质量管理规范》，通过法律强制力确保药品生产企业建立行之有效的质量管理体系，进行质量保证和质量控制等工作，以保障最终药品质量合格。

2. 产品质量要求更为严格　药品的质量管理，不仅体现在最终产品检验合格与否作为衡量产品能否出厂的标准，更要体现在药品生产的全过程中，如不合格的原辅料不能用于投产，不合格的中间品（中间体）不能进入下一道生产工序。一般的工业产品质量控制，可以依据企业标准、行业标准或地方标准。我国对药品质量实行法制化管理，将法定的国家药品标准作为检验上市销售药品质量是否合格的最基本要求，不符合国家药品标准的药品不能上市销售和使用。

3. 原料、辅料品种多，消耗大　无论是化学原料药及其制剂，或是抗生素、生化药品、生物制品，或是中成药，从总体上看，投入的原料、辅料种类远远超过其他工业产品的生产。其范围从无机物到有机物，从植物到动物、矿物，几乎是无所不及、无所不用。所以，药品生产的品种多、范围广、物料消耗大是药品生产又一个显著的特点。

4. 生产技术先进性要求高　现代药品生产企业属于技术密集型行业。药品生产需要以电力、蒸汽、压缩空气等为动力，一般都必须配备成套的生产设备、动力设备、空气净化系统等。为满足《药品生产质量管理规范》等药事法律法规对药品生产的严格要求，药品生产设备自动化程度越来越高，各种仪表、仪器、电子技术、生物技术和自动控制的一体化，及其制造的设备在药品生产中的运用愈来愈多，如高速压片机、全自动胶囊灌装机、高效包衣机、沸腾制粒机等，这些先进制药设备的应用，促进了制药生产技术的发展。

5. 环境保护要求更为迫切　我国的"十四五"规划中明确了2035年远景目标包括广泛形成绿色生产生活方式，碳排放达峰后稳中有降，生态环境根本好转，美丽中国建设目标基本实现。制药工业由于药品生产原料、辅料消耗大，如化学原料药的合成、中药材的提取等，往往一吨原料只能产出数公斤甚至数克原料药,不可避免地会产生大量的废渣、废气和废液("三废"),如果不加处理直接排放,对大气、水资源和土壤等环境的污染危害无疑是巨大的。所以,如何既能保证制药工业的可持续发展,又能尽量减少对环境的污染,将是未来制药企业面临的一项重要任务。

二、药品上市许可持有人认知

(一)药品上市许可持有人制度的建立

药品生产,一定要确保所生产药品的合法性。即药品应经过国务院药品监督管理部门注册许可,拥有合法注册证明文件的方可生产上市销售。我国原有的药品注册许可申请条件中,要求申请者必须拥有药品生产能力,这在一定程度上影响了研发机构与研发人员的科研积极性,限制了我国药品研发的多样性和创新性。

因此,为了大力推进我国药品研发进程、鼓励科研机构和科研人员积极参与新药创新研究,国家相关主管部门开始筹建我国的药品上市许可持有人制度。2016年6月6日,国务院办公厅发布了《关于印发药品上市许可持有人制度试点方案的通知》(国办发〔2016〕41号),当时的国务院药品监督管理部门组织各省、自治区、直辖市药品监督管理局贯彻落实试点方案。历时3年的试点实施,药品上市许可持有人制度展示了其显著的优势。2019年8月,全国人民代表大会常务委员会在《中华人民共和国药品管理法》的最新修订中,将药品注册许可的审批与是否具有生产能力相分离,正式建立了我国的药品上市许可持有人制度。

(二)药品上市许可持有人的定义

所谓药品上市许可持有人,是指取得药品注册证书的企业或者药品研制机构等。

药品上市许可持有人应当依照《药品管理法》的相关规定,对药品的非临床研究、临床试验、生产经营、上市后研究、不良反应监测及报告与处理等承担责任。其他从事药品研制、生产、经营、储存、运输、使用等活动的单位和个人依法承担相应责任。药品上市许可持有人的法定代表人、主要负责人对药品质量全面负责。

药品上市许可持有人为境外企业的,应当由其指定的在中国境内的企业法人履行药品上市许可持有人义务,与药品上市许可持有人承担连带责任。

(三)药品上市许可持有人制度的主要内容

1. 药品生产 药品上市许可持有人可以自行生产药品,也可以委托药品生产企业生产。药品上市许可持有人自行生产药品的,应当依照规定取得药品生产许可证;委托生产的,应当委托符合条件的药品生产企业。药品上市许可持有人和受托生产企业应当签订委托协议和质量协议,并严格履行协议约定的义务。

2. 质量管理 药品上市许可持有人应当建立药品质量保证体系,配备专门人员独立负责药品质量管理。对受托药品生产企业、药品经营企业的质量管理体系,药品上市许可持有人应进行定期审核,监督其持续具备质量保证和控制能力。

药品上市许可持有人应当建立药品上市放行规程,对药品生产企业出厂放行的药品进行审核,经质量受权人签字后方可放行。不符合国家药品标准的,不得放行;应当建立年度报告制度,每年将药品生产销售、上市后研究、风险管理等情况按照规定向省、自治区、直辖市人民政府药品监督管理部门报告。

药品上市许可持有人的法定代表人、主要负责人应当对药品质量全面负责,履行以下职责:①配备专门质量负责人独立负责药品质量管理;②配备专门质量受权人独立履行药品上市放行责任;③监督质量管理体系正常运行;④对药品生产企业、供应商等相关方与药品生产相关的活动定期开展质量体系审核,保证持续合规;⑤按照变更技术要求,履行变更管理责任;⑥对委托经营企业进行质量评估,与使用单位等进行信息沟通;⑦配合药品监督管理部门对药品上市许可持有人及相关方的延伸检查；⑧发生与药品质量有关的重大安全事件，应当及时报告并按持有人制订的风险管理计划开展风险处置，确保风险得到及时控制；⑨其他法律法规规定的责任。

3．药品流通　药品上市许可持有人可以自行销售其取得药品注册证书的药品，也可以委托药品经营企业销售；从事药品零售活动的，应当取得药品经营许可证。药品上市许可持有人自行销售药品的，应当具备《药品管理法》第五十二条规定的条件；委托销售的，应当委托符合条件的药品经营企业并签订委托协议，严格履行协议约定的义务。

药品上市许可持有人、药品生产企业、药品经营企业委托储存、运输药品的，应当对受托方的质量保证能力和风险管理能力进行评估，与其签订委托协议，约定药品质量责任、操作规程等内容，并对受托方进行监督。

4．药品追溯　药品上市许可持有人、药品生产企业、药品经营企业和医疗机构应当建立并实施药品追溯制度，按照规定提供追溯信息，保证药品可追溯。中药饮片生产企业履行药品上市许可持有人的相关义务，对中药饮片生产、销售实行全过程管理，建立中药饮片追溯体系，保证中药饮片安全、有效、可追溯。

5．药品上市许可的转让　经国务院药品监督管理部门批准，药品上市许可持有人可以转让药品上市许可。受让方应当具备保障药品安全性、有效性和质量可控性的质量管理、风险防控和责任赔偿等能力，履行药品上市许可持有人义务。

6．质量安全事件的处理　发生与药品质量有关的重大安全事件，药品上市许可持有人应当立即对有关药品及其原料、辅料以及直接接触药品的包装材料和容器、相关生产线等采取封存等控制措施，并立即报告所在地省、自治区、直辖市药品监督管理部门和有关部门，省、自治区、直辖市药品监督管理部门应当在 24 小时内报告省级人民政府，同时报告国家药品监督管理局。

三、药品生产企业认知

（一）药品生产企业的定义

药品生产企业是指生产药品的专营企业或兼营企业，也称制药企业或药厂。我国对药品生产企业实行法制管理。根据国家药品监督管理局发布的《药品监督管理统计年度数据（2023年）》，截至 2023 年底，我国现有药品原料药和制剂生产企业共 6 640 家。

（二）药品生产企业的分型

药品生产企业既是企业单位，符合企业单位的一般分型；又因所生产药品种类不同，可以进行进一步分型。

1．按经济所有制类型不同　经济所有制类型不同，企业立法的模式随之不同。因此，根据我国现有的经济类型，药品生产企业可分为国有企业、集体所有制企业、私营企业、联营企业、股份制企业、涉外企业（包括外商投资、中外合资及港、澳、台投资）等类型。

2．按企业登记类型不同　药品生产企业可分为有限责任公司、股份有限公司、个人独资企业、合伙企业、全民所有制企业等。

3．按企业规模不同　药品生产企业按企业职工数、销售金额及资产总额等，可分为大型企业、中型企业和小型企业。

4．按所生产药品类型不同　药品根据来源不同可分为中药（包括中药材、中药饮片和中成药）、化学药（包括原料药和制剂）和生物制品等。因此，药品生产企业可分为化学药品生产企业、中药生产企业和生物制品生产企业等多种类型。

药品监督管理部门依照《药品管理法》《药品管理法实施条例》及相关法律法规，对药品生产条件和生产过程进行审查、许可、监督检查等，规范药品生产企业的药品生产行为，保证药品质量和人民群众用药安全，维护人民群众用药的合法权益。

中华人民共和国第一家抗生素生产企业

1949年6月，医学家、微生物学家童村欣然接受上海市市长陈毅委托的重任，为了打破帝国主义对中国经济的封锁、提高全国人民的健康水平，发展中国自己的抗生素事业，同一批科学精英积极筹备，选定延安西路番禺路口弄堂内一幢平房作为实验所所址。

1950年3月，经陈毅市长批准，成立"上海青霉素实验所"。由童村主持领导青霉素研究工作，很快制造出中国首台"青霉素发酵罐"。1951年4月，成功试制了第一支国产青霉素针剂。

1953年5月，我国第一家生产抗生素药品的工厂——上海第三制药厂应运而生，在上海青霉素实验所的基础上正式建厂投产，开始批量生产青霉素，自此我国抗生素生产走上了工业化的道路。此后，上海第三制药厂先后成功研制并生产了金霉素、四环素、新霉素、红霉素、制霉菌素、灰黄霉素、赤霉素及头孢菌素等药物，共30多个品种。产品销往全国，并拥有医药出口自主权，远销世界24个国家和地区，为我国抗生素工业的发展作出了卓越的贡献，被誉为中国"抗生素的摇篮"。

任务二　药品生产监督管理

一、药品生产许可管理

药品生产企业须依法获得一般企业的营运资质，即获得市场监督管理部门核发的营业执照。除此之外，为保障药品这种特殊商品的生产质量符合国家药品标准的要求，我国《药品管理法》第四十一条还明确规定了从事药品生产活动，应当经所在地省、自治区、直辖市人民政府药品监督管理部门批准，取得药品生产许可证。无药品生产许可证的，不得生产药品。任何单位或者个人不得伪造、变造、出租、出借、买卖药品生产许可证。

（一）从事药品生产的条件

1. 从事药品生产，应当符合以下条件：①有依法经过资格认定的药学技术人员、工程技术人员及相应的技术工人，法定代表人、企业负责人、生产管理负责人、质量管理负责人、质量受权人及其他相关人员符合《药品管理法》《疫苗管理法》规定的条件；②有与药品生产相适应的厂房、设施、设备和卫生环境；③有能对所生产药品进行质量管理和质量检验的机构、人员；④有能对所生产药品进行质量管理和质量检验的必要的仪器设备；⑤有保证药品质量的规章制度，并符合《药品生产质量管理规范》要求。

2. 从事疫苗生产活动的，还应当具备下列条件：①具备适度规模和足够的产能储备；②具有保证生物安全的制度和设施、设备；③符合疾病预防、控制需要。

（二）药品生产许可证的一般管理事项

1. 许可证的发放　从事制剂、原料药、中药饮片生产活动，申请人应当按照《药品生产监督管理办法》和国家药品监督管理局规定的申报资料要求，向所在地省、自治区、直辖市药品监督管理部门提出申请。申请人应当对其申请材料全部内容的真实性负责。

省、自治区、直辖市药品监督管理部门收到申请后，应当根据下列情况分别作出处理：

（1）申请事项依法不属于本部门职权范围的，应当即时作出不予受理的决定，并告知申请人向有关行政机关申请。

（2）申请事项依法不需要取得行政许可的，应当即时告知申请人不受理。

（3）申请材料存在可以当场更正的错误的，应当允许申请人当场更正。

（4）申请材料不齐全或者不符合形式审查要求的，应当当场或者在五日内发给申请人补正材料通知书，一次性告知申请人需要补正的全部内容，逾期不告知的，自收到申请材料之日起即为受理。

（5）申请材料齐全、符合形式审查要求，或者申请人按照要求提交全部补正材料的，予以受理。

省、自治区、直辖市药品监督管理部门应当自受理之日起三十日内，作出决定。经审查符合规定的，予以批准，并自书面批准决定作出之日起十日内颁发药品生产许可证；不符合规定的，作出不予批准的书面决定，并说明理由。

省、自治区、直辖市药品监督管理部门按照药品生产质量管理规范等有关规定组织开展申报资料技术审查和评定、现场检查。

药品生产许可证分为正本和副本，样式由国家药品监督管理局统一制定，电子证书与纸质证书具有同等法律效力。

2. 许可证的换发 药品生产许可证有效期为 5 年。有效期届满，需要继续生产药品的，持证企业应当在许可证有效期届满前 6 个月，向原发证机关申请重新发放药品生产许可证。药品生产企业终止生产药品或者关闭的，药品生产许可证由原发证部门缴销。

原发证机关结合企业遵守药品管理法律法规、药品生产质量管理规范和质量体系运行情况，根据风险管理原则进行审查，在药品生产许可证有效期届满前作出是否准予其重新发证的决定。符合规定准予重新发证的，收回原证，重新发证；不符合规定的，作出不予重新发证的书面决定，并说明理由，同时告知申请人享有依法申请行政复议或者提起行政诉讼的权利；逾期未作出决定的，视为同意重新发证，并予补办相应手续。

3. 许可证的变更 药品生产许可证中生产范围、生产地址的变更须报原发证机关申请变更，未经许可不得随意变更，因此被称为许可事项。变更药品生产许可证许可事项的，向原发证机关提出药品生产许可证变更申请。未经批准，不得擅自变更许可事项。

原发证机关应当自收到企业变更申请之日起 15 日内作出是否准予变更的决定。不予变更的，应当书面说明理由，并告知申请人享有依法申请行政复议或者提起行政诉讼的权利。

登记事项是指企业名称、住所（经营场所）、法定代表人、企业负责人、生产负责人、质量负责人、质量受权人等。登记事项变更应经市场监督管理部门核准或登记。

变更药品生产许可证登记事项的，应当在市场监督管理部门核准变更或者企业完成变更后 30 日内，向原发证机关申请药品生产许可证变更登记。原发证机关应当自收到企业变更申请之日起 10 日内办理变更手续。

企业名称、统一社会信用代码、住所（经营场所）、法定代表人等项目应当与市场监督管理部门核发的营业执照中载明的相关内容一致。

药品生产许可证变更后，原发证机关应当在药品生产许可证副本上记录变更的内容和时间，并按照变更后的内容重新核发药品生产许可证正本，收回原药品生产许可证正本，变更后的药品生产许可证终止期限不变。

4. 许可证的注销和遗失 ①主动申请注销药品生产许可证的；②药品生产许可证有效期届满未重新发证的；③营业执照依法被吊销或者注销的；④药品生产许可证依法被吊销或者撤销的；⑤法律、法规规定应当注销行政许可的其他情形。如有上述情形之一的，药品生产许可证由原发证机关注销，并予以公告。

药品生产许可证遗失的，药品上市许可持有人、药品生产企业应当向原发证机关申请补发，原发证机关按照原核准事项在 10 日内补发药品生产许可证。许可证编号、有效期等与原许可证一致。

根据国家药品监督管理局发布的《药品监督管理统计年度数据（2023 年）》，截至 2023 年底，我国共有药品生产许可证数量为 8 460 家（含中药饮片、医用气体等）。

（三）药品委托生产的一般管理事项

随着药品上市许可持有人制度的贯彻实施，药品委托生产成为药品生产越来越常见的补充方式。药品委托生产使经过注册审批的药品上市可能性更大，药品量产能力更灵活，药品生产资源利用更合理。

1.药品委托生产的申请　委托生产的药品上市许可持有人，应当具备《药品生产监督管理办法》第六条第一款第一项、第三项、第五项规定的条件，并与符合条件的药品生产企业签订委托协议和质量协议，将相关协议和实际生产场地申请资料合并提交至药品上市许可持有人所在地省、自治区、直辖市药品监督管理部门，按照本办法规定申请办理药品生产许可证。

省、自治区、直辖市药品监督管理部门应当自受理之日起三十日内，作出决定。经审查符合规定的，予以批准，并自书面批准决定作出之日起十日内颁发药品生产许可证；不符合规定的，作出不予批准的书面决定，并说明理由。

省、自治区、直辖市药品监督管理部门按照药品生产质量管理规范等有关规定组织开展申报资料技术审查和评定、现场检查。

药品上市许可持有人和受托生产企业不在同一省、自治区、直辖市的，由药品上市许可持有人所在地省、自治区、直辖市药品监督管理部门负责对药品上市许可持有人的监督管理，受托生产企业所在地省、自治区、直辖市药品监督管理部门负责对受托生产企业的监督管理。

2.委托方和受托方的责任　药品上市许可持有人应当对受托方的质量保证能力和风险管理能力进行评估。国务院药品监督管理部门制定药品委托生产质量协议指南。根据指南要求，药品上市许可持有人应与受托方签订质量协议以及委托协议，监督受托方履行有关协议约定和药品质量保证的义务。

接受委托生产药品的受托方必须是通过了与其受托生产的药品相适应的《药品生产质量管理规范》符合性检查的药品生产企业。受托方不得将接受委托生产的药品再次委托第三方生产。

3.不得委托生产的情形　经批准或者通过关联审评审批的原料药应当自行生产，不得再行委托他人生产。血液制品、麻醉药品、精神药品、医疗用毒性药品、药品类易制毒化学品不得委托生产。但是国务院药品监督管理部门另有规定的除外，如疫苗上市许可持有人确须委托生产的，应当经国家药品监督管理局批准。

（四）短缺药品报告制度

党中央、国务院高度重视短缺药品保供稳价工作，国务院办公厅印发《关于进一步做好短缺药品保供稳价工作的意见》（国办发〔2019〕47 号），明确部门责任分工，更好地保障群众基本用药需求。

国家实行短缺药品清单管理制度。国家短缺药品供应保障工作会商联动机制牵头单位向社会发布实施停产报告的短缺药品清单，药品上市许可持有人停止生产列入短缺药品清单的药品，应当在计划停产实施 6 个月前向所在地省级药品监督管理部门报告；发生非预期停产的，在 3 日内报告所在地省级药品监督管理部门，必要时向国家药品监督管理局报告。药品监管部门接到报告后及时通报同级短缺药品供应保障工作会商联动机制牵头单位。

药品上市许可持有人对列入国家实施停产报告的短缺药品清单的药品，未按照规定进行停产报告的，依法予以处罚。

二、药品生产监督管理

药品质量和安全直接关系着人民群众身体健康与生命安全，习近平总书记多次作出重要指示批示，强调药品安全责任重于泰山，要切实加强食品药品安全监管，用最严谨的标准、最严格的监管、最严厉的处罚、最严肃的问责,加快建立科学、完善的食品药品安全治理体系,坚持产管并重,切实保障老百姓的生命健康权益。

2020年1月15日,新修订的《药品生产监督管理办法》经国家市场监督管理总局局务会议审议通过,自2020年7月1日起施行,适用于中华人民共和国境内上市药品的生产及监督管理活动。

现行版《药品生产监督管理办法》分为总则、生产许可、生产管理、监督检查、法律责任、附则共六章八十一条,药品监督检查机构以此为依据加强药品生产监督管理,药品上市许可持有人和药品生产主体以此为依据规范药品生产活动。

(一)药品生产监督检查的职责权限

1.国家药品监督管理局 国家药品监督管理局主管全国药品生产监督管理工作,对省、自治区、直辖市药品监督管理部门的药品生产监督管理工作进行监督和指导。

国家药品监督管理局和省、自治区、直辖市药品监督管理部门在生产监督管理工作中,不得妨碍药品上市许可持有人、药品生产企业的正常生产活动,不得索取或者收受财物,不得谋取其他利益。

2.省、自治区、直辖市药品监督管理部门 省、自治区、直辖市药品监督管理部门负责对本行政区域内药品上市许可持有人,以及制剂、化学原料药、中药饮片生产企业的监督管理;承担药品生产环节的许可、检查和处罚等工作;对原料、辅料、直接接触药品的包装材料和容器等供应商、生产企业开展日常监督检查,必要时开展延伸检查。

省、自治区、直辖市药品监督管理部门应当依法将本行政区域内药品上市许可持有人和药品生产企业的监管信息归入到药品安全信用档案管理,并保持相关数据的动态更新。监管信息包括药品生产许可、日常监督检查结果、违法行为查处、药品质量抽查检验、不良行为记录和投诉举报等内容。

3.药品技术监管机构 国家药品监督管理局食品药品审核查验中心组织制定药品检查技术规范和文件,承担境外检查以及组织疫苗巡查等,分析评估检查发现风险、作出检查结论并提出处置建议,负责各省、自治区、直辖市药品检查机构质量管理体系的指导和评估。

国家药品监督管理局信息中心负责药品追溯协同服务平台、药品安全信用档案建设和管理,对药品生产场地进行统一编码。

药品监督管理部门依法设置或者指定的药品审评、检验、核查、监测与评价等专业技术机构,依职责承担相关技术工作并出具技术结论,为药品生产监督管理提供技术支撑。

4.检查员制度 药品监督管理部门应当建立健全职业化、专业化检查员制度,明确检查员的资格标准、检查职责、分级管理、能力培训、行为规范、绩效评价和退出程序等规定,提升检查员的专业素质和工作水平。检查员应当熟悉药品法律法规,具备药品专业知识。

药品监督管理部门应当根据监管事权、药品产业规模及检查任务等,配备充足的检查员队伍,保障检查工作需要。有疫苗等高风险药品生产企业的地区,还应当配备相应数量的具有疫苗等高风险药品检查技能和经验的药品检查员。

各级药品监督管理部门依法设置或者指定的药品检查机构,依据国家药品监管的法律法规等开展相关的检查工作并出具《药品检查综合评定报告书》,负责职业化专业化检查员队伍的日常管理以及检查计划和任务的具体实施。药品监督管理部门设立或者指定的药品检验、审评、评价、不良反应监测等其他机构为药品检查提供技术支撑。

药品检查机构应当建立质量管理体系,不断完善和持续改进药品检查工作,保证药品检查质量。

(二)药品生产监督检查的主要内容及要求

1.药品生产监督检查的主要内容 包括:①药品上市许可持有人、药品生产企业执行有关法律、法规及实施药品生产质量管理规范、药物警戒质量管理规范以及有关技术规范等情况；②药品生产活动是否与药品品种档案载明的相关内容一致；③疫苗储存、运输管理规范执行情况；④药品委托生产质量协议及委托协议；⑤风险管理计划实施情况；⑥变更管理情况。

2. 药品监督检查的形式　包括许可检查、常规检查、有因检查和其他检查。

（1）许可检查：是指药品监督管理部门在开展药品生产经营许可申请审查过程中，对申请人是否具备从事药品生产经营活动条件开展的检查。

（2）常规检查：是指根据药品监督管理部门制订的年度检查计划，对药品上市许可持有人、药品生产企业、药品经营企业、药品使用单位遵守有关法律、法规、规章，执行相关质量管理规范以及有关标准情况开展的监督检查。

（3）有因检查：是指对药品上市许可持有人、药品生产企业、药品经营企业、药品使用单位可能存在的具体问题或者投诉举报等开展的针对性检查。

（4）其他检查：是指除许可检查、常规检查、有因检查外的检查。

药品飞行检查是在事先不通知被检查企业，而对其突然实施的现场检查。飞行检查与一般的监督检查相比，有 5 个非常突出的特点。一是行动的保密性，二是检查的突然性，三是接待的绝缘性，四是现场的灵活性，五是记录的即时性。其重点检查对象是涉嫌违反药品 GMP 有关规定或有不良行为记录的药品生产企业。飞行检查有利于监管部门掌握药品生产企业药品生产的真实状况，克服药品 GMP 实施过程中存在的形式主义和检查走过场的不足，对药品生产企业实施 GMP 也起到了监督和促进作用。

3. 药品监督检查的程序　省、自治区、直辖市药品监督管理部门开展监督检查的一般程序可简易描述为：

（1）根据风险研判情况制订年度检查计划并开展监督检查。

（2）综合药品特点和监管重点等信息确定与调整监管频次，对有不良信用记录的药品上市许可持有人、药品生产企业，应当增加监督检查频次，并可以按照国家规定实施联合惩戒。

（3）制订检查方案，明确检查标准。

（4）派出两名以上检查人员实施监督检查，如实记录现场检查情况，按规定抽检或研究，作出现场检查结论，书面告知被检单位发现的问题，须整改的应提出整改内容和整改期限。

（5）派出单位对现场检查结论进行研判，必要时组织进行整改后检查。

4. 药品监督检查的评定标准　现场检查结论和综合评定结论分为符合要求、基本符合要求、不符合要求。药品生产企业现场检查结论和综合评定结论的评定标准为：

（1）未发现缺陷或者缺陷质量安全风险轻微、质量管理体系比较健全的，检查结论为符合要求。

（2）发现缺陷有一定质量安全风险，但质量管理体系基本健全，检查结论为基本符合要求，包含但不限于以下情形：①与 GMP 要求有偏离，可能给产品质量带来一定风险；②发现主要缺陷或者多项关联一般缺陷，经综合分析表明质量管理体系中某一系统不完善。

（3）发现缺陷为严重质量安全风险，质量体系不能有效运行，检查结论为不符合要求，包含但不限于以下情形：①对使用者造成危害或者存在健康风险；②与 GMP 要求有严重偏离，给产品质量带来严重风险；③编造生产、检验记录，药品生产过程控制、质量控制的记录和数据不真实；④发现严重缺陷或者多项关联主要缺陷，经综合分析表明质量管理体系中某一系统不能有效运行。

药品监督管理部门依法进行检查时，有关单位及个人应当接受检查，积极予以配合，并提供真实完整准确的记录、票据、数据、信息等相关资料，不得以任何理由拒绝、逃避、拖延或者阻碍检查。

派驻药品监督检查员的检查

为了加强对血液制品、生物制品、注射剂和特殊药品等高风险品种的生产质量监督,药品监督管理部门派驻药品监督检查员对这些生产企业进行全程跟踪检查。它的重点检查环节和内容主要是:关键岗位人员的资质和实际能力;生产所用主要原辅料来源的合法性;生产工艺与批准工艺的一致性;药品是否按照标准检验和质量保证措施执行的情况;其他按照 GMP 规范实施的情况;对特殊药品检查生产计划、购销数量及储存条件等的情况。派驻监督员应定期向派出部门报告监督检查工作情况,发现质量安全隐患需及时报告。派驻药品监督检查员的检查,有利于督促企业规范生产行为,提高高风险药品和特殊药品生产的质量安全性。

任务三　药品生产质量管理规范认知

一、GMP 概述

(一) GMP 指导思想

GMP 是《药品生产质量管理规范》(Good Manufacturing Practice)的英文简称。在国际上,药品 GMP 已成为药品生产和质量管理的基本准则,它也是国际贸易药品质量签证制度的组成部分,是进入世界药品市场的"准入证"。GMP 的指导思想是:一切药品的质量形成是生产出来的,而不是检验出来的。药品生产要控制生产全过程所有影响药品质量的因素,防止药品生产中的混批、混杂、污染和交叉污染,保证生产的药品符合法定质量标准。

(二) 我国 GMP 发展沿革

我国的 GMP 于 1988 年正式颁布,1992 年、1998 年、2010 年经过三次修订。现行 GMP 于 2010 年发布,自 2011 年 3 月 1 日起施行。GMP 自颁布实施以来,对规范我国药品生产企业的行为,提高药品质量起到重要作用。

随着我国政府机构改革和 2019 年 12 月 1 日新版《药品管理法》的修订实施,我国取消了五年一次的 GMP 认证,将原有的 GMP 认证证书与药品许可证两证合一,简化了行政许可手续;同时,将原有的阶段性认证变为机动性更强的 GMP 符合性检查,加大对企业 GMP 贯彻执行情况的检查力度,进一步提高企业对 GMP 的重视程度。

(三) GMP 符合性检查

从事药品生产活动,应当遵守药品生产质量管理规范,按照国家药品标准、经药品监督管理部门核准的药品注册标准和生产工艺进行生产,按照规定提交并持续更新场地管理文件,对质量体系运行过程进行风险评估和持续改进,保证药品生产全过程持续符合法定要求。生产、检验等记录应当完整准确,不得编造和篡改。

首次申请药品生产许可证的,按照 GMP 有关内容开展现场检查。申请药品生产许可证重新发放的,结合企业遵守药品管理法律法规、GMP 和质量体系运行情况,根据风险管理原则进行审查,必要时可以开展 GMP 符合性检查。原址或者异地新建、改建、扩建车间或者生产线的,应当开展 GMP 符合性检查。

省、自治区、直辖市药品监督管理部门根据监管需要,对持有药品生产许可证的药品上市许可申请人及其受托生产企业,按以下要求进行上市前的药品生产质量管理规范符合性检查:

1. 未通过与生产该药品的生产条件相适应的药品生产质量管理规范符合性检查的品种,应当进行上市前的 GMP 符合性检查。其中,拟生产药品需要进行药品注册现场核查的,国家药品监督管理局药品审评中心通知核查中心,告知相关省、自治区、直辖市药品监督管理部门和申请人。核查中心协调相关省、自治区、直辖市药品监督管理部门,同步开展药品注册现场核查和上市前的 GMP 符合性检查。

2. 拟生产药品不需要进行药品注册现场核查的,国家药品监督管理局药品审评中心告知生产场地所在地省、自治区、直辖市药品监督管理部门和申请人,相关省、自治区、直辖市药品监督管理部门自行开展上市前的 GMP 符合性检查。

3. 已通过与生产该药品的生产条件相适应的 GMP 符合性检查的品种,相关省、自治区、直辖市药品监督管理部门根据风险管理原则,决定是否开展上市前的 GMP 符合性检查。

开展上市前的 GMP 符合性检查的,在检查结束后,应当将检查情况、检查结果等形成书面报告,作为对药品上市监管的重要依据。

通过相应上市前的 GMP 符合性检查的商业规模批次,在取得药品注册证书后,符合产品放行要求的可以上市销售。药品上市许可持有人应当重点加强上述批次药品的生产销售、风险管理等措施。

现场检查结束后,被检查单位应当在 20 个工作日内针对缺陷项目进行整改;无法按期完成整改的,应当制订切实可行的整改计划,并作为对应缺陷的整改完成情况列入整改报告,整改报告应当提交给派出检查单位。

(四)法律责任

我国《药品管理法》第四十三条明确规定:从事药品生产活动,应当遵守药品生产质量管理规范,建立健全药品生产质量管理体系,保证药品生产全过程持续符合法定要求。

根据《药品管理法》第一百二十六条规定:药品上市许可持有人、药品生产企业等未遵守药品生产质量管理规范的,责令限期改正,给予警告;逾期不改正的,处十万元以上五十万元以下的罚款;情节严重的,处五十万元以上二百万元以下的罚款,责令停产停业整顿直至吊销药品批准证明文件、药品生产许可证等,对法定代表人、主要负责人、直接负责的主管人员和其他责任人员,没收违法行为发生期间自本单位所获收入,并处所获收入百分之十以上百分之五十以下的罚款,十年直至终身禁止从事药品生产经营等活动。

《药品生产监督管理办法》第六十九条明确规定:药品上市许可持有人和药品生产企业未按照药品生产质量管理规范的要求生产,有下列情形之一,属于《药品管理法》第一百二十六条规定的情节严重情形的,依法予以处罚:①未配备专门质量负责人独立负责药品质量管理、监督质量管理规范执行;②药品上市许可持有人未配备专门质量受权人履行药品上市放行责任;③药品生产企业未配备专门质量受权人履行药品出厂放行责任;④质量管理体系不能正常运行,药品生产过程控制、质量控制的记录和数据不真实;⑤对已识别的风险未及时采取有效的风险控制措施,无法保证产品质量;⑥其他严重违反药品生产质量管理规范的情形。

《药品生产监督管理办法》第七十条明确规定:辅料、直接接触药品的包装材料和容器的生产企业及供应商未遵守国家药品监督管理局制定的质量管理规范等相关要求,不能确保质量保证体系持续合规的,由所在地省、自治区、直辖市药品监督管理部门按照《药品管理法》第一百二十六条的规定给予处罚。

二、我国 GMP 内容介绍

我国现行《药品生产质量管理规范》(2010 年版)正文共十四章三百一十三条。另有无菌药品、原料药、生物制品、血液制品及中药制剂等五个附录,对该类型药品生产中的管理事项作出具体规定。

GMP 正文部分包括总则、质量管理、机构与人员、厂房与设施、设备、物料与产品、确认与验证、文件管理、生产管理、质量控制与质量保证、委托生产与委托检验、产品发运与召回、自检及附则。作为重要的指导性规范，药品生产企业和药品生产从业者须严格按照 GMP 的要求合规合法从业。

（一）总则

明确了制定《药品生产质量管理规范》的依据是《药品管理法》和《药品管理法实施条例》，目的是规范药品生产质量管理，要求药品生产企业应当建立药品质量管理体系，该体系应当涵盖影响药品质量的所有因素，并要求企业严格执行，坚持诚实守信，禁止任何虚假、欺骗行为。

（二）质量管理

1. 原则　企业应当建立符合药品质量管理要求的质量目标，企业高层管理人员应当确保实现既定的质量目标，并为实现质量目标提供必要的条件。

2. 质量保证（QA）　质量保证是质量管理体系的一部分。企业必须建立质量保证系统，同时建立完整的文件体系，以保证系统有效运行。质量保证系统应当确保：

（1）药品的设计与研发体现本规范的要求。

（2）生产管理和质量控制活动符合本规范的要求。

（3）管理职责明确。

（4）采购和使用的原辅料和包装材料正确无误。

（5）中间产品得到有效控制。

（6）确认、验证的实施。

（7）严格按照规程进行生产、检查、检验和复核。

（8）每批产品经质量受权人批准后方可放行。

（9）在贮存、发运和随后的各种操作过程中有保证药品质量的适当措施。

（10）按照自检操作规程，定期检查评估质量保证系统的有效性和适用性。

3. 质量控制（QC）　质量控制包括相应的组织机构、文件系统以及取样、检验等，确保物料或产品在放行前完成必要的检验，确认其质量符合要求。质量控制的基本要求：

（1）应当配备适当的设施、设备、仪器和经过培训的人员，有效、可靠地完成所有质量控制的相关活动。

（2）应当有批准的操作规程，用于原辅料、包装材料、中间产品、待包装产品和成品的取样、检查、检验以及产品的稳定性考察，必要时进行环境监测，以确保符合本规范的要求。

（3）由经授权的人员按照规定的方法对原辅料、包装材料、中间产品、待包装产品和成品取样。

（4）检验方法应当经过验证或确认。

（5）取样、检查、检验应当有记录，偏差应当经过调查并记录。

（6）物料、中间产品、待包装产品和成品必须按照质量标准进行检查和检验，并有记录。

（7）物料和最终包装的成品应当有足够的留样，以备必要的检查或检验；除最终包装容器过大的成品外，成品的留样包装应当与最终包装相同。

4. 质量风险管理（QRM）　质量风险管理是在整个产品生命周期中采用前瞻或回顾的方式，对质量风险进行评估、控制、沟通、审核的系统过程。企业应当根据科学知识及经验对质量风险进行评估，以保证产品质量。质量风险管理过程所采用的方法、措施、形式及形成的文件应当与存在风险的级别相适应。

（三）机构与人员

1. 原则　企业应当建立与药品生产相适应的管理机构，并有组织机构图。企业应当配备足够数量并具有适当资质（含学历、培训和实践经验）的管理和操作人员，应当明确规定每个部门和每个岗位的职责。

2.关键人员 企业的关键人员应当为企业的全职人员,至少应当包括企业负责人、生产管理负责人、质量管理负责人和质量受权人。

质量管理负责人和生产管理负责人不得互相兼任。质量管理负责人和质量受权人可以兼任。应当制定操作规程确保质量受权人独立履行职责,不受企业负责人和其他人员的干扰。

(1)企业负责人:企业负责人是药品质量的主要责任人,全面负责企业日常管理。

(2)生产管理负责人资质:应当至少具有药学或相关专业本科学历(或中级专业技术职称或执业药师资格),具有至少3年从事药品生产和质量管理的实践经验,其中至少有1年的药品生产管理经验,接受过与所生产产品相关的专业知识培训。

(3)质量管理负责人资质:应当至少具有药学或相关专业本科学历(或中级专业技术职称或执业药师资格),具有至少5年从事药品生产和质量管理的实践经验,其中至少1年的药品质量管理经验,接受过与所生产产品相关的专业知识培训。

(4)质量受权人资质:应当至少具有药学或相关专业本科学历(或中级专业技术职称或执业药师资格),具有至少5年从事药品生产和质量管理的实践经验,从事过药品生产过程控制和质量检验工作。质量受权人应当具有必要的专业理论知识,并经过与产品放行有关的培训,方能独立履行其职责。

3.培训 企业应当指定部门或专人负责培训管理工作,与药品生产、质量有关的所有人员都应当经过培训,高风险操作区(如高活性、高毒性、传染性、高致敏性物料的生产区)的工作人员应当接受专门的培训。

4.人员卫生 所有人员都应当接受卫生要求的培训,企业应当建立人员卫生操作规程,并应当对人员健康进行管理,建立健康档案,直接接触药品的生产人员上岗前应当接受健康检查,以后每年至少进行1次健康检查,最大限度地降低人员对药品生产造成污染的风险。

(四)厂房与设施

1.原则 厂房的选址、设计、布局、建造、改造和维护必须符合药品生产要求,应当能够最大限度地避免污染、交叉污染、混淆和差错,便于清洁、操作和维护。

2.生产区 降低污染和交叉污染的风险,厂房、生产设施和设备应当根据所生产药品的特性、工艺流程及相应洁净度级别要求合理设计、布局和使用。生产区和贮存区应当有足够的空间,确保有序地存放设备、物料、中间产品、待包装产品和成品,避免不同产品或物料的混淆、交叉污染,避免生产或质量控制操作发生遗漏或差错。药品生产厂房不得用于生产对药品质量有不利影响的非药用产品。生产区按照是否有洁净度要求分为非洁净生产区(室)和洁净生产区(室)。

在GMP无菌药品附录中,明确规定了无菌药品的生产须满足其质量和预定用途的要求,应当最大限度地降低微生物、各种微粒和热原的污染。生产人员的技能、所接受的培训及其工作态度是达到上述目标的关键因素,无菌药品的生产必须严格按照精心设计并经验证的方法及规程进行,产品的无菌或其他质量特性绝不能只依赖于任何形式的最终处理或成品检验(包括无菌检查)。物料准备、产品配制和灌装或分装等操作必须在洁净区内分区域(室)进行。

(1)洁净区分级:无菌药品生产所需的洁净区可分为以下4个级别:

A级:高风险操作区,如灌装区、放置胶塞桶和与无菌制剂直接接触的敞口包装容器的区域及无菌装配或连接操作的区域,应当用单向流操作台(罩)维持该区的环境状态。单向流系统在其工作区域必须均匀送风,风速为0.36~0.54m/s(指导值)。应当有数据证明单向流的状态并经过验证。在密闭的隔离操作器或手套箱内,可使用较低的风速。

B级:指无菌配制和灌装等高风险操作A级洁净区所处的背景区域。

C级和D级:指无菌药品生产过程中操作步骤重要程度较低的洁净区。

(2)各级别洁净区的分级标准:洁净区的设计必须符合相应的洁净度要求,包括达到"静态"和"动态"的标准。具体标准规定见表7-1和表7-2。

表7-1 洁净区空气悬浮粒子的标准

洁净度级别	悬浮粒子最大允许数 /m³			
	静态		动态	
	≥0.5μm	≥5.0μm	≥0.5μm	≥5.0μm
A 级	3 520	20	3 520	20
B 级	3 520	29	352 000	2 900
C 级	352 000	2 900	3 520 000	29 000
D 级	3 520 000	29 000	不作规定	不作规定

表7-2 洁净区微生物监测的动态标准

洁净度级别	浮游菌 cfu/m³	沉降菌(φ90mm) cfu/4h	表面微生物	
			接触(φ55mm) cfu/碟	5 指手套 cfu/手套
A 级	<1	<1	<1	<1
B 级	10	5	5	5
C 级	100	50	25	—
D 级	200	100	50	—

（3）洁净区着装要求：进入洁净区的人员应当按照操作规程更衣和洗手，尽可能减少对洁净区的污染或将污染物带入洁净区。

工作服及其质量应当与生产操作的要求及操作区的洁净度级别相适应，其式样和穿着方式应当能够满足保护产品和人员的要求。各洁净区的着装要求规定如下。

D 级洁净区：应当将头发、胡须等相关部位遮盖。应当穿合适的工作服和鞋子或鞋套。应当采取适当措施，以避免带入洁净区外的污染物。

C 级洁净区：应当将头发、胡须等相关部位遮盖，应当戴口罩。应当穿手腕处可收紧的连体服或衣裤分开的工作服，并穿适当的鞋子或鞋套。工作服应当不脱落纤维或微粒。

A/B 级洁净区：应当用头罩将所有头发以及胡须等相关部位全部遮盖，头罩应当塞进衣领内，应当戴口罩以防散发飞沫，必要时戴防护目镜。应当戴经灭菌且无颗粒物（如滑石粉）散发的橡胶或塑料手套，穿经灭菌或消毒的脚套，裤腿应当塞进脚套内，袖口应当塞进手套内。工作服应为灭菌的连体工作服，不脱落纤维或微粒，并能滞留身体散发的微粒。

个人外衣不得带入通向 B 级或 C 级洁净区的更衣室。每位员工每次进入 A/B 级洁净区，应当更换无菌工作服；或每班至少更换一次，但应当用监测结果证明这种方法的可行性。操作期间应当经常消毒手套，并在必要时更换口罩和手套。

洁净区所用工作服的清洗和处理方式应当能够保证其不携带有污染物，不会污染洁净区。应当按照相关操作规程进行工作服的清洗、灭菌，洗衣间最好单独设置。

（4）洁净区生产条件要求：药品生产企业应当根据药品品种、生产操作要求及外部环境状况等配置空调净化系统，使生产区有效通风，并有温度、湿度控制和空气净化过滤，保证药品的生产环境符合要求。

洁净区与非洁净区之间、不同级别洁净区之间的压差应当不低于 10Pa。必要时，相同洁净度级别的不同功能区域（操作间）之间也应当保持适当的压差梯度。

特殊生产情况的生产区需要特殊生产条件：①生产特殊性质的药品，如高致敏性药品（如青霉素类)或生物制品(如卡介苗或其他用活性微生物制备而成的药品),必须采用专用和独立的厂房、生产设施和设备。青霉素类药品产尘量大的操作区域应当保持相对负压,排至室外的废气应当经过净化处理并符合要求,排风口应当远离其他空气净化系统的进风口。②生产β-内酰胺结构类药品、性激素类避孕药品必须使用专用设施(如独立的空气净化系统)和设备,并与其他药品生产区严格分开。③生产某些激素类、细胞毒性类、高活性化学药品应当使用专用设施(如独立的空气净化系统)和设备。④特殊情况下,如采取特别防护措施并经过必要的验证,上述药品制剂则可通过阶段性生产方式共用同一生产设施和设备。用于上述第①②③项的空气净化系统,其排风应当经过净化处理。

3. 仓储区　仓储区应当有足够的空间,确保有序存放待验、合格、不合格、退货或召回的原辅料、包装材料、中间产品、待包装产品和成品等各类物料和产品。仓储区的设计和建造应当确保良好的仓储条件,并有通风和照明设施。仓储区应当能够满足物料或产品的贮存条件(如温湿度、避光)和安全贮存的要求,并进行检查和监控。

4. 质量控制区　质量控制实验室通常应当与生产区分开。生物检定、微生物和放射性同位素的实验室还应当彼此分开。实验动物房应当与其他区域严格分开。

5. 辅助区　休息室的设置不应当对生产区、仓储区和质量控制区造成不良影响。更衣室和盥洗室应当方便人员进出,并与使用人数相适应。盥洗室不得与生产区和仓储区直接相通。维修间应当尽可能远离生产区。

技能要点

药物制剂过程中的环境控制

药物制剂工证书是药品生产人员(包括中药生产人员)的重要职业技能等级证书。在"1+X"药物制剂工初级证书技能考核中,"口服固体制剂和口服液体制剂生产"部分的技能要求包括"环境控制"。①生产环境的检查:能检查洁净区域的压差、温度、湿度、照明等;明确洁净度 D 级的标准;②熟知洁净服管理,按规定着装进入生产区和洁净区;③学会进入洁净区洗手方法;④熟知进出 D 级洁净区程序;⑤熟知生产区卫生管理;⑥熟练进行清场。

(五)设备

1. 原则　设备的设计、选型、安装、改造和维护必须符合预定用途,应当尽可能降低产生污染、交叉污染、混淆和差错的风险,便于操作、清洁、维护,以及必要时进行的消毒或灭菌。应当建立设备使用、清洁、维护和维修的操作规程,并保存相应的操作记录。应当建立并保存设备采购、安装、确认的文件和记录。

2. 设计和安装　生产设备不得对药品质量产生任何不利影响。应当配备有适当量程和精度的衡器、量具、仪器和仪表。应当选择适当的清洗、清洁设备,并防止这类设备成为污染源。设备所用的润滑剂、冷却剂等不得对药品或容器造成污染,应当尽可能使用食用级或级别相当的润滑剂。

3. 维护和维修　设备的维护和维修不得影响产品质量。应当制订设备的预防性维护计划和操作规程,设备的维护和维修应当有相应的记录。

4. 使用和清洁　主要生产和检验设备都应当有明确的操作规程;生产设备应当在确认的参数范围内使用。

应当按照详细规定的操作规程清洁生产设备;已清洁的生产设备应当在清洁、干燥的条件下存放;用于药品生产或检验的设备和仪器,应当有使用日志;生产设备应当有明显的状态标识,标明设备编号和内容物(如名称、规格、批号);没有内容物的应当标明清洁状态。

5. 校准　应当按照操作规程和校准计划定期对生产和检验用衡器、量具、仪表、记录和控制设备以及仪器进行校准和检查，并保存相关记录。校准的量程范围应当涵盖实际生产和检验的使用范围。

6. 制药用水　制药用水应当适合其用途，并符合《中华人民共和国药典》的质量标准及相关要求。制药用水至少应当采用饮用水。纯化水、注射用水的制备、贮存和分配应当能够防止微生物的滋生。纯化水可采用循环，注射用水可采用70℃以上保温循环。

（六）物料与产品

1. 原则　药品生产所用的原辅料、与药品直接接触的包装材料应当符合相应的质量标准。药品上直接印字所用油墨应当符合食用标准要求。

进口原辅料应当符合国家相关的进口管理规定。

2. 原辅料　应当制定相应的操作规程，采取核对或检验等适当措施，确认每一包装内的原辅料正确无误。仓储区内的原辅料应当有适当的标识。只有经质量管理部门批准放行并在有效期或复验期内的原辅料方可使用。

3. 中间产品和待包装产品　应当在适当的条件下贮存，并应当有明确的标识。

4. 包装材料　与药品直接接触的包装材料和印刷包装材料的管理和控制要求与原辅料相同。包装材料应当由专人按照操作规程发放，并采取措施避免混淆和差错，确保用于药品生产的包装材料正确无误。印刷包装材料应当设置专门区域妥善存放，未经批准人员不得进入。切割式标签或其他散装印刷包装材料应当分别置于密闭容器内储运，以防混淆。每批或每次发放的与药品直接接触的包装材料或印刷包装材料，均应当有识别标志，标明所用产品的名称和批号。

5. 成品　成品放行前应当待验贮存。成品的贮存条件应当符合药品注册批准的要求。

6. 特殊管理的物料和产品　麻醉药品、精神药品、医疗用毒性药品（包括药材）、放射性药品、药品类易制毒化学品及易燃、易爆和其他危险品的验收、贮存、管理应当执行国家有关的规定。

（七）确认与验证

确认是要保证做对的事情，验证是保证把事情做对了。确认与验证是企业进行质量管理的重要工作方法，其应用贯穿整个药品生产过程。

企业应当确定需要进行的确认或验证工作，以证明有关操作的关键要素能够得到有效控制；企业的厂房、设施、设备和检验仪器应当经过确认，应当采用经过验证的生产工艺、操作规程和检验方法进行生产、操作和检验，并保持持续的验证状态和建立确认与验证的文件和记录；采用新的生产处方或生产工艺前，应当验证其常规生产的适用性；当影响产品质量的主要因素发生变更时，应当进行确认或验证；清洁方法应当经过验证，证实其清洁的效果，以有效防止污染和交叉污染。

确认和验证不是一次性的行为，企业应当制订验证总计划，制订确认或验证方案，并按照预先确定和批准的方案实施；应当根据验证的结果确认工艺规程和操作规程，确保工艺实施和操作的结果符合预期目标。

（八）文件管理

1. 原则　文件是质量保证系统的基本要素。企业必须有内容正确的书面质量标准、生产处方和工艺规程、操作规程以及记录等文件。

2. 质量标准　物料和成品应当有经批准的现行质量标准；必要时，中间产品或待包装产品也应当有质量标准。

3. 工艺规程　每种药品的每个生产批量均应当有经企业批准的工艺规程，不同药品规格的每种包装形式均应当有各自的包装操作要求。工艺规程的制定应当以注册批准的工艺为依据，工艺规程不得任意更改，如需更改，应当按照相关的操作规程修订、审核、批准。

4. 批生产记录　每批产品均应当有相应的批生产记录，可追溯该批产品的生产历史以及与质量有关的情况。批生产记录应当依据现行批准的工艺规程的相关内容制定。在生产过程中，进行每项操作时应当及时记录，操作结束后，应当由生产操作人员确认并签注姓名和日期。

5. 批包装记录　每批产品或每批中部分产品的包装，都应当有批包装记录，以便追溯该批产品包装操作以及与质量有关的情况。批包装记录应当依据工艺规程中与包装相关的内容制定。在包装过程中，进行每项操作时应当及时记录，操作结束后，应当由包装操作人员确认并签注姓名和日期。

6. 操作规程和记录　操作规程的内容应当包括：题目、编号、版本号、颁发部门、生效日期、分发部门以及制定人、审核人、批准人的签名并注明日期、标题、正文及变更历史。

与 GMP 有关的每项活动均应当有记录，以保证产品生产、质量控制和质量保证等活动可以追溯。记录应当留有填写数据的足够空格。记录应当及时填写，内容真实，字迹清晰、易读，不易擦除。如清场工作需有清场记录，见表 7-3。

表 7-3　清场工作记录

清场工作记录					
日期		车间负责人		车间号	
生产品名		规格		产品批号	
生产工序		清场开始时间		清场结束时间	
清场项目			清场结果	操作人	复核人
将所有的原料、辅料、包装材料、中间产品、带包装产品、成品清理出现场					
将所有与下一批次生产无关的文件、记录、表格、操作规程等清理出现场					
清洁现场的生产设备					
消毒现场的生产设备					
清洁现场的容、器具					
消毒现场的容、器具					
清洁操作台、地面、墙面、顶棚、窗台、地漏、水池					
消毒操作台、地面、墙面、顶棚、窗台、地漏、水池					
清洁开关外表面、灯管表面、排风管道表面					
备注					
检查结果评定				检查人	
				检查日期	

确认和验证，设备的装配和校准，厂房和设备的维护、清洁和消毒，培训、更衣及卫生等与人员相关的事宜，环境监测，虫害控制，变更控制，偏差处理，投诉，药品召回，退货等活动都应当有相应的操作规程，其过程和结果应当有记录。

（九）生产管理

1. 原则　所有药品的生产和包装均应当按照批准的工艺规程和操作规程进行操作并有相关记录，以确保药品达到规定的质量标准，并符合药品生产许可和注册批准的要求。应当建立划分产品生产批次的操作规程，生产批次的划分应当能够确保同一批次产品质量和特性的均一性。应当建立编制药品批号和确定生产日期的操作规程。每批药品均应当编制唯一的批号。

2. 防止生产过程中的污染和交叉污染　生产过程中应当尽可能采取措施，防止污染和交叉污染。应当定期检查防止污染和交叉污染的措施并评估其适用性和有效性。

3. 生产操作　生产开始前应当进行检查，确保设备和工作场所没有上批遗留的产品、文件或与本批产品生产无关的物料，设备处于已清洁及待用状态。检查结果应当有记录。生产操作前，还应当核对物料或中间产品的名称、代码、批号和标识，确保生产所用物料或中间产品正确且符合要求。应当进行中间控制和必要的环境监测，并予以记录。每批药品的每一生产阶段完成后必须由生产操作人员清场，并填写清场记录。

4. 包装操作　包装操作规程应当规定降低污染和交叉污染、混淆或差错风险的措施。包装开始前应当进行检查，确保工作场所、包装生产线、印刷机及其他设备已处于清洁或待用状态，无上批遗留的产品、文件或与本批产品包装无关的物料。检查结果应当有记录。包装操作前，还应当检查所领用的包装材料正确无误，核对待包装产品和所用包装材料的名称、规格、数量、质量状态，且与工艺规程相符。包装结束时，已打印批号的剩余包装材料应当由专人负责全部计数销毁，并有记录。如将未打印批号的印刷包装材料退库，应当按照操作规程执行。

（十）质量控制与质量保证

1. 质量控制实验室管理　质量控制实验室的人员、设施、设备应当与产品性质和生产规模相适应。质量控制负责人应当具有足够的管理实验室的资质和经验，可以管理同一企业的一个或多个实验室。质量控制实验室的检验人员至少应当具有相关专业中专或高中以上学历，并经过与所从事的检验操作相关的实践培训且通过考核。质量控制实验室应当配备药典、标准图谱等必要的工具书，以及标准品或对照品等相关的标准物质。

2. 物料和产品放行　应当分别建立物料和产品批准放行的操作规程，明确批准放行的标准、职责，并有相应的记录。物料和产品的放行应当至少符合规定要求。

3. 持续稳定性考察　持续稳定性考察的目的是在有效期内监控已上市药品的质量，以发现药品与生产相关的稳定性问题（如杂质含量或溶出度特性的变化），并确定药品能够在标示的贮存条件下，符合质量标准的各项要求。

持续稳定性考察主要针对市售包装药品，但也需兼顾待包装产品。持续稳定性考察应当有考察方案，结果应当有报告。应当根据所获得的全部数据资料，包括考察的阶段性结论，撰写总结报告并保存。应当定期审核总结报告。

4. 变更控制　企业应当建立变更控制系统，对所有影响产品质量的变更进行评估和管理。需要经药品监督管理部门批准的变更应当在得到批准后方可实施。应当建立操作规程，规定原辅料、包装材料、质量标准、检验方法、操作规程、厂房、设施、设备、仪器、生产工艺和计算机软件变更的申请、评估、审核、批准和实施。质量管理部门应当指定专人负责变更控制。变更都应当评估其对产品质量的潜在影响。质量管理部门应当保存所有变更的文件和记录。

5. 偏差处理　各部门负责人应当确保所有人员正确执行生产工艺、质量标准、检验方法和操作规程，防止偏差的产生。企业应当建立偏差处理的操作规程，规定偏差的报告、记录、调查、处理以及所采取的纠正措施，并有相应的记录。任何偏差都应当评估其对产品质量的潜在影响。任何偏离生产工艺、物料平衡限度、质量标准、检验方法、操作规程等的情况均应当有记录，并立即报告主管人员及质量管理部门，应当有清楚的说明，重大偏差应当由质量管理部门会同其他部门进行彻底调查，并有调查报告。质量管理部门应当负责偏差的分类，保存偏差调查、处理的文件和记录。

6. 纠正措施和预防措施　企业应当建立纠正措施和预防措施系统，对投诉、召回、偏差、自检或外部检查结果、工艺性能和质量监测趋势等进行调查并采取纠正和预防措施。企业应当建立实施纠正和预防措施的操作规程。实施纠正和预防措施应当有文件记录，并由质量管理部门保存。

7. 供应商的评估和批准　质量管理部门应当对所有生产用物料的供应商进行质量评估，会同有关部门对主要物料供应商（尤其是生产商）的质量体系进行现场质量审计，并对质量评估不符合要求的供应商行使否决权。企业法定代表人、企业负责人及其他部门的人员不得干扰或妨碍质量管理部门对物料供应商独立作出质量评估。

应当建立物料供应商评估和批准的操作规程，明确供应商的资质、选择的原则、质量评估方式、评估标准、物料供应商批准的程序。

8. 产品质量回顾分析 应当按照操作规程，每年对所有生产的药品按品种进行产品质量回顾分析，以确认工艺稳定可靠，以及原辅料、成品现行质量标准的适用性，及时发现不良趋势，确定产品及工艺改进的方向。回顾分析应当有报告。应当对回顾分析的结果进行评估。

9. 投诉与不良反应报告 应当建立药品不良反应报告和监测管理制度，设立专门机构并配备专职人员负责管理。应当主动收集药品不良反应，对不良反应应当详细记录、评价、调查和处理，及时采取措施控制可能存在的风险，并按照要求向药品监督管理部门报告。

应当有专人及足够的辅助人员负责进行质量投诉的调查和处理，所有投诉、调查的信息应当向质量受权人通报。所有投诉都应当登记与审核，与产品质量缺陷有关的投诉，应当详细记录投诉的各个细节并进行调查。投诉调查和处理应当有记录，并注明所查相关批次产品的信息。应当定期回顾分析投诉记录，以便发现需要警觉、重复出现，以及可能需要从市场召回药品的问题，并采取相应措施。

（十一）委托生产与委托检验

1. 原则 为确保委托生产产品的质量和委托检验的准确性和可靠性，委托方和受托方必须签订书面合同，明确规定各方责任、委托生产或委托检验的内容及相关的技术事项。

2. 委托方 委托方应当对受托方进行评估，对受托方的条件、技术水平、质量管理情况进行现场考核，确认其具有完成受托工作的能力，并能保证符合本规范的要求。委托方应当向受托方提供所有必要的资料，以使受托方能够按照药品注册和其他法定要求正确实施所委托的操作。委托方应当对受托生产或检验的全过程进行监督。委托方应当确保物料和产品符合相应的质量标准。

3. 受托方 受托方必须具备足够的厂房、设备、知识和经验以及人员，满足委托方所委托的生产或检验工作的要求。受托方应当确保所收到委托方提供的物料、中间产品和待包装产品适用于预定用途。受托方不得从事对委托生产或检验的产品质量有不利影响的活动。

4. 合同 委托方与受托方之间签订的合同应当详细规定各自的产品生产和控制职责，其中的技术性条款应当由具有制药技术、检验专业知识和熟悉本规范的主管人员拟订。委托生产及检验的各项工作必须符合药品生产许可和药品注册的有关要求并经双方同意。合同应当详细规定质量受权人批准放行每批药品的程序，确保每批产品都已按照药品注册的要求完成生产和检验。合同应当明确规定委托方可以对受托方进行检查或现场质量审计。委托检验合同应当明确受托方有义务接受药品监督管理部门检查。

（十二）产品发运与召回

1. 原则 药品上市许可持有人应当建立产品召回系统，必要时可迅速、有效地从市场召回任何一批存在安全隐患的产品，并采取相应措施，及时控制风险、消除隐患。

2. 发运 每批产品均应当有发运记录。药品发运的零头包装只限两个批号为一个合箱，合箱外应当标明全部批号，并建立合箱记录。发运记录应当至少保存至药品有效期后一年。

3. 召回 应当制定召回操作规程，确保召回工作的有效性。应当指定专人负责组织协调召回工作，并配备足够数量的人员。召回应当能够随时启动，并迅速实施。已召回的产品应当有标识。召回的进展过程应当有记录，并有最终报告。应当定期对产品召回系统的有效性进行评估。

（十三）自检和术语

1. 原则 质量管理部门应当定期组织对企业进行自检，监控本规范的实施情况，评估企业是否符合本规范要求，并提出必要的纠正和预防措施。

自检应当有计划，对项目定期进行检查。应当由企业指定人员进行独立、系统、全面的自检,也可由外部人员或专家进行独立的质量审计。自检应当有记录,自检完成后应当有自检报告,自检情况应当报告企业高层管理人员。

2. GMP中主要术语(按汉语拼音排序)的含义

(1)包装材料:药品包装所用的材料,包括与药品直接接触的包装材料和容器、印刷包装材料,但不包括发运用的外包装材料。

(2)操作规程:经批准用来指导设备操作、维护与清洁、验证、环境控制、取样和检验等药品生产活动的通用性文件,也称标准操作规程(standard operating procedure,SOP)。

(3)产品:包括药品的中间产品、待包装产品和成品。

(4)成品:已完成所有生产操作步骤和最终包装的产品。

(5)放行:对一批物料或产品进行质量评价,作出批准使用或投放市场或其他决定的操作。

(6)批:经一个或若干加工过程生产的、具有预期均一质量和特性的一定数量的原辅料、包装材料或成品。为完成某些生产操作步骤,可能有必要将一批产品分成若干亚批,最终合并成为一个均一的批。在连续生产情况下,批必须与生产中具有预期均一特性的确定数量的产品相对应,批量可以是固定数量或固定时间段内生产的产品量。

例如:口服或外用的固体、半固体制剂在成型或分装前使用同一台混合设备一次混合所生产的均质产品为一批;口服或外用的液体制剂以灌装(封)前经最后混合的药液所生产的均质产品为一批。

(7)批号:用于识别一个特定批的具有唯一性的数字和/或字母的组合。

(8)批记录:用于记述每批药品生产、质量检验和放行审核的所有文件和记录,可追溯所有与成品质量有关的历史信息。

(9)验证:证明任何操作规程(或方法)、生产工艺或系统能够达到预期结果的一系列活动。

(10)印刷包装材料:指具有特定式样和印刷内容的包装材料,如印字铝箔、标签、说明书、纸盒等。

(11)原辅料:除包装材料之外,药品生产中使用的任何物料。

GMP为药品生产质量管理的基本要求。对无菌药品、生物制品、血液制品等药品或生产质量管理活动的特殊要求,由原国家食品药品监督管理总局以附录方式另行制定。

思政元素

安全生产,守护健康——"亮菌甲素注射液"事件

2006年4月22日和24日,在广东省某医院住院的重症肝炎患者中先后出现2例急性肾衰竭,至4月29日、30日又出现多例相同病症患者,引起该院高度重视,及时组织肝肾疾病专家会诊,分析原因,怀疑可能由患者新近使用某制药有限公司生产的"亮菌甲素注射液"引起。

广东省药品检验所紧急检验查明该批号亮菌甲素注射液含有有毒有害物质二甘醇,卫生部、国家药品监督管理局组织专家论证二甘醇是导致事件中患者急性肾衰竭的元凶。经药品监督管理部门、公安部门联合查明,某制药有限公司原辅料采购、质量检验工序管理不完善,相关主管人员和工序责任人违反药品采购及质量检验的有关规定,购进了以二甘醇冒充的丙二醇,并用于亮菌甲素注射液生产,知法犯法,情节严重,被法院依法从重处罚。

由于案例中的药品生产从业者道德底线、法治意识、专业知识缺失,最终导致了65名无辜患者使用了该批次的亮菌甲素注射液后造成不同程度脏器损伤,2名患者受到严重伤害,13名患者不幸死亡,药品安全生产的重要性由此可见一斑。同学们作为未来的药品生产从业人员,应以此为戒,自觉遵纪守法,践行职业操守,用实际行动做到安全生产,维护用药群众的健康。

实训　参观 GMP 洁净车间

【实训目的】

使学生对洁净厂房的温湿度、压差、缓冲设施等内部装修要求,以及设备、物料、卫生、生产等管理要求有一个感性认识;使学生充分认识到药品生产记录填写等软件管理在 GMP 企业的重要性。

【实训准备】

符合 GMP 要求的生产车间;符合参观区域洁净级别要求的学生着装;笔、笔记或录摄设备等记录工具;实训预设问题清单;实训报告本。

其中实训预设问题清单为:①该洁净车间是什么洁净级别?②进入该洁净车间应进行哪些更衣操作?③该车间负责哪些生产环节?④这些生产环节为何需要在该洁净环境下进行?⑤企业按照 GMP 的要求进行生产,对保障药品生产质量有何重要意义?

【实训内容与步骤】

学生以 5～6 人为实训单位进行分组。小组领取有关 GMP 洁净区的预设问题,以问题为导向,在参观过程中小组协作收集答案佐证材料。最后小组进行探讨和整理,形成小组汇报 PPT 并上台展示讲解。

【实训考核与评价】

对各小组报告展示情况的完整性、规范性、流畅度等进行评价打分。考核成绩 = 教师评价(50%)+ 组间评价(30%)+ 自评(20%)。

（高彩梅）

？　复习思考题

1. 药品生产企业与其他企业相比具有什么特点?
2. 什么是药品上市许可持有人?
3. 省、自治区、直辖市药品监督管理部门在药品生产监督检查中的职责权限主要是什么?
4. 药品生产监督检查的主要内容包括什么?
5. 药品生产许可检查中应进行 GMP 符合性检查的情况是什么?

ER-7-3

扫一扫,测一测

项目八　药品经营管理

课件

知识导览

学习目标

素质目标：培养科学、严谨的药品质量管理观念；树立服务意识；发扬爱岗敬业精神。

知识目标：掌握药品经营方式和药品经营范围，从事药品批发活动和药品零售活动的条件，药品经营许可证的管理，GSP 的主要内容，药品网络销售管理；熟悉药品经营企业的分类，药品经营行为管理，药品经营质量监督检查，药品网络销售第三方平台的监管；了解 GSP 的发展概况，电子商务的分类，药品网络销售的监督检查。

能力目标：能理解药品流通全过程的管理思想；能按照 GSP 要求进行药品的采购、验收、陈列、储存、养护等操作。

案例导学

　　2021 年 10 月，辽宁省药品监督管理局根据投诉举报线索在检查中发现，沈阳 SJG 大药房连锁有限公司存在严重违反药品经营质量管理规范的行为。经查，该公司存在未从药品上市许可持有人或者具有药品生产、经营资格的企业购进"静灵口服液"药品、在计算机系统中编造购进记录、采购药品时未向供货单位索取发票、药品采购储存配送信息不可追溯等违法行为，法定代表人赵某林从未在该公司实际工作，未能履行相关管理职责。该公司上述行为违反了《药品管理法》第五十三条、第五十五条规定，也违反了药品经营质量管理规范。2022 年 1 月，辽宁省药品监督管理局依据《药品管理法》第一百二十六条、第一百二十九条规定，对该公司处以罚款 125 万元的行政处罚，处以该公司法定代表人终身禁止从事药品生产经营活动的行政处罚。

　　什么是药品经营质量管理规范？药品经营领域还有哪些法律法规？

任务一　药品经营与药品经营企业认知

　　药品经营活动包括药品采购、储存、运输、销售及售后服务等具体活动。药品经营活动具有一般商品经营活动的共性，但由于药品这种特殊的商品与公众生命健康、人身安全直接相关，因此国家对药品经营活动实施更为严格的监督管理，制定法律、法规和标准对药品经营行为和质量控制过程进行规范和引导。

一、药品经营

（一）药品经营的概念

　　药品经营是以药品上市许可持有人为核心，通过对药品信息流、物流、资金流的有效控制，将药品或药品物流服务提供给药品供应链中各环节的参与方,并完成药品信息化追溯的过程。

(二)药品经营方式、经营类别和经营范围

1. 药品经营方式   药品和普通商品一样,存在着批发和零售两种经营方式。对于普通商品的经营,批发和零售业务没有严格的区分。但对于药品的经营方式有严格的规定,划分依据是药品销售对象,与药品具体销售数量的多少无关。具体见表8-1。

2. 药品经营类别   药品经营类别是药品零售企业药品经营许可证的载明事项之一(具体见表8-1)。从事药品零售审批时,药品监督管理部门应当核定经营类别,并在经营范围中予以明确。

3. 药品经营范围   药品经营企业不得经营疫苗、医疗机构制剂、中药配方颗粒等国家禁止药品经营企业经营的药品。药品零售企业不得销售麻醉药品、第一类精神药品、放射性药品、药品类易制毒化学品、蛋白同化制剂、肽类激素(胰岛素除外)、终止妊娠药品等国家禁止零售的药品。

药品经营范围具体见表8-1。其中,麻醉药品、第一类精神药品、第二类精神药品、药品类易制毒化学品、医疗用毒性药品、蛋白同化制剂、肽类激素、血液制品、细胞治疗类生物制品等经营范围的核定,按照国家有关规定执行。经营冷藏、冷冻等有特殊管理要求的药品的,应当在经营范围中予以标注。药品零售连锁门店的经营范围不得超过药品零售连锁总部的经营范围。

表8-1   药品经营方式、经营类别和经营范围

项目	具体内容
药品经营方式	①药品批发:将购进的药品销售给药品生产企业、药品经营企业、医疗机构的药品经营方式; ②药品零售:将购进的药品直接销售给个人消费者的药品经营方式
药品经营类别	处方药、甲类非处方药、乙类非处方药
药品经营范围	①药品批发企业:中药饮片、中成药、化学药、生物制品、体外诊断试剂(药品)、麻醉药品、第一类精神药品、第二类精神药品、药品类易制毒化学品、医疗用毒性药品、蛋白同化制剂、肽类激素等; ②药品零售企业:中药饮片、中成药、化学药、生物制品、第二类精神药品、血液制品、细胞治疗类生物制品及其他生物制品等

二、药品经营企业

药品经营企业是药品流通环节的主要载体,药品通过药品经营企业流通到医疗机构和消费者,从而使药品进入使用环节实现其价值。药品经营企业包括药品批发企业和药品零售企业。

(一)药品批发企业

药品批发企业是指将购进的药品销售给药品生产企业、药品经营企业、医疗机构的药品经营企业。

药品批发企业是药品销售渠道中不可缺少的机构,在沟通药品生产与销售的过程中发挥了重要作用。药品往往通过批发企业转售给其他药品生产企业、药品经营企业和医疗机构。因此,药品批发企业在药品流通中起到蓄水池的作用。药品批发企业根据市场需求把药品预先采购进来,再根据市场需要批发出去。这样需求方能够在很短的时间里得到自己需要的药品,既方便又快捷,同时又可以避免过多地储存药品。

药品批发企业过去大都为国营医药公司,随着现代企业制度的建立,药品批发企业的名称也呈现多样化,常见的有如下几种类型。①医药股份有限公司:按股份制管理的企业,一般规模都较大,大多为上市公司;②医药有限责任公司:由股东共同投资,按现代企业制度管理的一种公

司形式；③医药集团公司：是由几家相对独立的药品经营企业（有的还有药品生产企业）联合组建的，规模一般都很大，有上市公司也有非上市公司。

（二）药品零售企业

药品零售企业是指将购进的药品直接销售给消费者的药品经营企业。

1. 药品零售企业的特点　药品零售企业与批发企业相比，由于它直接服务消费者，具有小型化、数量多、分布广、经营多元化、私有化程度高等特点。药品零售企业与医疗机构药学部门相比具有如下特征。

（1）具有企业性质：药品零售企业从事药品经营活动，给社会提供药品和药学服务，是一种以盈利为目的的企业法人经济组织，独立核算、自主经营、自负盈亏。由于它为社会提供的是一种特殊商品——药品，带有社会福利性，因此药品零售企业必须把社会效益放在重要位置。

（2）经营多种商品：大多数药品零售企业为了提高经济效益，尽量在力所能及的范围扩大经营品种。其不但经营多种药品，而且经营相关的保健食品、食品，以达到利润最大化。

（3）数量众多、分布广：我国人口众多、幅员辽阔，需要数量充足的从事药品零售业务的药品经营企业从不同层次、不同范围为广大群众服务。

2. 药品零售企业的类型　目前我国绝大多数药店为综合型药店，根据传统习惯可分为中药店和西药店。依据药品零售企业实际组织形式，又把药品零售企业分为零售连锁企业和单体药品零售企业。

（1）零售连锁企业：药品零售连锁企业是指使用统一商号的若干零售门店，在同一药品零售连锁总部的管理下，实施统一企业标识、统一质量管理、统一计算机系统、统一人员培训、统一采购配送、统一票据管理、统一药学服务标准规范，采购与销售分离，实行规模化、集团化管理的药品经营企业组织形式。药品零售连锁企业一般由总部、配送中心和若干零售门店构成。

总部是零售连锁企业开展药品经营活动的管理核心，负责制定统一的质量管理制度并确保整个药品零售连锁企业执行到位，并对所属零售连锁门店的经营活动履行管理责任；配送中心是零售连锁企业的物流机构，承担将总部购进的药品配送至相关零售门店的职责；零售门店是零售连锁企业的基础，承担日常药品零售业务，并向个人消费者直接提供药学服务。

（2）单体药品零售企业：单体药品零售企业一般是指单个独立经营管理的药店门店，或者由多个药店门店组成、但没有获得连锁经营资质的药店。因为具有独立采购药品、自主经营的特点，又称独立零售药店。其规模一般较小，筹建成本低，相对来说经营模式灵活多变，可更快地适应消费者的需求。

3. 鼓励药品零售连锁的措施　《药品管理法》第五十三条明确指出：国家鼓励、引导药品零售连锁经营。多年来，国务院和有关部委局陆续下发了一系列文件鼓励支持药品零售连锁发展，在《商务部关于"十四五"时期促进药品流通行业高质量发展的指导意见》中提出了新的要求。具体措施主要有：

（1）允许药品零售连锁委托符合药品 GSP 的企业向企业所属门店配送药品，药品零售连锁企业可不再设立仓库，药品零售连锁企业总部经批准可以跨管辖区域设置仓库。

（2）支持药品零售连锁企业专业化、多元化发展。

（3）鼓励"互联网＋药品流通"模式，鼓励药品零售连锁企业率先推进"网订店取""网订店送"方式销售药品。

（4）推进基层医疗机构与连锁药店的合作，鼓励连锁药店在社区健康服务、老年患者康复、慢性病患者健康管理等方面作出尝试，发挥其服务专业、管理规范的优势和全方位满足人民群众不同用药与健康需求的社会职能。

（5）鼓励药品零售连锁企业在乡镇、村镇设店的积极性，支持其进入农村市场。

（6）鼓励药品零售连锁企业结合城市一刻钟便民生活圈、新建社区的服务网点建设，有效融入以多业态集聚形成的社区服务商圈,实现药品流通对基层的有效覆盖,提升人民群众用药的可及性、便利性。

(7)鼓励兼并重组,推进药品零售连锁化经营,实现到 2025 年末药品零售连锁率接近 70%。

任务二　药品经营监督管理

《药品管理法》规定对药品经营实施许可制度。从事药品批发或者零售活动的,应当经药品监督管理部门批准,依法取得药品经营许可证。但药品上市许可持有人可以自行销售其取得药品注册证书的药品,也可以委托药品经营企业销售。如果药品上市许可持有人从事药品零售活动的,应当取得药品经营许可证。从事放射性药品经营活动的,应当按照国家有关规定申领放射性药品经营许可证。

药品经营活动应当遵守《药品经营质量管理规范》(GSP),保证药品经营全过程符合法定要求。

一、药品经营许可管理

《药品管理法》规定,从事药品批发活动,应当经所在地省、自治区、直辖市人民政府药品监督管理部门批准,取得药品经营许可证。从事药品零售活动,应当经所在地县级以上地方人民政府药品监督管理部门批准,取得药品经营许可证。

《药品管理法》规定,从事药品经营活动应当具备以下条件:

(1)有依法经过资格认定的药师或者其他药学技术人员。

(2)有与所经营药品相适应的营业场所、设备、仓储设施和卫生环境。

(3)有与所经营药品相适应的质量管理机构或者人员。

(4)有保证药品质量的规章制度,并符合国务院药品监督管理部门依据本法制定的药品经营质量管理规范要求。

(一)从事药品批发活动和药品零售活动的条件

2023 年 9 月 27 日,国家市场监督管理总局公布了《药品经营和使用质量监督管理办法》(国家市场监督管理总局令第 84 号),该办法自 2024 年 1 月 1 日起实施。2004 年 2 月 4 日国家食品药品监督管理局令第 6 号公布的《药品经营许可证管理办法》和 2007 年 1 月 31 日国家食品药品监督管理局令第 26 号公布的《药品流通监督管理办法》同时废止。

《药品经营和使用质量监督管理办法》根据药品批发和零售不同的经营方式,细化了从事药品批发活动和药品零售活动的条件,具体如下。

1. 从事药品批发活动应当具备的条件

(1)有与其经营范围相适应的质量管理机构和人员;企业法定代表人、主要负责人、质量负责人、质量管理部门负责人等符合规定的条件。

(2)有依法经过资格认定的药师或者其他药学技术人员。

(3)有与其经营品种和规模相适应的自营仓库、营业场所和设施设备,仓库具备实现药品入库、传送、分拣、上架、出库等操作的现代物流设施设备。

(4)有保证药品质量的质量管理制度以及覆盖药品经营、质量控制和追溯全过程的信息管理系统,并符合药品经营质量管理规范要求。

2. 从事药品零售连锁经营活动应当具备的条件　应当设立药品零售连锁总部,对零售门店进行统一管理。

(1)有与其经营范围相适应的质量管理机构和人员;企业法定代表人、主要负责人、质量负责人、质量管理部门负责人等符合规定的条件。

（2）有依法经过资格认定的药师或者其他药学技术人员。

（3）具备能够保证药品质量、与其经营品种和规模相适应的仓库、配送场所和设施设备。

（4）有保证药品质量的质量管理制度以及覆盖药品经营、质量控制和追溯全过程的信息管理系统，并符合药品经营质量管理规范要求。

3．从事药品零售活动应当具备的条件

（1）经营处方药、甲类非处方药的，应当按规定配备与经营范围和品种相适应的依法经过资格认定的药师或者其他药学技术人员。只经营乙类非处方药的，可以配备经设区的市级药品监督管理部门组织考核合格的药品销售业务人员。

（2）有与所经营药品相适应的营业场所、设备、陈列、仓储设施以及卫生环境；同时经营其他商品（非药品）的，陈列、仓储设施应当与药品分开设置；在超市等其他场所从事药品零售活动的，应当具有独立的经营区域。

（3）有与所经营药品相适应的质量管理机构或者人员，企业法定代表人、主要负责人、质量负责人等符合规定的条件。

（4）有保证药品质量的质量管理制度、符合质量管理与追溯要求的信息管理系统，符合药品经营质量管理规范要求。

（二）药品经营许可证的管理

药品经营许可证应当载明许可证编号、企业名称、统一社会信用代码、经营地址、法定代表人、主要负责人、质量负责人、经营范围、经营方式、仓库地址、发证机关、发证日期、有效期等项目。企业名称、统一社会信用代码、法定代表人等项目应当与市场监督管理部门核发的营业执照中载明的相关内容一致。

药品经营许可证编号格式为"省份简称＋两位分类代码＋四位地区代码＋五位顺序号"。其中两位分类代码为大写英文字母，第一位 A 表示批发企业，B 表示药品零售连锁总部，C 表示零售连锁门店，D 表示单体药品零售企业；第二位 A 表示法人企业，B 表示非法人企业。四位地区代码为阿拉伯数字，对应企业所在地区（市、州）代码，按照国内电话区号编写，区号为四位的去掉第一个 0，区号为三位的全部保留，第四位为调整码。

药品经营许可证分为正本和副本，有效期为 5 年。药品经营许可证样式由国家药品监督管理局统一制定。药品经营许可证电子证书与纸质证书具有同等法律效力。禁止伪造、变造、出租、出借、买卖药品经营许可证。

药品监督管理部门应当及时更新药品经营许可证核发、重新审查发证、变更、吊销、撤销、注销等信息，并在完成后十日内予以公开。

1．药品经营许可证的核发、换发、遗失补办　根据《国家药监局关于当前药品经营监督管理有关事宜的通告》（2020 年第 23 号）的规定，新开办药品经营企业申请核发药品经营许可证的，药品监督管理部门可将筹建和验收程序合并执行。根据《国务院办公厅关于印发全国深化"放管服"改革优化营商环境电视电话会议重点任务分工方案的通知》（国办发〔2020〕43 号）的规定，在全国范围内对申请开办只经营乙类非处方药的药品零售企业的审批实行告知承诺制，推动取消药品零售企业筹建审批，督促地方清理对开办药品零售企业的间距限制等不合理条件，并同步加强事中事后监管。

药品经营许可证核发流程可参见图 8-1。

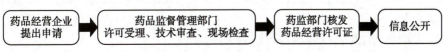

图 8-1　药品经营许可证核发流程

药品经营许可证的核发、换发、遗失补办具体要求见表8-2。

表8-2　药品经营许可证的核发、换发、遗失补办

程序	具体要求
核发	①提出申请：开办药品经营企业，应当在取得营业执照后，向所在地县级以上药品监督管理部门申请药品经营许可证，提交药品经营许可证申请表；质量管理机构情况以及主要负责人、质量负责人、质量管理部门负责人学历、工作经历相关材料；药师或者其他药学技术人员资格证书以及任职文件；经营药品的方式和范围相关材料；药品质量管理规章制度以及陈列、仓储等关键设施设备清单；营业场所、设备、仓储设施及周边卫生环境等情况，营业场所、仓库平面布置图及房屋产权或者使用权相关材料；法律、法规规定的其他材料。申请人应当对其申请材料全部内容的真实性负责。申请人应当按照国家有关规定对申请材料中的商业秘密、未披露信息或者保密商务信息进行标注，并注明依据。 ②许可受理：申请事项依法不需要取得药品经营许可的，应当即时告知申请人不受理；申请事项依法不属于本部门职权范围的，应当即时作出不予受理的决定，并告知申请人向有关行政机关申请；申请材料存在可以当场更正的错误的，应当允许申请人当场更正；申请材料不齐全或者不符合形式审查要求的，应当当场或者在五日内发给申请人补正材料通知书，一次性告知申请人需要补正的全部内容，逾期不告知的，自收到申请材料之日起即为受理；申请材料齐全、符合形式审查要求，或者申请人按照要求提交全部补正材料的，应当受理药品经营许可证申请。 ③审核批准：药品监督管理部门应当自受理申请之日起二十日内作出决定。药品监督管理部门按照药品经营质量管理规范及其现场检查指导原则、检查细则等有关规定，组织开展申报资料技术审查和现场检查。经技术审查和现场检查，符合条件的，准予许可，并自许可决定作出之日起五日内颁发药品经营许可证；不符合条件的，作出不予许可的书面决定，并说明理由。仅从事乙类非处方药零售活动的，申请人提交申请材料和承诺书后，符合条件的，准予许可，当日颁发药品经营许可证。自许可决定作出之日起三个月内药品监督管理部门组织开展技术审查和现场检查，发现承诺不实的，责令限期整改，整改后仍不符合条件的，撤销药品经营许可证。 ④信息公开：药品监督管理部门应当在网站和办公场所公示申请药品经营许可证的条件、程序、期限、需要提交的全部材料目录和申请表格式文本等。药品监督管理部门应当公开药品经营许可证申请的许可结果，并提供条件便利申请人查询审批进程。 ⑤陈述申辩与听证：药品监督管理部门认为药品经营许可涉及公共利益的，应当向社会公告，并举行听证。药品经营许可直接涉及申请人与他人之间重大利益关系的，药品监督管理部门作出行政许可决定前，应当告知申请人、利害关系人享有要求听证的权利
换发	①有效期为五年，在有效期届满前六个月至两个月期间，向发证机关提出重新审查发证申请。 ②发证机关按照关于申请办理药品经营许可证的程序和要求进行审查，必要时开展现场检查。药品经营许可证有效期届满前，应当作出是否许可的决定。 ③在有效期届满前两个月内提出重新审查发证申请的，药品经营许可证有效期届满后不得继续经营；药品监督管理部门准予许可后，方可继续经营
遗失补办	向原发证机关申请。原发证机关应当及时补发药品经营许可证，补发的药品经营许可证编号和有效期限与原许可证一致

2. 药品经营许可证的变更　药品经营许可证变更分为许可事项变更和登记事项变更。具体见表8-3。

3. 药品经营许可证的注销　有下列情形之一的，由发证机关依法办理药品经营许可证注销手续，并予以公告：

（1）企业主动申请注销药品经营许可证的。

（2）药品经营许可证有效期届满未申请重新审查发证的。

表8-3　药品经营许可证的变更

项目	许可事项变更	登记事项变更
事项范围	经营地址（注册地址）、经营范围、经营方式、仓库地址（包括增减仓库）	指企业名称、统一社会信用代码、法定代表人、主要负责人（企业负责人）、质量负责人等
流程	①向发证机关提出申请，未经批准，不得擅自变更许可事项；②发证机关应当自受理变更申请之日起十五日内作出准予变更或不予变更的决定	①发生变化起三十日内，向发证机关申请办理变更登记；②发证机关应当在十日内完成变更登记
其他	药品经营许可证载明事项发生变更的，由发证机关在副本上记录变更的内容和时间，并按照变更后的内容重新核发药品经营许可证正本	

（3）药品经营许可依法被撤销、撤回或者药品经营许可证依法被吊销的。

（4）企业依法终止的。

（5）法律、法规规定的应当注销行政许可的其他情形。

案例分析

无证经营药品案

案情介绍：2021年11月，四川省德阳市旌阳区市场监督管理局对德阳市旌阳区某药材经营部监督检查时发现，该经营部未取得药品经营许可证销售龟甲胶、鹿角胶等药品，且不能提供上述药品来源、购进凭证及产品合格证明，涉案药品货值金额9 769.29元。

案例分析：该经营部上述行为违反了《药品管理法》第五十一条第一款规定。2022年3月，德阳市旌阳区市场监督管理局依据《药品管理法》第一百一十五条规定，对该经营部处以没收违法经营药品、罚款150万元的行政处罚。本案中，当事人未获得药品经营许可销售中药饮片及中成药，严重妨害药品管理秩序。由于无法溯源，产品质量得不到保证，给群众用药安全带来隐患。监管部门通过对涉案产品依法准确定性、科学合理认定货值金额，依法予以重处，为打击此类违法行为提供了示范，有利于进一步规范中医药市场、促进行业健康发展。

二、药品经营管理和监督检查

为了加强药品经营和药品使用质量监督管理，规范药品经营和药品使用质量管理活动，国家市场监督管理总局制定了《药品经营和使用质量监督管理办法》，自2024年1月1日起实施。该《办法》共七章，七十九条，强化了药品经营全过程全环节监管，确保监管无盲区，并坚持"四个最严"要求，进一步细化法律责任规定。

（一）药品经营质量监督管理机构

国家药品监督管理局主管全国药品经营质量监督管理工作。国家市场监督管理总局按照有关规定加强市场监管综合执法队伍的指导。

省、自治区、直辖市药品监督管理部门负责本行政区域内药品经营质量监督管理，负责药品批发企业、药品零售连锁总部的许可、检查和处罚以及药品上市许可持有人销售行为的检查和处罚。

市县级药品监督管理部门负责本行政区域内药品经营质量监督管理，负责药品零售企业的许可、检查和处罚。

（二）药品经营监督管理

药品经营企业应当建立覆盖药品经营全过程的质量管理体系。购销记录以及储存条件、运输过程、质量控制等记录应当完整准确，不得编造和篡改。药品经营企业应当开展评估、验证、审核等质量管理活动，对已识别的风险及时采取有效控制措施，保证药品质量。药品经营企业的法定代表人、主要负责人对药品经营活动全面负责。

1. 药品上市许可持有人的经营监督管理　药品上市许可持有人将其持有的品种委托销售的，接受委托的药品经营企业应当具有相应的经营范围。受托方不得再次委托销售。药品上市许可持有人应当与受托方签订委托协议，明确约定药品质量责任等内容，对受托方销售行为进行监督。药品上市许可持有人委托销售的，应当向其所在地省、自治区、直辖市药品监督管理部门报告；跨省、自治区、直辖市委托销售的，应当同时报告药品经营企业所在地省、自治区、直辖市药品监督管理部门。

药品上市许可持有人应当建立质量管理体系，对药品经营过程中药品的安全性、有效性和质量可控性负责。药品存在质量问题或者其他安全隐患的，药品上市许可持有人应当立即停止销售，告知药品经营企业和医疗机构停止销售和使用，及时依法采取召回等风险控制措施。药品上市许可持有人、药品经营企业应当加强药品采购、销售人员的管理，对其进行法律、法规、规章、标准、规范和专业知识培训，并对其药品经营行为承担法律责任。

药品上市许可持有人、药品经营企业购销活动中的有关资质材料和购销凭证、记录保存不得少于五年，且不少于药品有效期满后一年。

因科学研究、检验检测、慈善捐助、突发公共卫生事件等有特殊购药需求的单位，向所在地设区的市级以上地方药品监督管理部门报告后，可以到指定的药品上市许可持有人或者药品经营企业购买药品。

2. 药品批发企业的经营监督管理　药品上市许可持有人、药品批发企业销售药品时，应当向购药单位提供以下材料：

（1）药品生产许可证、药品经营许可证复印件。

（2）所销售药品批准证明文件和检验报告书复印件。

（3）企业派出销售人员授权书原件和身份证复印件。

（4）标明供货单位名称、药品通用名称、药品上市许可持有人（中药饮片标明生产企业、产地）、批准文号、产品批号、剂型、规格、有效期、销售数量、销售价格、销售日期等内容的凭证。

（5）销售进口药品的，按照国家有关规定提供相关证明文件。

（6）法律、法规要求的其他材料。

上述资料应当加盖企业印章。符合法律规定的可靠电子签名、电子印章与手写签名或者盖章具有同等法律效力。

药品批发企业跨省、自治区、直辖市设置仓库的，药品批发企业所在地省、自治区、直辖市药品监督管理部门商仓库所在地省、自治区、直辖市药品监督管理部门后，符合要求的，按照变更仓库地址办理。药品批发企业跨省、自治区、直辖市设置的仓库，应当符合有关药品批发企业仓库的条件。药品批发企业应当对异地仓库实施统一的质量管理。药品批发企业所在地省、自治区、直辖市药品监督管理部门负责对跨省、自治区、直辖市设置仓库的监督管理，仓库所在地省、自治区、直辖市药品监督管理部门负责协助日常监管。

3. 药品零售企业经营监督管理　药品零售连锁总部应当建立健全质量管理体系，统一企业标识、规章制度、计算机系统、人员培训、采购配送、票据管理、药学服务标准规范等，对所属零售门店的经营活动履行管理责任。药品零售连锁总部所属零售门店应当按照总部统一的质量管理体系要求开展药品零售活动。发现所属零售门店经营的药品存在质量问题或者其他安全隐患的，应当及时采取风险控制措施，并依法向药品监督管理部门报告。

药品零售企业应当遵守国家处方药与非处方药分类管理制度,按规定凭处方销售处方药,处方保留不少于五年。药品零售企业不得以买药品赠药品或者买商品赠药品等方式向公众赠送处方药、甲类非处方药。处方药不得开架销售。

药品零售企业销售药品时,应当开具标明药品通用名称、药品上市许可持有人(中药饮片标明生产企业、产地)、产品批号、剂型、规格、销售数量、销售价格、销售日期、销售企业名称等内容的凭证。

药品零售企业配备依法经过资格认定的药师或者其他药学技术人员,负责药品质量管理、处方审核和调配、合理用药指导以及不良反应信息收集与报告等工作。药品零售企业营业时间内,依法经过资格认定的药师或者其他药学技术人员不在岗时,应当挂牌告知。未经依法经过资格认定的药师或者其他药学技术人员审核,不得销售处方药。

4. 药品储存、运输监督管理　药品上市许可持有人、药品经营企业委托储存、运输药品的,应当对受托方质量保证能力和风险管理能力进行评估,与其签订委托协议,约定药品质量责任、操作规程等内容,对受托方进行监督,并开展定期检查。药品上市许可持有人委托储存的,应当按规定向药品上市许可持有人及受托方所在地省、自治区、直辖市药品监督管理部门报告。药品经营企业委托储存药品的,按照变更仓库地址办理。

接受委托储存药品的单位应当符合药品经营质量管理规范有关要求,并具备以下条件:

(1)有符合资质的人员,相应的药品质量管理体系文件,包括收货、验收、入库、储存、养护、出库、运输等操作规程。

(2)有与委托单位实现数据对接的计算机系统,对药品入库、出库、储存、运输和药品质量信息进行记录并可追溯,为委托方药品召回等提供支持。

(3)有符合省级以上药品监督管理部门规定的现代物流要求的药品储存场所和设施设备。

接受委托储存、运输药品的单位应当按照药品经营质量管理规范要求开展药品储存、运输活动,履行委托协议约定的义务,并承担相应的法律责任。受托方不得再次委托储存。受托方再次委托运输的,应当征得委托方同意,并签订质量保证协议,确保药品运输过程符合药品经营质量管理规范要求。疫苗、麻醉药品、精神药品、医疗用毒性药品、放射性药品、药品类易制毒化学品等特殊管理的药品不得再次委托运输。受托方发现药品存在重大质量问题的,应当立即向委托方所在地和受托方所在地药品监督管理部门报告,并主动采取风险控制措施。

(三)药品经营监督检查

药品监督管理部门应当根据药品经营单位的质量管理,所经营药品品种,检查、检验、投诉、举报等药品安全风险和信用情况,制订年度检查计划、开展监督检查并建立监督检查档案。检查计划包括检查范围、检查内容、检查方式、检查重点、检查要求、检查时限、承担检查的单位等。

药品监督管理部门应当将上一年度新开办的药品经营企业纳入本年度的监督检查计划,对其实施药品经营质量管理规范符合性检查。

县级以上地方药品监督管理部门应当根据药品经营质量管理风险,确定监督检查频次:

(1)对麻醉药品和第一类精神药品、药品类易制毒化学品经营企业检查,每半年不少于一次。

(2)对冷藏冷冻药品、血液制品、细胞治疗类生物制品、第二类精神药品、医疗用毒性药品经营企业检查,每年不少于一次。

(3)对第一项、第二项以外的药品经营企业,每年确定一定比例开展药品经营质量管理规范符合性检查,三年内对本行政区域内药品经营企业全部进行检查;药品监督管理部门可结合本行政区域内工作实际,增加检查频次。

药品上市许可持有人、药品经营企业与受托开展药品经营相关活动的受托方不在同一省、自治区、直辖市的,委托方所在地药品监督管理部门负责对跨省、自治区、直辖市委托开展的药品经营活动实施监督管理,受托方所在地药品监督管理部门负责协助日常监管。委托方和受托方所在地药品监督管理部门应当加强信息沟通，相互通报监督检查等情况，必要时可以开展联合检查。

药品监督管理部门在监督检查过程中发现可能存在质量问题的药品，可以按照有关规定进行抽样检验。

根据监督检查情况，有证据证明可能存在药品安全隐患的，药品监督管理部门可以依法采取行政告诫、责任约谈、责令限期整改、责令暂停相关药品销售和使用、责令召回药品、其他风险控制措施等行政措施。发现存在涉嫌违反药品法律、法规、规章行为的，应当及时采取措施，按照职责和权限依法查处；涉嫌犯罪的移交公安机关处理。发现涉嫌违纪线索的，移送纪检监察部门。

药品上市许可持有人、药品生产企业、药品经营企业和医疗机构应当积极配合药品监督管理部门实施的监督检查，如实提供与被检查事项有关的物品和记录、凭证以及医学文书等资料，不得以任何理由拒绝、逃避监督检查，不得伪造、销毁、隐匿有关证据材料，不得擅自动用查封、扣押物品。

任务三　药品经营质量管理规范认知

药品经营质量管理规范（Good Supplying Practice，GSP），是为保证药品在流通全过程中始终符合质量标准，依据《药品管理法》等法律法规制定的针对药品采购、购进验收、储存运输、销售及售后服务等环节的质量管理规范，其核心是要求企业通过严格的质量管理制度来约束自身经营相关行为，对药品流通全过程进行质量控制。

药品经营质量管理从原始的商品质量管理，经过全面质量管理逐步走向规范化的 GSP 管理，经历了一个漫长的过程。

一、GSP 概述

（一）国外 GSP 简介

药品在流通领域的质量管理规范在国际上尚未形成像 GMP 那样较为系统和通行的方法，在世界上还没有得到广泛的推广。1980 年国际药品联合会在西班牙马德里召开的全体大会上，通过决议呼吁各成员国实施《药品供应管理规范》（GSP），对世界在药品流通领域中推行 GSP 起到积极的作用。日本是世界上实施 GSP 较早的国家，起到了良好的管理效果。西欧一些国家在推行与 GSP 相类似的 GDP（《药品分销管理规范》，Good Distribution Practice），欧洲共同体要求所有成员国的药品商业企业必须遵循 GDP。英国于 1984 年开始推行 GDP，并取得良好效果。美国没有全国统一的 GDP，但通过各州立法委员会立法予以大力推行。

（二）我国 GSP 实施情况

我国《药品经营质量管理规范》（GSP）于 2000 年 4 月 30 日以国家药品监督管理局令第 20 号公布，自 2000 年 7 月 1 日起实施。2012 年 11 月 6 日通过卫生部部务会议对其进行第一次修订，2015 年 5 月 18 日通过国家食品药品监督管理总局局务会议进行第二次修订。2016 年 6 月 30 日通过国家食品药品监督管理总局局务会议进行了修正。

国家药品监督管理部门先后发布了《冷藏、冷冻药品的储存与运输管理》《药品经营企业计算机系统》《温湿度自动监测》《药品收货与验收》《验证管理》《药品零售配送质量管理》6 个附录，作为 GSP 配套文件。药品 GSP 附录属于规范性附录类别，是药品 GSP 内容不可分割的部分，可以视为药品 GSP 正文的附加条款，与药品 GSP 正文条款具有同等效力。

现行的药品 GSP 吸收了许多国外药品流通管理的先进经验,促进我国药品经营质量管理与国际药品流通质量管理的逐步接轨,主要具有以下几方面的特点:

1.全面提升从事药品经营和涉药流通行为的软硬件要求　软件方面,明确要求企业建立质量管理体系,设立质量管理部门或者配备质量管理人员,并对质量管理制度、操作规程、记录及凭证、档案及报告等一系列质量管理体系文件提出详细要求;明确全员参与质量管理要求,并对质量负责人、质量管理部门负责人以及质量管理、验收等岗位人员的专业资质提出明确要求。

硬件方面,要求企业全面实施计算机信息化管理,着重规定计算机管理的设施、网络环境、数据库及应用软件功能要求;明确规定企业应对药品仓库采用温湿度自动监测系统,并实行 24 小时持续实时监测。

2.针对薄弱环节和高风险环节着重提出要求　针对经营行为不规范、购销渠道不清、票据管理混乱等问题,药品 GSP 明确要求药品购销过程必须开具发票,出库运输药品必须有随货同行单并在收货环节查验,从而进一步规范药品经营行为、维护药品市场秩序。针对以往管理空白的委托第三方运输,药品 GSP 要求委托方应考察承运方的运输能力和相关质量保证条件,并签订明确质量责任的委托协议,提高了管理的效率,降低了成本。针对问题频现的冷链储运管理,药品 GSP 提高了对冷链药品储存、运输设施设备的要求,特别规定了冷链药品运输、收货等环节的交接程序和温度监测、跟踪和查验要求,提高了药品质量安全保证能力。

3.与时俱进更新,遵循国家政策调整　落实药品经营企业追溯管理责任,强化企业主体意识,促进建设来源可查、去向可追、责任可究的药品全链条追溯体系,要求药品经营企业应制定执行药品追溯的制度,并对药品验收入库、出库、销售等环节追溯数据上传等操作提出具体要求;根据《国务院办公厅关于加快推进"三证合一"登记制度改革的意见》(国办发〔2015〕50 号),原使用组织机构代码证、税务登记证办理相关事务的,改为使用"三证合一"后的营业执照。

4.紧密与执业药师制度有效衔接　对药品批发企业质量负责人、质量管理部门负责人以及药品零售企业法定代表人或企业负责人提出执业药师资格从业要求,并要求药品零售企业配备执业药师负责处方审核,指导合理用药。

二、我国现行版 GSP 的主要内容

2016 年修正版的 GSP 共四章一百八十四条,即总则、药品批发的质量管理、药品零售的质量管理、附则四章,自发布之日起施行。

(一)总则

阐明了 GSP 制定的依据、目的、适用客体范围、经营活动的诚信原则,明确了 GSP 是药品经营质量管理的基本准则,药品经营企业应当严格执行规范。药品经营企业应当坚持诚实守信,依法经营。禁止任何虚假、欺骗行为。

(二)药品批发的质量管理

1.质量管理体系

(1)质量管理体系的建立及要素:企业应当依据有关法律法规及本规范的要求建立质量管理体系,确定质量方针,制定质量管理体系文件,开展质量策划、质量控制、质量保证、质量改进和质量风险管理等活动。企业质量管理体系应当与其经营范围和规模相适应。

(2)质量方针:企业制定的质量方针文件应当明确企业总的质量目标和要求,并贯彻到药品经营活动的全过程。

(3)内审:企业应当定期以及在质量管理体系关键要素发生重大变化时,组织开展内审。企业应当对内审的情况进行分析,依据分析结论制定相应的质量管理体系改进措施,不断提高质量控制水平,保证质量管理体系持续有效运行。

（4）质量风险管理：企业应当采用前瞻或者回顾的方式，对药品流通过程中的质量风险进行评估、控制、沟通和审核。

（5）外审：企业应当对药品供货单位、购货单位的质量管理体系进行评价，确认其质量保证能力和质量信誉，必要时进行实地考察。

（6）全员质量管理：企业应当全员参与质量管理。各部门、岗位人员应当正确理解并履行职责，承担相应质量责任。

2. 组织机构与质量管理职责

（1）企业负责人及质量负责人：企业负责人是药品质量的主要责任人，全面负责企业日常管理，负责提供必要的条件，保证质量管理部门和质量管理人员有效履行职责，确保企业实现质量目标并按照本规范要求经营药品。

企业质量负责人应当由高层管理人员担任，全面负责药品质量管理工作，独立履行职责，在企业内部对药品质量管理具有裁决权。

（2）质量管理部门：企业应当设立质量管理部门，有效开展质量管理工作。质量管理部门的职责不得由其他部门及人员履行。

3. 人员与培训

（1）相关人员资质要求：企业从事药品经营和质量管理工作的人员，应当符合有关法律法规及本规范规定的资格要求，不得有相关法律法规禁止从业的情形。具体资质要求见表8-4。

（2）人员培训：企业应当按照培训管理制度制定年度培训计划并开展培训，使相关人员能正确理解并履行职责。培训工作应当做好记录并建立档案。企业应当对各岗位人员进行岗前培训和继续培训。培训内容应当与其职责和工作内容相关，包括相关法律法规、药品专业知识及技能、质量管理制度、职责及岗位操作规程等。

（3）卫生及劳动保障：企业应当制定员工个人卫生管理制度，储存、运输等岗位人员的着装应当符合劳动保护和产品防护的要求。

（4）健康管理：质量管理、验收、养护、储存等直接接触药品岗位的人员应当进行岗前及年度健康检查，并建立健康档案。患有传染病或者其他可能污染药品的疾病的，不得从事直接接触药品的工作。身体条件不符合相应岗位特定要求的，不得从事相关工作。

4. 质量管理体系文件

（1）质量管理体系文件：企业制定质量管理体系文件应当符合企业实际。文件包括质量管理制度、部门及岗位职责、操作规程、档案、报告、记录和凭证等。

（2）文件管理：文件的起草、修订、审核、批准、分发、保管，以及修改、撤销、替换、销毁等应当按照文件管理操作规程进行，并保存相关记录。

文件应当标明题目、种类、目的以及文件编号和版本号。文字应当准确、清晰、易懂。文件应当分类存放，便于查阅。

企业应当定期审核、修订文件，使用的文件应当为现行有效的文本，已废止或者失效的文件除留档备查外，不得在工作现场出现。企业应当保证各岗位获得与其工作内容相对应的必要文件，并严格按照规定开展工作。

（3）计算机系统记录管理：计算机系统记录数据时，有关人员应当按照操作规程，通过授权及密码登录后方可进行数据的录入或者复核；数据的更改应当经质量管理部门审核并在其监督下进行，更改过程应当留有记录。

（4）记录及凭证保存时限：书面记录及凭证应当及时填写，并做到字迹清晰，不得随意涂改，不得撕毁。更改记录的，应当注明理由、日期并签名，保持原有信息清晰可辨。记录及凭证应当至少保存5年。疫苗、特殊管理的药品的记录及凭证按相关规定保存，但不得低于GSP的保存时限要求。

表8-4　药品批发企业经营和质量管理人员的资质要求

人员		资质要求
企业负责人		①大学专科以上学历或者中级以上专业技术职称； ②经过基本的药学专业知识培训,熟悉有关药品管理的法律法规及本规范
企业质量负责人		①具有大学本科以上学历； ②执业药师资格； ③3年以上药品经营质量管理工作经历,在质量管理工作中具备正确判断和保障实施的能力
企业质量管理部门负责人		①执业药师资格； ②3年以上药品经营质量管理工作经历,能独立解决经营过程中的质量问题
质量管理人员		药学中专或者医学、生物、化学等相关专业大学专科以上学历或者具有药学初级以上专业技术职称
验收、养护人员		药学或者医学、生物、化学等相关专业中专以上学历或者具有药学初级以上专业技术职称
中药材、中药饮片批发企业	验收工作人员	中药学专业中专以上学历或者具有中药学中级以上专业技术职称
	养护工作人员	中药学专业中专以上学历或者具有中药学初级以上专业技术职称
	直接收购地产中药材验收人员	具有中药学中级以上专业技术职称
负责疫苗质量管理和验收工作的专业技术人员		①具有预防医学、药学、微生物学或者医学等专业本科以上学历； ②中级以上专业技术职称； ③3年以上从事疫苗管理或者技术工作经历 从事疫苗配送的企业应当配备2名以上专业技术人员专门负责疫苗质量管理和验收工作
药品采购人员		具有药学或者医学、生物、化学等相关专业中专以上学历
药品销售、储存人员		具有高中以上文化程度
从事特殊管理的药品和冷藏冷冻药品的储存、运输等工作的人员		接受相关法律法规和专业知识培训并经考核合格

5. 设施与设备　企业应当具有与其药品经营范围、经营规模相适应的经营场所和库房。

（1）库房条件：库房的选址、设计、布局、建造、改造和维护应当符合药品储存的要求,防止药品的污染、交叉污染、混淆和差错。药品储存作业区、辅助作业区应当与办公区和生活区分开一定距离或者有隔离措施。

库房的规模及条件应当满足药品的合理、安全储存,并达到以下要求：便于开展储存作业；库房内外环境整洁,无污染源,库区地面硬化或者绿化；库房内墙、顶光洁,地面平整,门窗结构严密；库房有可靠的安全防护措施,能够对无关人员进入实行可控管理,防止药品被盗、替换或者混入假药；有防止室外装卸、搬运、接收、发运等作业受异常天气影响的措施。

经营中药材、中药饮片的,应当有专用的库房和养护工作场所,直接收购地产中药材的应当设置中药样品室（柜）。

（2）库房设施设备：库房应当配备以下设施设备。药品与地面之间有效隔离的设备；避光、通风、防潮、防虫、防鼠等设备；有效调控温湿度及室内外空气交换的设备；自动监测、记录库房温湿度的设备；符合储存作业要求的照明设备；用于零货拣选、拼箱发货操作及复核的作业区域和设备；包装物料的存放场所；验收、发货、退货的专用场所；不合格药品专用存放场所；经营特殊管理的药品有符合国家规定的储存设施。

（3）冷藏、冷冻设施设备：储存与运输冷藏、冷冻药品的，应当配备以下设施设备：与其经营规模和品种相适应的冷库，储存疫苗的应当配备两个以上独立冷库；用于冷库温度自动监测、显示、记录、调控、报警的设备；冷库制冷设备的备用发电机组或者双回路供电系统；对有特殊低温要求的药品，应当配备符合其储存要求的设施设备；冷藏车及车载冷藏箱或者保温箱等设备。

（4）运输与冷链运输设施设备：运输药品应当使用封闭式货物运输工具。运输冷藏、冷冻药品的冷藏车及车载冷藏箱、保温箱应当符合药品运输过程中对温度控制的要求。冷藏车具有自动调控温度、显示温度、存储和读取温度监测数据的功能；冷藏箱及保温箱具有外部显示和采集箱体内温度数据的功能。

储存、运输设施设备的定期检查、清洁和维护应当由专人负责，并建立记录和档案。

6.校准与验证

（1）设施设备的校准验证：企业应当按照国家有关规定，对计量器具、温湿度监测设备等定期进行校准或者检定。企业应当对冷库、储运温湿度监测系统以及冷藏运输等设施设备进行使用前验证、定期验证及停用时间超过规定时限的验证。

（2）验证控制文件与验证报告：企业应当根据相关验证管理制度，形成验证控制文件，包括验证方案、报告、评价、偏差处理和预防措施等。验证应当按照预先确定和批准的方案实施，验证报告应当经过审核和批准，验证文件应当存档。企业应当根据验证确定的参数及条件，正确、合理使用相关设施设备。

7.计算机系统

（1）系统建立：企业应当建立能够符合经营全过程管理及质量控制要求的计算机系统，实现药品可追溯。

（2）系统要求：企业计算机系统应当符合以下要求：有支持系统正常运行的服务器和终端机；有安全、稳定的网络环境，有固定接入互联网的方式和安全可靠的信息平台；有实现部门之间、岗位之间信息传输和数据共享的局域网；有药品经营业务票据生成、打印和管理功能；有符合本规范要求及企业管理实际需要的应用软件和相关数据库。

（3）系统运行：各类数据的录入、修改、保存等操作应当符合授权范围、操作规程和管理制度的要求，保证数据原始、真实、准确、安全和可追溯。

计算机系统运行中涉及企业经营和管理的数据应当采用安全、可靠的方式储存并按日备份，备份数据应当存放在安全场所，记录类数据的保存时限应当符合有关记录保存时限的要求。

8.采购

（1）药品采购的要求：企业的采购活动应当做到"三个合法"和"一个协议"，即确定供货单位的合法资格、确定所购入药品的合法性、核实供货单位销售人员的合法资格，并与供货单位签订质量保证协议。

（2）首营企业与首营品种的审核：首营企业指采购药品时，与本企业首次发生供需关系的药品生产或者经营企业；首营品种指本企业首次采购的药品。

采购中涉及的首营企业、首营品种，采购部门应当填写相关申请表格，经过质量管理部门和企业质量负责人的审核批准。必要时应当组织实地考察，对供货单位质量管理体系进行评价。

对首营企业的审核，应当查验加盖其公章原印章的以下资料：药品生产许可证或者药品经营许可证复印件；营业执照、税务登记、组织机构代码的证件复印件，及上一年度企业年度报告公示情况；相关印章、随货同行单（票）样式；开户户名、开户银行及账号。

采购首营品种应当审核药品的合法性，索取加盖供货单位公章原印章的药品生产或者进口批准证明文件复印件并予以审核,审核无误的方可采购。

以上资料应当归入药品质量档案。

(3)对销售人员的审核:企业应当核实、留存供货单位销售人员以下资料:加盖供货单位公章原印章的销售人员身份证复印件;加盖供货单位公章原印章和法定代表人印章或者签名的授权书,授权书应当载明被授权人姓名、身份证号码,以及授权销售的品种、地域、期限;供货单位及供货品种相关资料。

(4)质量保证协议:企业与供货单位签订的质量保证协议至少包括以下内容:明确双方质量责任;供货单位应当提供符合规定的资料且对其真实性、有效性负责;供货单位应当按照国家规定开具发票;药品质量符合药品标准等有关要求;药品包装、标签、说明书符合有关规定;药品运输的质量保证及责任;质量保证协议的有效期限。

(5)票据管理:采购药品时,企业应当向供货单位索取发票。发票应当列明药品的通用名称、规格、单位、数量、单价、金额等;不能全部列明的,应当附《销售货物或者提供应税劳务清单》,并加盖供货单位发票专用章原印章、注明税票号码。发票上的购、销单位名称及金额、品名应当与付款流向及金额、品名一致,并与财务账目内容相对应。发票按有关规定保存。

(6)采购记录:采购药品应当建立采购记录。采购记录应当有药品的通用名称、剂型、规格、生产厂商、供货单位、数量、价格、购货日期等内容,采购中药材、中药饮片的还应当标明产地。

(7)药品直调:发生灾情、疫情、突发事件或者临床紧急救治等特殊情况,以及其他符合国家有关规定的情形,企业可采用直调方式购销药品,将已采购的药品不入本企业仓库,直接从供货单位发送到购货单位,并建立专门的采购记录,保证有效的质量跟踪和追溯。

(8)药品采购综合评审:企业应当定期对药品采购的整体情况进行综合质量评审,建立药品质量评审和供货单位质量档案,并进行动态跟踪管理。

(9)特殊管理药品的采购:采购特殊管理的药品,应当严格按照国家有关规定进行。

9.收货与验收

(1)收货:企业应当按照规定的程序和要求对到货药品逐批进行收货、验收,防止不合格药品入库。

具体收货程序与要求见表8-5。

表8-5　药品批发企业收货要求

项目	具体内容
收货程序	①药品到货时,收货人员应当核实运输方式是否符合要求; ②对照随货同行单(票)和采购记录核对药品,做到票、账、货相符; ③收货人员对符合收货要求的药品,应当按品种特性要求放于相应待验区域,或者设置状态标志,通知验收
收货要求	①随货同行单(票)应当包括供货单位、生产厂商、药品的通用名称、剂型、规格、批号、数量、收货单位、收货地址、发货日期等内容,并加盖供货单位药品出库专用章原印章; ②冷藏、冷冻药品到货时,应当对其运输方式及运输过程的温度记录、运输时间等质量控制状况进行重点检查并记录,不符合温度要求的应当拒收; ③冷藏、冷冻药品应当在冷库内待验

(2)验收:验收的具体要求见表8-6。

10.储存与养护

(1)药品储存要求:企业应当根据药品的质量特性对药品进行合理储存,并符合以下要求,具体见表8-7。

表 8-6　药品批发企业验收要求

项目	具体内容
验收程序	①验收药品应当按照药品批号查验同批号的检验报告书； ②按照验收规定，对每次到货药品进行逐批抽样验收，抽取的样品应当具有代表性； ③验收结束后，应当将抽取的完好样品放回原包装箱，加封并标示； ④验收药品应当做好验收记录； ⑤建立库存记录，验收合格的药品应当及时入库登记；验收不合格的，不得入库，并由质量管理部门处理； ⑥直调验收：企业在特殊情况下直调药品时，可委托购货单位进行药品验收，购货单位应当建立专门的直调药品验收记录，验收记录相关信息应当于验收当日传递给直调企业
验收要求	①供货单位为批发企业的，检验报告书应当加盖其质量管理专用章原印章。检验报告书的传递和保存可以采用电子数据形式，但应当保证其合法性和有效性。 ②验收人员应当对抽样药品的外观、包装、标签、说明书以及相关的证明文件等逐一进行检查、核对。 ③特殊管理的药品应当按照相关规定在专库或者专区内验收。 ④验收记录包括药品的通用名称、剂型、规格、批准文号、批号、生产日期、有效期、生产厂商、供货单位、到货数量、到货日期、验收合格数量、验收结果等内容。验收人员应当在验收记录上签署姓名和验收日期。中药材验收记录应当包括品名、产地、供货单位、到货数量、验收合格数量等内容。中药饮片验收记录应当包括品名、规格、批号、产地、生产日期、生产厂商、供货单位、到货数量、验收合格数量等内容，实施批准文号管理的中药饮片还应当记录批准文号。 ⑤验收不合格的还应当注明不合格事项及处置措施
验收抽样	可不开箱检查　①外包装及封签完整的原料药； ②实施批签发管理的生物制品
	可不打开最小包装　①生产企业有特殊质量控制要求的； ②打开最小包装可能影响药品质量的
	至少检查一个最小包装　同一批号的药品
	开箱检查至最小包装　①破损、污染、渗液、封条损坏等包装异常的； ②零货、拼箱的

表 8-7　药品批发企业药品储存要求

项目	具体内容
储存药品相对湿度（RH）	35%～75%
人工作业的库房 按质量状态实行色标管理	①合格（如待出库）药品为绿色； ②不合格（如超过有效期）药品为红色； ③待确定（如退回）药品为黄色
距离要求	①药品按批号堆码，不得混垛，垛间距不小于5cm； ②与库房内墙、顶、温度调控设备及管道等设施间距不小于30cm； ③与地面间距不小于10cm
药品与非药品存放要求 外用药品与其他药品存放要求	分开存放
中药材与中药饮片存放要求	分库存放
拆除外包装的零货药品存放要求	集中存放

（2）养护：养护人员应当根据库房条件、外部环境、药品质量特性等对药品进行养护。主要内容是：指导和督促储存人员对药品进行合理储存与作业；检查并改善储存条件、防护措施、卫生环境；对库房温湿度进行有效监测、调控；按照养护计划对库存药品的外观、包装等质量状况进行检查，并建立养护记录；对储存条件有特殊要求的或者有效期较短的品种应当进行重点养护；发现有问题的药品应当及时在计算机系统中锁定和记录，并通知质量管理部门处理；对中药材和中药饮片应当按其特性采取有效方法进行养护并记录，所采取的养护方法不得对药品造成污染；定期汇总、分析养护信息。

（3）有效期管理：企业应当采用计算机系统对库存药品的有效期进行自动跟踪和控制，采取近效期预警及超过有效期自动锁定等措施，防止过期药品销售。

（4）质量可疑药品的处理：对质量可疑的药品应当立即采取停售措施，并在计算机系统中锁定，同时报告质量管理部门确认。对存在质量问题的药品应当采取以下措施：存放于标志明显的专用场所，并有效隔离，不得销售；怀疑为假药的，及时报告药品监督管理部门；属于特殊管理的药品，按照国家有关规定处理；不合格药品的处理过程应当有完整的手续和记录；对不合格药品应当查明并分析原因，及时采取预防措施。

11. 销售　企业应当将药品销售给合法的购货单位，并对购货单位、采购人员及提货人员的合法性进行核实，确认购货单位的生产范围、经营范围或者诊疗范围符合药品销售要求，保证药品销售流向合法、真实。企业销售药品应当如实开具发票，做到票、账、货、款一致，并做好销售记录。

12. 出库　出库时应当对照销售记录进行复核。发现以下情况不得出库，并报告质量管理部门处理：药品包装出现破损、污染、封口不牢、衬垫不实、封条损坏等问题；包装内有异常响动或者液体渗漏；标签脱落、字迹模糊不清或者标识内容与实物不符；药品已超过有效期（包括药品在有效期内无法配送到收货单位）；其他异常情况的药品。

药品出库复核应当建立记录，包括购货单位、药品的通用名称、剂型、规格、数量、批号、有效期、生产厂商、出库日期、质量状况和复核人员等内容。药品出库时，应当附加盖企业药品出库专用章原印章的随货同行单（票）。

冷藏、冷冻药品的装箱、装车等项作业，企业应当安排专人负责并符合以下要求：车载冷藏箱或者保温箱在使用前应当达到相应的温度要求；应当在冷藏环境下完成冷藏、冷冻药品的装箱、封箱工作；装车前应当检查冷藏车辆的启动、运行状态，达到规定温度后方可装车；启运时应当做好运输记录，内容包括运输工具和启运时间等。

13. 运输与配送　企业应当按照质量管理制度的要求，严格执行运输操作规程，并采取有效措施保证运输过程中的药品质量与安全。运输药品，应当根据药品的包装、质量特性并针对车况、道路、天气等因素，选用适宜的运输工具，采取相应措施防止出现破损、污染等问题。企业应当根据药品的温度控制要求，在运输过程中采取必要的保温或者冷藏、冷冻措施。运输过程中，药品不得直接接触冰袋、冰排等蓄冷剂，防止对药品质量造成影响。在冷藏、冷冻药品运输途中，应当实时监测并记录冷藏车、冷藏箱或者保温箱内的温度数据。企业委托其他单位运输药品的，应当对承运方运输药品的质量保障能力进行审计，索取运输车辆的相关资料，符合规范运输设施设备条件和要求的方可委托。

14. 售后管理　企业发现已售出药品有严重质量问题，应当立即通知购货单位停售、追回并做好记录，同时向药品监督管理部门报告。企业应当按照质量管理制度的要求，制定投诉管理操作规程，内容包括投诉渠道及方式、档案记录、调查与评估、处理措施、反馈和事后跟踪等。

（三）药品零售的质量管理

1. 质量管理与职责　企业应当按照有关法律法规及本规范的要求制定质量管理文件，开展质量管理活动，确保药品质量。企业应当具有与其经营范围和规模相适应的经营条件，包括组织机构、人员、设施设备、质量管理文件，并按照规定设置计算机系统。企业负责人是药品质量的主要责任人，负责企业日常管理，负责提供必要的条件，保证质量管理部门和质量管理人员有效履行职责，确保企业按照本规范要求经营药品。

2．**人员管理**　企业从事药品经营和质量管理工作的人员，不得有法律法规禁止从业的情形。具体资质要求见表8-8。

表 8-8　药品零售企业经营和质量管理人员的资质要求

人员	资质要求
企业法定代表人或者负责人	执业药师资格
处方审核人员	
质量管理、验收、采购人员	药学或者医学、生物、化学等相关专业学历或者具有药学专业技术职称
中药饮片 质量管理、验收、采购人员	中药学中专以上学历或者具有中药学专业初级以上专业技术职称
营业员	具有高中以上文化程度或者符合省（区、市）药品监督管理部门规定的条件
中药饮片调剂人员	中药学中专以上学历或者具备中药调剂员资格

在营业场所内，企业工作人员应当穿着整洁、卫生的工作服。企业各岗位人员应当接受相关法律法规及药品专业知识与技能的岗前培训和继续培训。直接接触药品岗位的人员进行岗前及年度健康检查，并建立健康档案。患有传染病或者其他可能污染药品的疾病的，不得从事直接接触药品的工作。

3．**文件**　企业应当按照有关法律法规及本规范规定，制定符合企业实际的质量管理文件。文件包括质量管理制度、岗位职责、操作规程、档案、记录和凭证等，并对质量管理文件定期审核、及时修订。企业应当采取措施确保各岗位人员正确理解质量管理文件的内容，保证质量管理文件有效执行。

4．**设施与设备**　企业的营业场所应当与其药品经营范围、经营规模相适应，并与药品储存、办公、生活辅助及其他区域分开。营业场所应当具有相应设施或者采取其他有效措施，避免药品受室外环境的影响，并做到宽敞、明亮、整洁、卫生。

营业场所应当有以下营业设备：货架和柜台；监测、调控温度的设备；经营中药饮片的，有存放饮片和处方调配的设备；经营冷藏药品的，有专用冷藏设备；经营第二类精神药品、毒性中药品种和罂粟壳的，有符合安全规定的专用存放设备；药品拆零销售所需的调配工具、包装用品。

企业应当建立能够符合经营和质量管理要求的计算机系统，并满足药品电子监管的实施条件。

企业设置库房的，应当做到库房内墙、顶光洁，地面平整，门窗结构严密；有可靠的安全防护、防盗等措施。

仓库应当有以下设施设备：药品与地面之间有效隔离的设备；避光、通风、防潮、防虫、防鼠等设备；有效监测和调控温湿度的设备；符合储存作业要求的照明设备；验收专用场所；不合格药品专用存放场所；经营冷藏药品的，有与其经营品种及经营规模相适应的专用设备。

5．**采购与验收**　企业采购、验收药品，应当按照药品批发企业相关规定要求进行。

6．**陈列与储存**　企业应当对营业场所温度进行监测和调控，以使营业场所的温度符合常温要求。企业应当定期进行卫生检查，保持环境整洁。存放、陈列药品的设备应当保持清洁卫生，不得放置与销售活动无关的物品，并采取防虫、防鼠等措施，防止污染药品。具体陈列要求见表8-9。

表8-9　药品陈列要求

项目	具体内容
药品陈列	①按剂型、用途以及储存要求分类陈列，并设置醒目标志； ②药品放置于货架（柜），摆放整齐有序，避免阳光直射； ③处方药、非处方药分区陈列，并有处方药、非处方药专有标识； ④外用药与其他药品分开摆放； ⑤拆零销售的药品集中存放于拆零专柜或者专区； ⑥处方药不得采用开架自选的方式陈列和销售； ⑦不得陈列：第二类精神药品、毒性中药品种和罂粟壳； ⑧非药品应当设置专区，与药品区域明显隔离，并有醒目标志
中药饮片陈列	①柜斗谱的书写应当正名正字； ②装斗前应当复核，防止错斗、串斗； ③定期清斗，防止饮片生虫、发霉、变质； ④不同批号的饮片装斗前应当清斗并记录

7．销售管理　企业应当在营业场所的显著位置悬挂《药品经营许可证》、营业执照、执业药师注册证等。营业人员应当佩戴有照片、姓名、岗位等内容的工作牌，是执业药师和药学技术人员的，工作牌还应当标明执业资格或者药学专业技术职称。在岗执业的执业药师应当挂牌明示。

销售药品应当符合以下要求：处方经执业药师审核后方可调配；对处方所列药品不得擅自更改或者代用，对有配伍禁忌或者超剂量的处方，应当拒绝调配，但经处方医师更正或者重新签字确认的，可以调配；调配处方后经过核对方可销售；处方审核、调配、核对人员应当在处方上签字或者盖章，并按照有关规定保存处方或者其复印件；销售近效期药品应当向顾客告知有效期；销售中药饮片做到计量准确，并告知煎服方法及注意事项；提供中药饮片代煎服务，应当符合国家有关规定。

企业销售药品应当开具销售凭证，内容包括药品名称、生产厂商、数量、价格、批号、规格等，并做好销售记录。

拆零销售是指将最小包装拆分销售的方式，药品拆零销售应当符合以下要求：负责拆零销售的人员经过专门培训；拆零的工作台及工具保持清洁、卫生，防止交叉污染；做好拆零销售记录，内容包括拆零起始日期、药品的通用名称、规格、批号、生产厂商、有效期、销售数量、销售日期、分拆及复核人员等；拆零销售应当使用洁净、卫生的包装，包装上注明药品名称、规格、数量、用法、用量、批号、有效期以及药店名称等内容；提供药品说明书原件或者复印件；拆零销售期间，保留原包装和说明书。

8．售后管理　企业应当在营业场所公布药品监督管理部门的监督电话，设置顾客意见簿，及时处理顾客对药品质量的投诉。企业应当按照国家有关药品不良反应报告制度的规定，收集、报告药品不良反应信息。

企业发现已售出药品有严重质量问题，应当及时采取措施追回药品并做好记录，同时向药品监督管理部门报告。

（四）附则

主要阐述了规范中使用的用语含义、规范的解释权以及实施时间。

（五）附录内容简介

1．附录1　《冷藏、冷冻药品的储存与运输管理》

经营冷藏、冷冻药品的企业，在收货、验收、储存、养护、出库、运输等环节，应根据药品包装标示的贮藏要求，采用经过验证确认的设施设备、技术方法和操作规程，对冷藏、冷冻药品储存过程中的温湿度状况、运输过程中的温度状况进行实时自动监测和控制,保证药品的储运环境温湿度控制在规定范围内。

储存、运输过程中,冷藏、冷冻药品的码放应当符合以下要求:

(1)冷库内药品的堆垛间距,药品与地面、墙壁、库顶部的间距符合 GSP 的要求;冷库内制冷机组出风口 100cm 范围内,以及高于冷风机出风口的位置,不得码放药品。

(2)冷藏车厢内,药品与厢内前板距离不小于 10cm,与后板、侧板、底板间距不小于 5cm,药品码放高度不得超过制冷机组出风口下沿,确保气流正常循环和温度均匀分布。

2. 附录 2 《药品经营企业计算机系统》

药品经营企业应当建立与经营范围和经营规模相适应的计算机系统,能够实时控制并记录药品经营各环节和质量管理全过程,并符合药品追溯的实施条件。对企业计算机系统硬件及网络环境等方面做了详细的规定。

3. 附录 3 《温湿度自动监测》

企业应当按照 GSP 的要求,在储存药品的仓库中和运输冷藏、冷冻药品的设备中配备温湿度自动监测系统。系统应当对药品储存过程的温湿度状况和冷藏、冷冻药品运输过程的温度状况进行实时自动监测和记录,有效防范储存运输过程中可能发生的影响药品质量安全的风险,确保药品质量安全。

系统温湿度测量设备的最大允许误差应当符合以下要求:

(1)测量范围在 0~40℃,温度的最大允许误差为 ±0.5℃。

(2)测量范围在 -25~0℃,温度的最大允许误差为 ±1.0℃。

(3)相对湿度的最大允许误差为 ±5% RH。

系统应当自动对药品储存运输过程中的温湿度环境进行不间断监测和记录。应当至少每隔 1 分钟更新一次测点温湿度数据,在药品储存过程中至少每隔 30 分钟自动记录一次实时温湿度数据,在运输过程中至少每隔 5 分钟自动记录一次实时温度数据。当监测的温湿度值超出规定范围时,系统应当至少每隔 2 分钟记录一次实时温湿度数据。

4. 附录 4 《药品收货与验收》

企业应当按照国家有关法律法规及 GSP 要求,制定药品收货与验收标准。对药品收货与验收过程中出现的不符合质量标准或疑似假、劣药的情况,应当交由质量管理部门按照有关规定进行处理,必要时上报药品监督管理部门。

企业应当对每次到货的药品进行逐批抽样验收,抽取的样品应当具有代表性:

(1)对到货的同一批号的整件药品按照堆码情况随机抽样检查。整件数量在 2 件及以下的,要全部抽样检查;整件数量在 2 件以上至 50 件以下的,至少抽样检查 3 件;整件数量在 50 件以上的,每增加 50 件,至少增加抽样检查 1 件,不足 50 件的,按 50 件计。

(2)对抽取的整件药品需开箱抽样检查,从每整件的上、中、下不同位置随机抽取 3 个最小包装进行检查,对存在封口不牢、标签污损、有明显重量差异或外观异常等情况的,至少再增加一倍抽样数量,进行再检查。

(3)对整件药品存在破损、污染、渗液、封条损坏等包装异常的,要开箱检查至最小包装。

(4)到货的非整件药品要逐箱检查,对同一批号的药品,至少随机抽取一个最小包装进行检查。

企业按照 GSP 的相关规定,进行药品直调的,可委托购货单位进行药品验收。购货单位应当严格按照 GSP 的要求验收药品,建立专门的直调药品验收记录。验收当日应当将验收记录相关信息传递给直调企业。

5. 附录 5 《验证管理》

GSP 中涉及的验证范围与内容,包括对冷库、冷藏车、冷藏箱、保温箱以及温湿度自动监测系统等进行验证。确认相关设施、设备及监测系统能够符合规定的设计标准和要求,并能安全、有效地正常运行和使用。确保冷藏、冷冻药品在储存、运输过程中的质量安全。

（1）按规范要求制定验证方案并根据验证方案实施验证。

（2）根据验证对象及项目,合理设置验证测点。

（3）根据验证的内容及目的,确定相应的验证项目。

（4）确定适宜的持续验证时间,以保证验证数据的充分、有效及连续。

（5）确保所有验证数据的真实、完整、有效、可追溯,并按规定保存。

（6）验证使用的温度传感器应当适用被验证设备的测量范围,其温度测量的最大允许误差为±0.5℃。

6. 附录6 《药品零售配送质量管理》

药品GSP附录6的出台和实施,适时地填补了此前在药品零售环节没有药品售出后的配送质量规范这一空白,为规范药品零售配送行为,引导行业健康发展,完善药品供应链全程质量安全、可控、可追溯提供了制度保障。

药品GSP附录6适用于药品零售过程（含通过网络零售）所涉及的药品配送行为的质量管理。本附录强调冷链药品配送中不得中转暂存;明确药品零售配送包装封签一次性使用破坏不可恢复的技术要求,以及与封签关联的售出药品的退货原则;要求配送企业的行为将纳入药品零售企业的质量管理;要求第三方平台加强对平台内发生的药品销售活动及后续配送服务提供方的监督。

附录6明确了包装物及填充材料应当选取无毒、无污染的材料;寄递配送单和配送包装封签的材料,应当不易损坏,封签上应有与其他商品相区别的明显标示"药"的字样,使用的油墨不易被擦拭或造成字迹模糊不清;包装封签应当做到一经拆启,无法恢复至原状。

技能要点

药品购销职业技能

药品购销职业技能是药品流通行业从业人员必备的核心职业技能之一。国家执业药师资格考试、教育部"1+X"药品购销职业技能等级证书、全国职业院校技能大赛（药学技能）、全国医药行业特有职业技能竞赛（药品购销员）对药品购销职业技能都进行了不同程度的要求和考察。药品购销职业技能主要包括医药商品购进、销售与策划、药品服务、用药指导、储运与养护、质量管理、营运管理、信息管理、经济核算等技能。

（六）药品经营质量管理规范现场检查指导原则主要内容

为强化对药品经营活动的监督管理,细化分解药品GSP的具体实施要求,结合药品GSP监督检查实际,国家食品药品监督管理总局修订了《关于印发药品经营质量管理规范现场检查指导原则的通知》（食药监药化监〔2014〕20号）,于2016年末以《关于修订印发〈药品经营质量管理规范现场检查指导原则〉有关事宜的通知》（食药监药化监〔2016〕160号）的形式发布。各省（区、市）药品监督管理部门依据指导原则,制定本行政区域检查细则,作为药品经营企业许可检查和日常监督检查的实施标准。

指导原则就许可检查、监督检查结果判定分别做了缺陷项目表格化细化情形说明,明确许可检查时通过检查、限期整改后复核检查、不通过检查等结果判定情形,监督检查时符合药品GSP、违反药品GSP限期整改、严重违反药品GSP等结果判定情形。

指导原则检查项目分为三级,分别为:

1. 严重缺陷项目 备注为**,又称为"一票否决项",即绝对禁止违反的项目。企业违反后没有整改的余地,一经发现将直接视为企业严重违反药品 GSP,导致检查结果判定为不通过,对应法律责任属于《药品管理法》中违反药品 GSP 情节严重情形。

2．主要缺陷项目　备注为 *,为相对重要的检查项目。此类缺陷企业必须整改到位,并向药品监督管理部门提交整改措施与结果报告,整改不到位将导致企业不通过 GSP 检查。此外,如检查首次发现的该类缺陷项目超过一定数量也会判定企业严重违反药品 GSP。

3．一般缺陷项目　无备注符号,为相对一般的检查项目。此类缺陷企业可自行整改。

任务四　药品网络销售管理

近年来,随着我国电子商务的快速发展,网购已成为常态化消费方式,药品网络销售活动也日趋活跃。为提升医疗卫生现代化服务水平,国务院先后出台一系列政策,要求创新服务模式,完善"互联网 +"药品供应保障服务,满足人民日益增长的医疗卫生健康需求。2019 年新修订的《药品管理法》、2021 年 4 月《国务院办公厅关于服务"六稳""六保"进一步做好"放管服"改革有关工作的意见》(国办发〔2021〕10 号)等,均对药品网络销售提出工作要求。

为贯彻党中央、国务院决策部署,落实《药品管理法》要求,进一步规范药品网络销售行为,保障网络销售药品质量安全,确保人民群众用药可及,切实维护人民群众生命安全和身体健康,国家市场监督管理总局于 2022 年 8 月 3 日公布《药品网络销售监督管理办法》(国家市场监督管理总局令第 58 号),自 2022 年 12 月 1 日起施行。2023 年 12 月国家药品监督管理局综合司印发了《国家药监局综合司关于印发药品网络交易第三方平台检查指南(试行)的通知》(药监综药管函〔2023〕691 号),用于指导药品监督管理部门对提供药品网络交易第三方平台服务的企业开展监督检查工作。

一、电子商务一般常识

(一)电子商务概述
电子商务是指利用互联网及现代通信技术进行的任何形式的商务运作、管理活动或信息交换。它包括企业内部的协调与沟通、企业之间的合作及网上交易三方面的内容。

电子商务的每一笔交易都包含信息流、资金流、商流和物流 4 个基本要素。例如信息流贯穿于电子商务交易的整个过程中,既包括商品信息的提供、促销、技术支持和售后服务等内容,又包括询价单、报价单、付款通知单和转账通知单等商业贸易单证,以及交易方的支付能力、支付信誉等。资金流主要指资金的转移过程,包括付款、转账、结算、兑换等过程。它始于消费者,终于商家,中间可能会经过银行等金融机构。商流是指商品在购销方之间进行交易以及商品所有权转移的运动过程,具体指商品交易的一系列活动。物流主要指物质实体(商品和服务)的流动过程,即运输、储存、装卸搬运、包装、流通加工、配送、物流信息管理等各种活动。

(二)电子商务的分类
电子商务通常在三类交易主体之间进行,即企业(business)、政府部门(government)和个人消费者(consumer)。按信息在这三类交易主体之间的流向,电子商务可以分为以下 6 种类型。

1．企业与企业之间的电子商务　即 business to business(B2B)模式,是一种企业与企业之间通过互联网开展商务活动的电子商务模式。通过网络交换信息,传递各类电子单证(如订单、合同、付款通知单等),从而使交易全过程实现电子化和无纸化。B2B 网站的典型代表有阿里巴巴、中国制造网等。

2．企业与消费者之间的电子商务　即 business to consumer(B2C)模式,是一种企业与个人消费者之间进行商品或服务交易的电子商务模式。B2C 模式是我国最早产生的电子商务模式，它的产生以 1999 年 8848 网上商城正式运营为标志。B2C 模式中的企业通常建有自己的网站，用来宣传或销售商品（或者为其他企业提供交易平台），还可提供各类在线服务，如远程教育、在线医疗等。目前典型的 B2C 网站有阿里健康大药房、京东商城、亚马逊、唯品会、当当网和天猫商城等。

3. 个人消费者与企业之间的电子商务 即 consumer to business（C2B）模式，是一种先由消费者提出需求，后由生产或商贸企业按需求组织生产或货源的电子商务模式。

消费者群体主导的 C2B，即通过聚合客户的需求，组织商家批量生产或组织货源，让利于消费者。团购属于一种由消费者群体主导的 C2B 模式，将零散的消费者及其购买需求聚合起来，形成较大批量的购买订单，从而得到商家的优惠价格，商家从大批量的订单中享受到"薄利多销"，这对消费者与商家而言是双赢的。团购也叫 C2T（consumer to team）模式。

消费者个体参与定制的 C2B（也叫深度定制）模式，消费者能参与定制的全流程，企业可以完全满足消费者的个性化需求。如果企业为制造厂商，也可以称作 C2M（customer to manufactory）。

4. 个人消费者与个人消费者之间的电子商务 即 consumer to consumer（C2C）模式，是一种个人消费者之间通过网络商务平台实现交易的电子商务模式。该模式不仅能够让消费者出售所持有的闲置物品，而且能够促使个人消费者在网络商务平台上开网店创业。

5. 线上与线下联动模式 即 online to offline（O2O）模式，是指将线下商务与互联网结合在一起，让互联网成为线下交易的前台。这样商家可以线上揽客，线下提供商品或服务；消费者可以在线上搜索商品或服务，线下完成交易。"网订店取""网订店送"就是这种模式的体现。

6. 电子政务 是指运用计算机、网络和通信等现代信息技术手段，实现政府组织结构和工作流程的优化重组，超越时间、空间和部门分隔的限制，建成一种精简、高效、廉洁、公平的政府运作模式，以便全方位地向社会提供优质、规范、透明、符合国际水准的监管与服务。例如政府采购、税收、商检、法规和政策颁布、个人住房公积金的缴纳、养老金的领取和个人向政府纳税等。

二、药品网络销售监督管理

为进一步规范药品网络销售行为，《药品网络销售监督管理办法》聚焦保障药品质量安全、方便群众用药、完善药品网络销售监督管理制度设计等方面，对药品网络销售管理、第三方平台管理以及各方责任义务等作出规定。本法主要具有以下几方面的特点：①坚持便民惠民，以人民群众多层次、多元化医疗健康需求为导向，依托互联网技术优势，提升药品可及性。②坚持线上线下一体化原则，落实企业主体责任，切实保障药品质量，引导行业依法依规高质量发展。③坚持以网管网，充分利用技术手段，实现技术赋能、智慧监管。④坚持风险管理，以风险为导向科学开展制度设计。⑤坚持"四个最严"要求，对药品网络销售违法违规行为予以严肃查处。

（一）药品网络销售管理

1. 药品网络销售者 从事药品网络销售的，应当是具备保证网络销售药品安全能力的药品上市许可持有人或者药品经营企业。中药饮片生产企业销售其生产的中药饮片，应当履行药品上市许可持有人相关义务。

2. 网络销售范围 疫苗、血液制品、麻醉药品、精神药品、医疗用毒性药品、放射性药品、药品类易制毒化学品等国家实行特殊管理的药品不得在网络上销售。《药品网络销售禁止清单》（第一版）已于 2022 年 12 月 1 日起施行。

药品网络零售企业不得违反规定以买药品赠药品、买商品赠药品等方式向个人赠送处方药、甲类非处方药。

3. 网络销售处方药条件 通过网络向个人销售处方药的，应当确保处方来源真实、可靠，并实行实名制。药品网络零售企业应当与电子处方提供单位签订协议,并严格按照有关规定进行处方审核调配,对已经使用的电子处方进行标记,避免处方重复使用。

第三方平台承接电子处方的,应当对电子处方提供单位的情况进行核实,并签订协议。

药品网络零售企业接收的处方为纸质处方影印版本的,应当采取有效措施避免处方重复使用。

4.应实施的制度和措施　药品网络销售企业应当建立并实施药品质量安全管理、风险控制、药品追溯、储存配送管理、不良反应报告、投诉举报处理等制度。

药品网络零售企业还应当建立在线药学服务制度,由依法经过资格认定的药师或者其他药学技术人员开展处方审核调配、指导合理用药等工作。依法经过资格认定的药师或者其他药学技术人员数量应当与经营规模相适应。

药品网络销售企业对存在质量问题或者安全隐患的药品,应当依法采取相应的风险控制措施,并及时在网站首页或者经营活动主页面公开相应信息。

5.报告义务　药品网络销售企业应当向药品监督管理部门报告企业名称、网站名称、应用程序名称、IP 地址、域名、药品生产许可证或者药品经营许可证等信息。信息发生变化的,应当在 10 个工作日内报告。

药品网络销售企业为药品上市许可持有人或者药品批发企业的,应当向所在地省级药品监督管理部门报告。药品网络销售企业为药品零售企业的,应当向所在地市县级药品监督管理部门报告。

6.信息展示　药品网络销售企业应当在网站首页或者经营活动的主页面显著位置,持续公示其药品生产或者经营许可证信息。药品网络零售企业还应当展示依法配备的药师或者其他药学技术要求技术人员的资格认定等信息。上述信息发生变化的,应当在 10 个工作日内予以更新。

药品网络销售企业展示的药品相关信息应当真实、准确、合法。处方药网络销售信息展示应符合以下规定:

(1)从事处方药销售的药品网络零售企业,应当在每个药品展示页面下突出显示"处方药须凭处方在药师指导下购买和使用"等风险警示信息。

(2)处方药销售前,应当向消费者充分告知相关风险警示信息,并经消费者确认知情。

(3)药品网络零售企业应当将处方药与非处方药区分展示,并在相关网页上显著标示处方药、非处方药。

(4)药品网络零售企业在处方药销售主页面、首页面(包括应用程序、医药健康行业板块首页)不得直接公开展示处方药包装、标签等信息。

(5)通过处方审核前,不得展示说明书等信息,页面中不得含有功能主治、适应证、用法用量等信息,不得提供处方药购买的相关服务。

7.配送质量管理　药品网络零售企业应当对药品配送的质量与安全负责。配送药品,应当根据药品数量、运输距离、运输时间、温湿度要求等情况,选择适宜的运输工具和设施设备,配送的药品应当放置在独立空间并明显标识,确保符合要求、全程可追溯。

药品网络零售企业委托配送的,应当对受托企业的质量管理体系进行审核,与受托企业签订质量协议,约定药品质量责任、操作规程等内容,并对受托方进行监督。

8.记录保存要求　向个人销售药品的,应当按照规定出具销售凭证。销售凭证可以电子形式出具,药品最小销售单元的销售记录应当清晰留存,确保可追溯。

药品网络销售企业应当完整保存供货企业资质文件、电子交易等记录。销售处方药的药品网络零售企业还应当保存处方、在线药学服务等记录。相关记录保存期限不少于 5 年,且不少于药品有效期满后 1 年。

9.配合监督检查　药品网络销售者应当积极配合药品监督管理部门的监督检查,在信息查询、数据提取等方面提供技术支持。

（二）平台管理

1．应实施的制度和措施　第三方平台应当建立药品质量安全管理机构，配备药学技术人员承担药品质量安全管理工作，建立并实施药品质量安全、药品信息展示、处方审核、处方药实名购买、药品配送、交易记录保存、不良反应报告、投诉举报处理等管理制度。

第三方平台应当加强检查，对入驻平台的药品网络销售企业的药品信息展示、处方审核、药品销售和配送等行为进行管理，督促其严格履行法定义务。第三方平台应当对药品网络销售活动建立检查监控制度。发现入驻的药品网络销售企业有违法行为的应当及时制止，并立即向所在地县级药品监督管理部门报告。

出现突发公共卫生事件或者其他严重威胁公众健康的紧急事件时，第三方平台、药品网络销售企业应当遵守国家有关应急处置规定，依法采取相应的控制和处置措施。

药品上市许可持有人依法召回药品的，第三方平台、药品网络销售企业应当积极予以配合。

2．平台备案要求　第三方平台应当将企业名称、法定代表人、统一社会信用代码、网站名称以及域名等信息向平台所在地省级药品监督管理部门备案。省级药品监督管理部门应当将平台备案信息公示。

3．资质信息展示　第三方平台应当在其网站首页或者从事药品经营活动的主页面显著位置，持续公示营业执照、相关行政许可和备案、联系方式、投诉举报方式等信息或者上述信息的链接标识。

第三方平台展示药品信息管理规定与药品网络销售者展示药品信息一致。

4．平台审查义务　第三方平台应当对申请入驻的药品网络销售企业资质、质量安全保证能力等进行审核，对药品网络销售企业建立登记档案，至少每六个月核验更新一次，确保入驻的药品网络销售企业符合法定要求。

第三方平台应当与药品网络销售企业签订协议，明确双方药品质量安全责任。

5．记录保存要求　第三方平台应当保存药品展示、交易记录与投诉举报等信息。保存期限不少于 5 年，且不少于药品有效期满后 1 年。第三方平台应当确保有关资料、信息和数据的真实、完整，并为入驻的药品网络销售企业自行保存数据提供便利。

6．平台禁止情形　第三方平台发现下列严重违法行为的，应当立即停止提供网络交易平台服务，停止展示药品相关信息：

（1）不具备资质销售药品的。

（2）违反本办法第八条规定销售国家实行特殊管理的药品的。

（3）超过药品经营许可范围销售药品的。

（4）因违法行为被药品监督管理部门责令停止销售、吊销药品批准证明文件或者吊销药品经营许可证的。

（5）其他严重违法行为的。

药品注册证书被依法撤销、注销的，不得展示相关药品的信息。

7．配合监督检查　药品监督管理部门开展监督检查、案件查办、事件处置等工作时，第三方平台应当予以配合。药品监督管理部门发现药品网络销售企业存在违法行为，依法要求第三方平台采取措施制止的，第三方平台应当及时履行相关义务。

药品监督管理部门依照法律、行政法规要求提供有关平台内销售者、销售记录、药学服务以及追溯等信息的，第三方平台应当及时予以提供。

鼓励第三方平台与药品监督管理部门建立开放数据接口等形式的自动化信息报送机制。

（三）监督检查

1．监管职责　国家药品监督管理局主管全国药品网络销售的监督管理工作。

省级药品监督管理部门负责本行政区域内药品网络销售的监督管理工作，负责监督管理药品网络交易第三方平台以及药品上市许可持有人、药品批发企业通过网络销售药品的活动。

设区的市级、县级承担药品监督管理职责的部门(以下称药品监督管理部门)负责本行政区域内药品网络销售的监督管理工作,负责监督管理药品零售企业通过网络销售药品的活动。

2. 管辖权　对第三方平台、药品上市许可持有人、药品批发企业通过网络销售药品违法行为的查处,由省级药品监督管理部门负责。对药品网络零售企业违法行为的查处,由市县级药品监督管理部门负责。

药品网络销售违法行为由违法行为发生地的药品监督管理部门负责查处。因药品网络销售活动引发药品安全事件或者有证据证明可能危害人体健康的,也可以由违法行为结果地的药品监督管理部门负责。

3. 监督检查职权　药品监督管理部门对第三方平台和药品网络销售企业进行检查时,可以依法采取下列措施:

(1)进入药品网络销售和网络平台服务有关场所实施现场检查。

(2)对网络销售的药品进行抽样检验。

(3)询问有关人员,了解药品网络销售活动相关情况。

(4)依法查阅、复制交易数据、合同、票据、账簿以及其他相关资料。

(5)对有证据证明可能危害人体健康的药品及其有关材料,依法采取查封、扣押措施。

(6)法律、法规规定可以采取的其他措施。

必要时,药品监督管理部门可以对为药品研制、生产、经营、使用提供产品或者服务的单位和个人进行延伸检查。

4. 药品网络交易监测　药品监督管理部门应当加强药品网络销售监测工作。省级药品监督管理部门建立的药品网络销售监测平台,应当与国家药品网络销售监测平台实现数据对接。

药品监督管理部门对监测发现的违法行为,应当依法按照职责进行调查处置。

药品监督管理部门对网络销售违法行为的技术监测记录资料,可以依法作为实施行政处罚或者采取行政措施的电子数据证据。

5. 检查处理　对有证据证明可能存在安全隐患的,药品监督管理部门应当根据监督检查情况,对药品网络销售企业或者第三方平台等采取告诫、约谈、限期整改以及暂停生产、销售、使用、进口等措施,并及时公布检查处理结果。

6. 保密义务　药品监督管理部门应当对药品网络销售企业或者第三方平台提供的个人信息和商业秘密严格保密,不得泄露、出售或者非法向他人提供。

<h2 style="text-align:center;">实训　药品柜台的分类陈列摆放</h2>

【实训目的】

按照 GSP 要求正确进行零售药店药品陈列,以此加深对 GSP 的理解,认知企业必须践行GSP 的意义。

【实训准备】

校企合作药店或模拟药房;若干空货架及柜台;若干药品;若干非药品;线上平台。

【实训内容与步骤】

首先进行分组,约为 5 人/组。确保货架及柜台为清洁状态。领取实训所需的药品及非药品。小组讨论,确定陈列方案和注意事项。按照 GSP 要求分组进行陈列操作,并拍照上传至线上平台。组间展开讨论并评价。清场,归还实训药品及非药品。

【实训考核与评价】

将陈列情况整理成报告,对陈列操作规范性进行评价。汇总各组陈列情况,全班可进一步讨论。考核成绩＝教师评价（50%）＋组间评价（20%）＋组内互评（20%）＋自评（10%）。

（杨怡君）

? 复习思考题

1. 药品批发企业与药品零售连锁企业有什么区别？
2. 从事药品经营活动应当具备什么条件？
3. 如何申办药品经营许可证？
4. 什么是 GSP？GSP 的主要内容有哪些？
5. 网络销售处方药有什么要求？

扫一扫，测一测

课件

知识导览

项目九　医疗机构药事管理

案例导学

　　某医院门诊药房药师黄某，接一眼科医师处方，处方中医师开了氯霉素眼药水 1 瓶及其他口服药物。黄某一人在调配后直接发给了患者，患者为 60 多岁的老年妇女。患者取药后当时即施用了右眼，用药后，患者顿时感觉右眼强烈刺激并剧烈疼痛，马上用自来水冲洗，但由于过度刺激，致右眼严重角膜损伤，后经治疗基本得到恢复。经查，患者所用眼药水实际为益康唑癣药水，是由于黄某在调剂时取错药物并且在调配后未核对所致。

　　药师黄某为何会犯这样的低级错误呢？处方调配过程中如何避免出错？

任务一　医疗机构及其药学部门认知

一、医疗机构认知

　　医疗机构是以救死扶伤，防病治病，为公民的健康服务为宗旨，从事疾病诊断、治疗活动的社会组织，是依据《医疗机构管理条例》和《医疗机构管理条例实施细则》的规定，经登记取得《医疗机构执业许可证》的机构。

　　开办医疗机构必须依照国务院颁布的《医疗机构管理条例》规定，办理申请、审批、登记手续，领取《医疗机构执业许可证》，方能开展医疗诊疗活动。

　　我国医疗机构的类别主要有：①综合医院、中医医院、中西医结合医院、民族医院、专科医院、康复医院；②妇幼保健院、妇幼保健计划生育服务中心；③社区卫生服务中心（站）；④中心卫生院、乡（镇）卫生院；⑤疗养院；⑥综合门诊部、专科门诊部、中医门诊部、中西医结合门诊部、民族医门诊部；⑦诊所、中医诊所、民族医诊所、卫生所、医务室、卫生保健所、卫生站、村卫生室（所）；⑧急救中心、急救站；⑨专科疾病防治院、专科疾病防治所、专科疾病防治站；⑩其他医疗机构。

　　为加强医疗机构药事管理，促进药物合理应用，保障公众身体健康，根据《药品管理法》《医疗机构管理条例》和《麻醉药品与精神药品管理条例》等有关法律法规，2011年1月30日，卫生部、国家中医药管理局、总后勤部卫生部在总结各地对《医疗机构药事管理暂行规定》实施情况的基础上，结合国家药物政策以及医疗机构药事管理工作的新形势和新任务，共同对《医疗机构药事管理暂行规定》进行了修订，联合印发了自2011年3月1日起施行的《医疗机构药事管理规定》。

《医疗机构药事管理规定》所称的医疗机构药事管理，是指"医疗机构以病人为中心，以临床药学为基础，对临床用药全过程进行有效的组织实施与管理，促进临床科学、合理用药的药学技术服务和相关的药品管理工作"。

二、医疗机构药学部门认知

医疗机构应根据临床实际需要设立药事管理机构和药学部门。《医疗机构药事管理规定》要求二级以上医院应当设立药事管理与药物治疗学委员会；其他医疗机构应当成立药事管理与药物治疗学组。药事管理委员会（组）与药物治疗学组是医院行政部门的咨询机构，主要任务是制定医院内部的药品目录和处方手册，制定药品使用规范，组织药物疗效评价工作，指导临床合理用药等。

（一）药事管理与药物治疗学委员会（组）的组成

二级以上医院药事管理与药物治疗学委员会委员由具有高级技术职务任职资格的药学、临床医学、护理和医院感染管理、医疗行政管理等人员组成。成立医疗机构药事管理与药物治疗学组的医疗机构由药学、医务、护理、医院感染、临床科室等部门负责人和具有药师、医师以上专业技术职务任职资格人员组成。

医疗机构负责人任药事管理与药物治疗学委员会（组）主任委员，药学和医务部门负责人任药事管理与药物治疗学委员会（组）副主任委员。

药事管理与药物治疗学委员会（组）应当建立健全相应工作制度，日常工作由药学部门负责。

（二）药事管理与药物治疗学委员会（组）的职责

1. 贯彻执行医疗卫生及药事管理等有关法律、法规、规章。审核制定本机构药事管理和药学工作规章制度，并监督实施。

2. 制定本机构药品处方集和基本用药供应目录。

3. 推动药物治疗相关临床诊疗指南和药物临床应用指导原则的制定与实施，监测、评估本机构药物使用情况，提出干预和改进措施，指导临床合理用药。

4. 分析、评估用药风险和药品不良反应、药品损害事件，并提供咨询与指导。

5. 建立药品遴选制度，审核本机构临床科室申请的新购入药品、调整药品品种或者供应企业和申报医院制剂等事宜。

6. 监督、指导麻醉药品、精神药品、医疗用毒性药品及放射性药品的临床使用与规范化管理。

7. 对医务人员进行有关药事管理法律法规、规章制度和合理用药知识教育培训；向公众宣传安全用药知识。

（三）医疗机构药学部门基本组织机构

医疗机构药学部是医疗机构中从事药品供应、调剂、配制制剂、监督检查药品质量、提供临床药学服务等工作的部门。医疗机构药学部门的设置，应根据医院性质、就诊和住院人数、床位数、医院的建筑、药剂部的任务以及历史情况等多种因素综合考虑决定。目前我国的综合医院药学部主要由调剂、制剂、药品检验、药品保管、临床药学等职能科室组成。如图9-1为我国大部分综合性医院药学部门组织机构的设置基本情况。

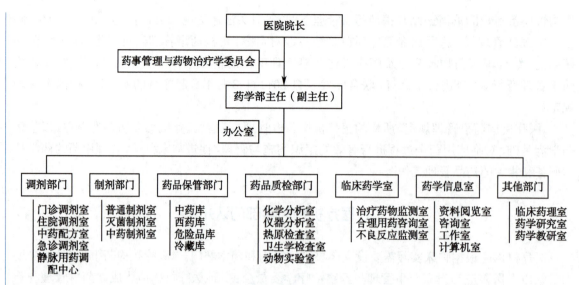

图 9-1　我国综合性医院药学部组织机构图

（四）医疗机构药学专业技术人员配置与管理

1. 医疗机构药学专业技术人员按照有关规定取得相应的药学专业技术职务任职资格，直接接触药品的药学人员，应当每年进行健康检查。患有传染病或者其他可能污染药品的疾病的，不得从事直接接触药品的工作。

2. 医疗机构药学专业技术人员不得少于本机构卫生专业技术人员的 8%。建立静脉用药调配中心（室）的，医疗机构应当根据实际需要另行增加药学专业技术人员数量。

3. 医疗机构应当根据本机构性质、任务、规模配备适当数量临床药师，三级医院临床药师不少于 5 名，二级医院临床药师不少于 3 名。临床药师应当具有高等学校临床药学专业或者药学专业本科以上学历，并应当经过规范化培训。

4. 医疗机构应当加强对药学专业技术人员的培养、考核和管理，制订培训计划，组织药学专业技术人员参加毕业后规范化培训和继续医学教育，将完成培训及取得继续医学教育学分情况，作为药学专业技术人员考核、晋升专业技术职务任职资格和专业岗位聘任的条件之一。

（五）医疗机构药学部门各级人员的任职条件

医院药学部门科室设置和工作门类多，药学部门应根据各类工作岗位的特点配备具有不同技术专长的人员，各科室中还应按一定的比例配备各种专业技术职务等级人员，合理使用专业技术人才。医院药学技术人员是指取得药学类中等专业以上学历，经卫生主管部门考核合格，并经专家评审，取得药学技术职务，在医院从事药学专业技术工作的人员。

二级以上医院药学部门负责人应当具有高等学校药学专业或者临床药学专业本科以上学历，及本专业高级技术职务任职资格；除诊所、卫生所、医务室、卫生保健所、卫生站以外的其他医疗机构药学部门负责人应当具有高等学校药学专业专科以上或者中等学校药学专业学历，及药师以上专业技术职务任职资格。

医院药学部门药学技术人员必须取得相应的专业技术职务，才能从事药学专业技术工作。药学技术专业资格分为初级资格（药士、药师）、中级资格（主管药师）、高级资格（副主任药师、主任药师）。

任务二　医疗机构调剂与处方管理

药学人员通过调剂工作直接向患者和临床医护人员提供药学服务,调剂业务是药物治疗过程的重要环节之一。

处方反映了医、护、药三方在药物治疗活动中的权利与义务。医生根据临床诊断为患者开具处方,设计药物治疗方案;药学人员依据处方调配药品,指导患者用药;护理人员依据处方实施药物治疗。为规范处方管理,提高处方质量,促进合理用药,保障医疗安全,卫生部于2007年2月14日发布,并于2007年5月1日起施行的《处方管理办法》对处方的格式、书写、调剂进行规范,规定了临床医生开具处方的权限,以及对处方进行管理的办法。

一、调剂业务管理

(一)概念

药品调剂是指配药、配方、发药,也称为调配处方。即由药学人员依据医师开具的处方或临床医嘱,将患者所需药品进行调配,并发送给患者或病区的操作。

(二)处方调剂

调剂处方的基本操作规程可分为6个步骤:收方→审核处方→调配处方→包装、贴标签→复核处方→发药。

(三)药品调剂质量管理

1.对药学人员的要求　具有药师以上专业技术职务任职资格的人员负责处方审核、评估、核对、发药以及安全用药指导;药士从事处方调配工作。药师在执业的医疗机构取得处方调剂资格。药师签名或者专用签章式样应当在本机构留样备查。药师应当凭医师处方调剂处方药品,非经医师处方不得调剂。

2.处方审核　收到处方后,药师首先应当认真逐项检查处方前记、正文和后记书写是否清晰、完整,对患者的诊断及其个人情况记录是否准确。并确认处方的合法性。其后要对处方用药适宜性内容进行审核,审核内容主要包括:

(1)规定必须做皮试的药品,处方医师是否注明过敏试验及结果的判定。

(2)处方用药与临床诊断的相符性。

(3)剂量、用法的正确性。

(4)选用剂型与给药途径的合理性。

(5)是否有重复给药现象。

(6)是否有潜在临床意义的药物相互作用和配伍禁忌。

(7)其他用药不适宜情况,如是否有患者禁忌证,特别应注意儿童、老人、妊娠期、哺乳期、肝肾功能不良者的用药是否有禁忌。

药师经处方审核后,认为存在用药不适宜时,应当告知处方医师,请其确认签字或者重新开具处方。药师发现严重不合理用药或者用药错误,应当拒绝调剂,及时告知处方医师,并应当记录,按照有关规定报告。

3.处方调配　药师调剂处方时必须做到"四查十对":查处方,对科别、姓名、年龄;查药品,对药名、剂型、规格、数量;查配伍禁忌,对药品性状、用法用量;查用药合理性,对临床诊断。

进行处方调配时还应注意相关规定:

(1)药师在完成处方调剂后,应当在处方上签名或者加盖专用签章。

（2）药师应当对麻醉药品和第一类精神药品处方，按年月日逐日编制顺序号。

（3）药师对于不规范处方或者不能判定其合法性的处方，不得调剂。

4．发药　发药时要确认患者身份是否与处方相符。交付药品时，药师要向患者说明药物的用法、用量、注意事项等。

（四）调剂业务运行模式

医院调剂业务可分为门（急）诊调剂业务和住院药房调剂业务两方面，两者服务对象有各自的特点。《医疗机构药事管理规定》要求各级医院药剂科门诊药房实行大窗口或柜台式发药，住院药房实行单剂量配发药品，便于药学人员与患、医、护各方的沟通，提高处方调剂的效率。在此基础上各医院根据其规模及服务特点，采取多种调剂服务方式。

1．门（急）诊调剂工作模式　门（急）诊调剂工作量大，患者取药时间相对集中，药师必须在短时间内完成处方调配工作。门（急）诊药师还要直接向患者提供用药咨询服务，指导患者正确使用药品。

门（急）诊调配处方形式有3种：

（1）独立配方法：1名药师独自完成从收方到发药的整个调剂过程。此方法节省人力，责任清楚。但1人独立配方出现差错时，不易及时纠正。独立配方发药一般适合小药房和急诊药房。

（2）流水作业配方法：收方发药由多人协同完成。此法由1人收方和审核处方，另设数人调配处方，1人专门核对处方和发药，向患者提供用药指导和咨询服务。这种方法适用于日门诊量数千人次甚至上万人次的大型医院门诊药房。流水作业必须规范配方制度，药师严格按调剂规程操作，以确保调剂准确。

（3）结合法：以两名药师为1组，1人负责收方、审核处方并核对处方发药，另1人负责调配处方。这种方法效率高，差错率少，但要占用较多工作人员。

医院使用计算机信息管理系统进行医院日常诊疗管理和药品管理工作，医师开具处方后，通过计算机管理系统将处方传至门（急）诊药房和门诊收费室，完成处方划价、计价、收方工作。药师在完成审方、调配处方、核对处方、发药操作后，将医师处方打印、签字、保存。各级医院门诊药房多采用流水作业配方法和结合配方法。

2．住院部调剂工作模式　住院部处方调剂工作具有调剂药品数量庞大、时间集中的特点，住院部药房必须在规定时间内完成处方调配，及时将药品发送到临床。另外，住院部药房还要及时调配大量的临时治疗用处方。目前我国医院主要采用以下调配方式：

（1）凭方发药：医生给住院患者分别开出处方，护理人员凭处方到住院药房取药，药房依据处方配发。这种配发方式多用于麻醉药品、精神药品、毒性药品和临时治疗用药处方调配。

（2）病区小药柜制：病区使用药品请领单向住院药房领取协商规定数量和品种的药品，存放于病区专设的小药柜。护理人员按医嘱取药发给患者使用。这种调配方式便于临床及时用药，减轻护理人员的工作量。缺点是药师不易了解患者用药情况，不利于对药品实施管理。此法主要用于一些急救药品、消毒药品等的调配。

（3）集中摆药制：是我国医院住院部主要的药品调配方式。药学人员或护理人员根据病区治疗单或医生长期医嘱，按患者一次使用剂量将药品摆入患者的服药杯（盒）内，由病区护理人员核对后发给患者使用。集中摆药制便于药学部门对药品进行管理，避免药品变质和失效。这种方式也利于药学部门了解药品供应和使用情况，保证合理用药，减少差错，提高药疗水平。

住院药房单剂量配方制

住院药房单剂量配方制（unit dose dispensing system，UDDS）始于美国。20世纪60年代以前，美国病区用药采用病区储药制，即护士从住院药房领取所需药品，储存于病区，护士按医嘱将药品调配好分发给患者。这种药品调配方式存在差错率高、药品易失效和损失的问题。为了保证药品使用的安全、合理，减少药品资源的浪费，美国从20世纪60年代后开始实施住院药房单剂量配方制。

住院药房单剂量配方制由住院药房实施。技术人员在药师的监控下，将患者一次服用剂量的药品包装在一个合适的容器中。单剂量包装存在两种形式，一种是单种药品包装，是对单个药品的一次剂量进行包装；另一种是多种药品包装，是将常见的联用药品包装在一起，但包装容器须经特别设计，使得各种药品之间不能接触。需要单剂量包装的药品大部分是固体口服制剂。

（五）中药调剂业务管理

中医中药是我国传统医药学中的瑰宝，具有独特的防病、治病效果。我国的综合医院、中医医院和部分专科医院均设有中药调剂部门，负责中药处方的调剂、临方炮制、汤剂代煎煮业务。为加强医院中药饮片管理，保障人体用药安全、有效，国家中医药管理局和原卫生部根据《药品管理法》及《药品管理法实施条例》等法律、行政法规的有关规定，于2007年3月12日发布了《医院中药饮片管理规范》。

1. 中药处方特点　传统中药处方中包括汤剂处方、临方炮制方等内容，处方组成复杂。医生有许多习惯书写方式，易造成处方书写混乱。

（1）组成复杂：中药组方一般按"君、臣、佐、使"开列中药饮片，每张处方可由多种中药饮片组成，但不提倡几十种中药饮片组成的"大处方"。

（2）并开药物：以一种药名代表两种或两种以上药物，如青陈皮（青皮、陈皮）、天麦冬（天冬、麦冬）等。如果在并开药物的右上方注有"各"字，表示每味药均按处方量称取；如果未注有"各"字或注有"合"字，则表示每味药取处方量的半量。

（3）常规用药：每种中药材有其习惯用法，如黄芪、党参、当归等，习惯用其生品入药，医生未注明炮制方法时，一般按生用配发。但是医疗用毒性药品除医生处方特别注明"生用"，调配处方时应付炮制品。

（4）附有脚注：医生常在中药处方药名右上方或下角注明某味药材的使用方法或特殊炮制要求，如对煎药方法的要求，先煎、后下、烊化、包煎、另煎、冲服等。

2. 中药处方调剂管理

（1）审查处方：中药处方内容较复杂，药材用法用量因医生用药习惯有所不同，这要求药学人员必须有扎实的中医药理论基础和工作经验。进行中药处方审核时要注意：

1）审查医生处方书写格式是否规范，项目不全不予调配。

2）审查处方药名、剂量、剂数、先煎、后下等内容书写是否规范，如有疑问应与处方医生联系，更改之处须医生再次签名。

3）如有相反、相畏等中药配合禁忌时不予调配，确属治疗需要时，经医生再次签名（即"双签字"）后方可调配。

4）处方中药物用量超剂量，特别是毒性药品超过规定剂量时，应与处方医生联系纠正或重新签字后方可调配。

5）调配含有毒性中药饮片的处方，每次处方剂量不得超过二日极量。对处方未注明"生用"

的,应给付炮制品。如在审方时对处方有疑问,必须经处方医生重新审定后方可调配。处方保存两年备查。

6)罂粟壳不得单方发药,必须凭有麻醉药处方权的执业医师签名的淡红色处方方可调配,每张处方不得超过三日用量,连续使用不得超过七日,成人一次的常用量为每天 3～6g。处方保存三年备查。

(2)调配处方:处方经审核、计价,确定无误后即可进行调配。调配处方时注意:

1)一方多剂时用递减分戥法称量,每味药逐剂回戥,特别是毒性药品要准确称量。

2)坚硬或大块的矿物、果实、种子、动物骨及胶类药材,调配时应捣碎成小块或粗末入药。

3)不得将变质、发霉、虫蛀药材调配入药。

4)先煎、后下、包煎、烊化、另煎、冲服等特殊要求药材应单独包装,并附上详细标签,说明药材的用法。

5)处方调配完毕后,调剂人员应对药、方进行核对,确定无误后,根据处方内容填写好中药包装袋,并在处方上签名以示负责。

(3)检查复核:为保证处方调配准确,杜绝差错,应由药师以上职称中药药学技术人员对照处方,对已调配好的药品进行复核。二级以上医院应当由主管中药师以上专业技术人员负责调剂复核工作,复核率应当达到100%。

(4)发药:发药时药师应向患者说明药品的煎法、服用方法、饮食禁忌等,以保证患者用药安全、有效。

3. 代煎汤剂的管理

(1)医院开展中药饮片煎煮服务,应当有与之相适应的场地及设备,卫生状况良好,具有通风、调温、冷藏等设施。

(2)医院应当建立健全中药饮片煎煮的工作制度、操作规程和质量控制措施并严格执行。

(3)中药饮片煎煮液的包装材料和容器应当无毒、卫生、不易破损,并符合有关规定。

(六)静脉用药集中调配管理

静脉用药集中调配是指医疗机构药学部门根据医师处方或用药医嘱,经药师进行适宜性审核干预,由药学专业技术人员按照无菌操作要求,在洁净环境下对静脉用药品进行加药混合调配,使其成为可供临床直接静脉输注使用的成品输液的过程。静脉用药集中调配是药品调剂的一部分。

为加强医疗机构药事管理,规范临床静脉用药集中调配工作,保障用药安全,促进合理用药,《医疗机构药事管理规定》要求医疗机构根据临床需要建立静脉用药调配中心(室),实行集中调配供应。2010年卫生部印发《静脉用药集中调配质量管理规范》,对指导各地规范开展集中调配工作发挥了重要作用。随着医疗卫生事业快速发展,人民群众用药需求不断增加,对静脉用药调配中心的建设与管理提出了新要求。2021年国家卫生健康委员会制定了《静脉用药调配中心建设与管理指南(试行)》。

静脉用药调配中心应当由药学部门统一管理。医疗机构药事管理与药物治疗学委员会负责组织对其进行监督和检查。省级卫生健康行政部门应当在省级药事管理与药物治疗学委员会下设静脉用药集中调配管理专业组。省级药事管理与药物治疗学委员会应当及时将静脉用药集中调配管理专业组工作情况报告省级卫生健康行政部门。省级静脉用药集中调配管理专业组应当依据本指南的相关规定,对本辖区医疗机构静脉用药调配中心建设与管理提供专业技术指导,适时组织现场检查、人员培训和经验交流等。

1. 静脉用药集中调配药物的范围
静脉用药集中调配主要用于长期医嘱处方。静脉用药集中调配时,调配药物用时较长,不适合临时性、应急性用药。半衰期短、稳定性差的药物,急诊、重症监护病房用输液不适于在静脉用药调配中心配置。

2.静脉用药调配中心设施与设备 静脉用药调配中心应设有洁净区、非洁净控制区、辅助工作区三个功能区。

(1)洁净区:设有调配操作间、一次更衣室、二次更衣室以及洗衣洁具间。一次更衣室、洁净洗衣洁具间为 D 级(十万级);二次更衣室、调配操作间为 C 级(万级);生物安全柜、水平层流洁净台为 A 级(百级)。洁净区洁净标准应符合国家相关规定,经检测合格后方可投入使用。

(2)非洁净控制区:设有用药医嘱审核、打印输液标签、贴签摆药核对、成品输液核查、包装配送、清洁间、普通更衣及放置工作台、药架、推车、摆药筐等区域。

(3)辅助工作区:设有药品库、物料储存区、药品脱外包区、转运箱和转运车存放区以及综合性会议示教休息室等。

配套的空调机房、淋浴室和卫生间也是静脉用药调配中心的辅助工作区,但属于污染源区域。

3.静脉用药集中调配操作规程

(1)审核用药医嘱:药师接收医师开具静脉用药医嘱信息,并对用药医嘱进行适宜性审核,评估静脉输液给药方法的必要性与合理性。与医师紧密协作,遵循药品临床应用指导原则、临床诊疗指南和药品说明书等,对静脉用药医嘱的适宜性进行审核,特别是抗肿瘤药物静脉输液中拓展性临床使用的必要性与适宜性,审核静脉用药医嘱的合理性、相容性和稳定性;溶媒的选择与基础输液用量的适宜性。

(2)打印输液标签:用药医嘱经审核合格后,方可打印生成输液标签。标签由电子信息系统自动编号,包括患者基本信息、用药信息及各岗位操作的药学专业人员信息。

(3)摆药贴签核对:实行双人摆药贴签核对制度,共同对摆药贴签负责。摆药贴签核对结束后,应立即清场、清洁。

(4)加药混合调配:在调配操作前 30 分钟,按操作规程启动调配操作间净化系统以及水平层流洁净台和生物安全柜,并确认其处于正常工作状态。做好个人防护用品、药品及物品物料的准备。用 75% 乙醇对水平层流洁净台和生物安全柜消毒。按照《静脉用药集中调配技术操作规范》加药混合调配。

(5)成品输液核查与包装:检查成品输液袋(瓶)外观是否整洁,有无破损或渗漏,有无变色、浑浊、沉淀、结晶或其他可见异物等。将合格的成品输液按病区、批次、药品类别进行分类包装。

(6)成品输液发放与运送:发放成品输液药学人员应与运送工勤人员交接运送任务,按规定时间准时送至各病区。成品输液送至各病区后,运送工勤人员与护士当面交接成品输液,共同清点数目,双方签名并记录。运送工勤人员返回后,运送过程中发生的问题应及时向发药人员反馈并记录。运送工作结束后,清点转运工具,清洁、消毒成品输液转运箱、转运车。危害药品成品输液运送过程中须配备溢出处理包。

二、处 方 管 理

(一)处方的概念及格式

1.处方的概念 《处方管理办法》规定:处方是指由注册的执业医师和执业助理医师(以下简称医师)在诊疗活动中为患者开具的、由取得药学专业技术职务任职资格的药学专业技术人员(以下简称药师)审核、调配、核对,并作为患者用药凭证的医疗文书。处方包括医疗机构病区用药医嘱单。

2.处方的格式 处方标准由卫生部统一规定,处方格式由省、自治区、直辖市卫生行政部门统一制定,处方由医疗机构按照规定的标准和格式印制。

处方由前记、正文、后记三部分组成。

(1)前记:包括医疗机构名称、费别、患者姓名、性别、年龄、门诊或住院病历号,科别或病区和床位号、临床诊断、开具日期等。可添列特殊要求的项目。

麻醉药品和第一类精神药品处方还应当包括患者身份证明编号,代办人姓名、身份证明编号。

(2)正文:以 Rp 或 R(拉丁文 Recipe"请取"的缩写)标示,分列药品名称、剂型、规格、数量、用法用量。

(3)后记:医师签名或者加盖专用签章,药品金额以及审核、调配,核对、发药药师签名或者加盖专用签章。

3.处方印制标准

(1)普通处方的印刷用纸为白色。

(2)急诊处方印刷用纸为淡黄色,右上角标注"急诊"。

(3)儿科处方印刷用纸为淡绿色,右上角标注"儿科"。

(4)麻醉药品和第一类精神药品处方印刷用纸为淡红色,右上角标注"麻、精一"。

(5)第二类精神药品处方印刷用纸为白色,右上角标注"精二"。

医师用计算机开具普通处方,须打印纸质处方,其格式和手写处方一致,打印处方签名有效;药学人员在调配药品时,必须与打印处方核对无误方可发给药品,并将打印处方收存备查。

(二)医师处方权的获得

1.经注册的执业医师在执业地点取得相应的处方权。经注册的执业助理医师在医疗机构开具的处方,应当经所在执业地点执业医师签名或加盖专用签章后方有效。

2.经注册的执业助理医师在乡、民族乡、镇、村的医疗机构独立从事一般的执业活动,可以在注册的执业地点取得相应的处方权。

3.医师应当在注册的医疗机构签名留样或专用签章备案后,方可开具处方。

4.医疗机构应当按照有关规定,对本机构执业医师和药师进行麻醉药品与精神药品使用知识和规范化管理的培训。执业医师经考核合格后取得麻醉药品和第一类精神药品的处方权,药师经考核合格后取得麻醉药品和第一类精神药品调剂资格。

医师取得麻醉药品和第一类精神药品处方权后,方可在本机构开具麻醉药品和第一类精神药品处方,但不得为自己开具该类药品处方。药师取得麻醉药品和第一类精神药品调剂资格后,方可在本机构调剂麻醉药品和第一类精神药品。

5.试用期人员开具处方,应当经所在医疗机构有处方权的执业医师审核,并签名或加盖专用签章后方有效。

6.进修医师由接收进修的医疗机构对其胜任本专业工作的实际情况进行认定后授予相应的处方权。

(三)处方书写规范

医疗机构应当根据本机构性质、功能、任务,制定药品处方集,应当按照经药品监督管理部门批准并公布的药品通用名称购进药品。同一通用名称药品的品种,注射剂型和口服剂型各不得超过 2 种,处方组成类同的复方制剂 1~2 种。因特殊诊疗需要使用其他剂型和剂量规格药品的情况除外。

医师应当根据医疗、预防、保健需要,按照诊疗规范、药品说明书中的药品适应证、药理作用、用法、用量、禁忌、不良反应和注意事项等开具处方。开具医疗用毒性药品、放射性药品的处方应当严格遵守有关法律、法规和规章的规定。

医师开具处方应当使用经药品监督管理部门批准并公布的药品通用名称、新活性化合物的专利药品名称和复方制剂药品名称,开具院内制剂处方时应当使用经省级卫生行政部门审核、药品监督管理部门批准的名称,可以使用由卫生部公布的药品习惯名称开具处方。

处方书写应当符合下列规则:

1.患者一般情况、临床诊断填写清晰、完整,并与病历记载相一致。

2．每张处方限于一名患者的用药。

3．字迹清楚，不得涂改；如需修改，应当在修改处签名并注明修改日期。

4．药品名称应当使用规范的中文名称书写，没有中文名称的可以使用规范的英文名称书写；医疗机构或者医师、药师不得自行编制药品缩写名称或者使用代号；书写药品名称、剂量、规格、用法、用量要准确规范，药品用法可用规范的中文、英文、拉丁文或者缩写体书写，但不得使用"遵医嘱""自用"等含糊不清的字句。

5．患者年龄应当填写实足年龄，新生儿、婴幼儿写日、月龄，必要时要注明体重。

6．西药和中成药可以分别开具处方，也可以开具一张处方，中药饮片应当单独开具处方。

7．开具西药、中成药处方，每一种药品应当另起一行，每张处方不得超过5种药品。

8．中药饮片处方的书写，一般应当按照"君、臣、佐、使"的顺序排列；调剂、煎煮的特殊要求注明在药品右上方并加括号，如布包、先煎、后下等；对饮片的产地、炮制有特殊要求的，应当在药品名称之前写明。

9．药品用法用量应当按照药品说明书规定的常规用法用量使用，特殊情况需要超剂量使用时，应当注明原因并再次签名。

10．除特殊情况外，应当注明临床诊断。

11．开具处方后的空白处画一斜线以示处方完毕。

12．处方医师的签名式样和专用签章应当与院内药学部门留样备查的式样相一致，不得任意改动，否则应当重新登记留样备案。

13．药品剂量与数量用阿拉伯数字书写。剂量应当使用法定剂量单位：重量以克（g）、毫克（mg）、微克（μg）、纳克（ng）为单位；容量以升（L）、毫升（ml）为单位；国际单位（IU）、单位（U）；中药饮片以克（g）为单位。

片剂、丸剂、胶囊剂、颗粒剂分别以片、丸、粒、袋为单位；溶液剂以支、瓶为单位；软膏及乳膏剂以支、盒为单位；注射剂以支、瓶为单位，应当注明含量；中药饮片以剂为单位。

（四）处方限制性规定

处方开具当日有效。特殊情况下须延长有效期的，由开具处方的医师注明有效期限，但有效期最长不得超过3天。

1．处方一般不得超过7日用量；急诊处方一般不得超过3日用量；对于某些慢性病、老年病或特殊情况，处方用量可适当延长，但医师应当注明理由。

医疗用毒性药品、放射性药品的处方用量应当严格按照国家有关规定执行。

2．为门（急）诊患者开具的麻醉药品注射剂，每张处方为一次常用量；控缓释制剂，每张处方不得超过7日常用量；其他剂型，每张处方不得超过3日常用量。

第一类精神药品注射剂，每张处方为一次常用量；控缓释制剂，每张处方不得超过7日常用量；其他剂型，每张处方不得超过3日常用量。哌甲酯用于治疗儿童多动症时，每张处方不得超过15日常用量。

第二类精神药品一般每张处方不得超过7日常用量；对于慢性病或某些特殊情况的患者，处方用量可以适当延长，医师应当注明理由。

3．为门（急）诊癌症疼痛患者和中至重度慢性疼痛患者开具的麻醉药品、第一类精神药品注射剂，每张处方不得超过3日常用量；控缓释制剂，每张处方不得超过15日常用量；其他剂型，每张处方不得超过7日常用量。

4．为住院患者开具的麻醉药品和第一类精神药品处方应当逐日开具，每张处方为1日常用量。

5．对于需要特别加强管制的麻醉药品，盐酸二氢埃托啡处方为一次常用量，仅限于二级以上医院内使用；盐酸哌替啶处方为一次常用量，仅限于医疗机构内使用。

6.医疗机构应当要求长期使用麻醉药品和第一类精神药品的门（急）诊癌症患者和中至重度慢性疼痛患者,每3个月复诊或者随诊一次。

（五）处方管理

处方由调剂处方药品的医疗机构妥善保存。普通处方、急诊处方、儿科处方保存期限为1年,医疗用毒性药品、第二类精神药品处方保存期限为2年,麻醉药品和第一类精神药品处方保存期限为3年。

门（急）诊癌症疼痛患者和中至重度慢性疼痛患者需长期使用麻醉药品和第一类精神药品的,首诊医师应当亲自诊查患者,建立相应的病历,要求其签署知情同意书。

病历中应当留存下列材料复印件:①二级以上医院开具的诊断证明;②患者户籍簿、身份证或者其他相关有效身份证明文件;③为患者代办人员身份证明文件。

处方保存期满后,经医疗机构主要负责人批准、登记备案,方可销毁。

（六）监督管理

1.医疗机构应当加强对本机构处方开具、调剂和保管的管理。

2.医疗机构应当建立处方点评制度,填写处方评价表,对处方实施动态监测及超常预警,登记并通报不合理处方,对不合理用药及时予以干预。

3.医疗机构应当对出现超常处方3次以上且无正当理由的医师提出警告,限制其处方权;限制处方权后,仍连续2次以上出现超常处方且无正当理由的,取消其处方权。

4.医师出现下列情形之一的,处方权由其所在医疗机构予以取消:①被责令暂停执业;②考核不合格离岗培训期间;③被注销、吊销执业证书;④不按照规定开具处方,造成严重后果的;⑤不按照规定使用药品,造成严重后果的;⑥因开具处方牟取私利。

5.未取得处方权的人员及被取消处方权的医师不得开具处方。未取得麻醉药品和第一类精神药品处方资格的医师不得开具麻醉药品和第一类精神药品处方。

6.除治疗需要外,医师不得开具麻醉药品、精神药品、医疗用毒性药品和放射性药品处方。

（七）法律责任

1.根据《处方管理办法》,医疗机构有下列情形之一的,由县级以上卫生行政部门按《医疗机构管理条例》规定,责令限期改正,并可处以5 000元以下的罚款;情节严重的,吊销其《医疗机构执业许可证》:①使用未取得处方权的人员、被取消处方权的医师开具处方的;②使用未取得麻醉药品和第一类精神药品处方资格的医师开具麻醉药品和第一类精神药品处方的;③使用未取得药学专业技术职务任职资格的人员从事处方调剂工作的。

2.《处方管理办法》规定,医疗机构未按照规定保管麻醉药品与精神药品处方,或者未依照规定进行专册登记的,按照《麻醉药品和精神药品管理条例》规定,由设区的市级卫生行政部门责令限期改正,给予警告;逾期不改正的,处5 000元以上1万元以下的罚款;情节严重的,吊销其《麻醉药品、第一类精神药品购用印鉴卡》;对直接负责的主管人员和其他直接责任人员,依法给予降级、撤职、开除的处分。药师未按照规定调剂处方药品,情节严重的,由县级以上卫生行政部门责令改正、通报批评,给予警告;并由所在医疗机构或者其上级单位给予纪律处分。县级以上地方卫生行政部门未按照本办法规定履行监管职责的,由上级卫生行政部门责令改正。

3.《处方管理办法》指出,医师和药师出现下列情形之一的,由县级以上卫生行政部门按照《麻醉药品与精神药品管理条例》规定予以处罚:

（1）未取得麻醉药品和第一类精神药品处方资格的医师擅自开具麻醉药品和第一类精神药品处方的。

（2）具有麻醉药品和第一类精神药品处方医师未按照规定开具麻醉药品和第一类精神药品处方,或者未按照国务院药品监督管理部门制定的麻醉药品与精神药品临床应用指导原则使用麻醉药品和第一类精神药品的。

（3）药师未按照规定调剂麻醉药品、精神药品处方的。

4．医师在执业活动中泄露患者隐私或者个人信息 有下列行为之一的，按照《中华人民共和国医师法》规定，由县级以上人民政府卫生健康主管部门责令改正，给予警告，没收违法所得，并处一万元以上三万元以下的罚款；情节严重的，责令暂停六个月以上一年以下执业活动直至吊销医师执业证书：

（1）泄露患者隐私或者个人信息。

（2）隐匿、伪造、篡改或者擅自销毁病历等医学文书及有关资料。

（3）未按照规定使用麻醉药品、医疗用毒性药品、精神药品、放射性药品等。

任务三 医疗机构制剂管理

医疗机构制剂，是指医疗机构根据本单位临床需要经批准而配制、自用的固定处方制剂。医疗机构配制的制剂，应当是市场上没有供应的品种。为加强对医疗机构制剂的管理，国家药品监督管理局先后于 2001 年 3 月 13 日发布了《医疗机构制剂配制质量管理规范》，2005 年 4 月 14 日公布《医疗机构制剂配制监督管理办法（试行）》，2005 年 6 月 22 日公布了《医疗机构制剂注册管理办法（试行）》，对医疗机构制剂的研制、生产、质量控制等方面进行规范，促进了医疗机构制剂质量的提高。

一、医疗机构制剂许可

与临时配制制剂不同，医疗机构制剂有固定的配制处方、生产工艺，必须在符合要求的环境和生产设施条件下进行生产，因此医疗机构制剂生产具有制药企业生产性质。医疗机构制剂多为稳定性差、效期短、用量少、利润率低，疗效确切的药品，制药企业一般不愿承担这类药品的生产。由于国家对医疗机构生产制剂品种的限制，特别是对生产条件要求的提高，使医疗机构制剂品种数量逐渐下降，生产规模逐渐萎缩。但医疗机构制剂仍具有不可取代的地位，仍有一些制剂品种只能由医疗机构生产，特别是一些中药制剂品种。此外，医疗机构制剂研制仍是我国新药开发的一条重要途径。

《药品管理法》及《药品管理法实施条例》对有关医疗机构制剂的规定：

1．《药品管理法》规定医疗机构配制制剂，须经所在地省、自治区、直辖市人民政府卫生行政部门审核同意，由省、自治区、直辖市人民政府药品监督管理部门批准，发给《医疗机构制剂许可证》。无《医疗机构制剂许可证》的，不得配制制剂。

2．《医疗机构制剂许可证》有效期为 5 年。有效期届满，需要继续配制制剂的，医疗机构应当在许可证有效期届满前 6 个月，按照国务院药品监督管理部门的规定申请换发《医疗机构制剂许可证》。

3．医疗机构新增配制剂型或者改变配制场所的，应当经所在地省、自治区、直辖市人民政府药品监督管理部门验收合格后，办理《医疗机构制剂许可证》变更登记。

4．医疗机构配制制剂，必须按照国务院药品监督管理部门的规定报送有关资料和样品，经所在地省、自治区、直辖市人民政府药品监督管理部门批准，并发给制剂批准文号后，方可配制。

5．医疗机构配制的制剂，应当是本单位临床需要而市场上没有供应的品种，并须经所在地省、自治区、直辖市人民政府药品监督管理部门批准后方可配制。配制的制剂必须按照规定进行质量检验；合格的，凭医师处方在本医疗机构使用。

6．医疗机构配制的制剂不得在市场上销售或者变相销售，不得发布医疗机构制剂广告。

7. 发生灾情、疫情、突发事件或者临床急需而市场没有供应时，经国务院或者省、自治区、直辖市人民政府的药品监督管理部门批准，在规定期限内，医疗机构配制的制剂可以在指定的医疗机构之间调剂使用。

国务院药品监督管理部门规定的特殊制剂的调剂使用以及省、自治区、直辖市之间医疗机构制剂的调剂使用，必须经国务院药品监督管理部门批准。

二、医疗机构制剂注册管理

原国家食品药品监督管理局颁布的《医疗机构制剂注册管理办法（试行）》主要包括制剂申报与审批、调剂使用、补充申请与再注册、监督管理四部分。主要内容为：

（一）申报与审批

1. 申请医疗机构制剂，应当进行相应的临床前研究，包括处方筛选、配制工艺、质量指标、药理、毒理学研究等。

2. 医疗机构制剂的说明书和包装标签应当按照原国家食品药品监督管理局有关药品说明书和包装标签的管理规定印制，其文字、图案不得超出核准的内容，并需标注"本制剂仅限本医疗机构使用"字样。

3. 医疗机构制剂的临床研究，应当在本医疗机构按照临床研究方案进行，受试例数不得少于60例。

申请配制的化学制剂已有同品种获得制剂批准文号的，可以免于进行临床研究。

4. 省级药品监督管理部门对符合规定申报条件的医疗机构制剂，应准予许可，并向申请人核发医疗机构制剂注册批件及制剂批准文号。

医疗机构制剂批准文号的格式为：X 药制字 H（Z）+4 位年号 +4 位流水号。

X：省、自治区、直辖市简称；H：化学制剂；Z：中药制剂。

5. 有下列情形之一的，不得作为医疗机构制剂申报：

（1）市场上已有供应的品种。

（2）含有未经原国家食品药品监督管理局批准的活性成分的品种。

（3）除变态反应原外的生物制品。

（4）中药注射剂。

（5）中药、化学药组成的复方制剂。

（6）麻醉药品、精神药品、医疗用毒性药品、放射性药品。

（7）其他不符合国家有关规定的制剂。

（二）有关再注册的规定

医疗机构制剂批准文号的有效期为 3 年。有效期届满需要继续配制的，申请人应当在有效期届满前 3 个月按照原申请配制程序提出再注册申请，报送有关资料。

有下列情形之一的，省级药品监督管理部门不予批准再注册，并注销制剂批准文号：①市场上已有供应的品种；②按照本办法应予撤销批准文号的；③未在规定时间内提出再注册申请的；④其他不符合规定的。

任务四　医疗机构药品管理

医疗机构药品管理是指对医疗机构药学部门为保证临床诊疗、科研所需要的药品进行的药品采购、储存、分配、使用过程的管理。需要管理的药品包括一般药品、特殊管理药品、医疗机构制剂原料药、科研用药品、中药饮片等。

医疗机构药品管理事关医疗机构药品的及时供应、合理使用、社会效益与经济效益平衡等，医疗机构应当建立健全药品质量管理体系，完善药品购进、验收、储存、养护及使用等环节的质量管理制度，明确各环节中工作人员的岗位责任。医疗机构应当设置专门部门负责药品质量管理；未设专门部门的，应当指定专人负责药品质量管理。医疗机构发现使用的药品存在质量问题或者其他安全隐患的，应当立即停止使用，向供货单位反馈并及时向所在地市县级药品监督管理部门报告。医疗机构应当积极协助药品上市许可持有人、中药饮片生产企业、药品批发企业履行药品召回、追回义务。医疗机构应当建立覆盖药品购进、储存、使用的全过程追溯体系，开展追溯数据校验和采集，按规定提供药品追溯信息。

一、药品的采购管理

医疗机构应当制订本机构药品采购工作流程，建立健全药品成本核算和账务管理制度，严格执行药品购入检查、验收制度，不得购入和使用不符合规定的药品。

医疗机构购进药品，应当核实供货单位的药品生产许可证或者药品经营许可证、授权委托书以及药品批准证明文件、药品合格证明等有效证明文件。首次购进药品的，应当妥善保存加盖供货单位印章的上述材料复印件，保存期限不得少于五年。

医疗机构购进药品时应当索取、留存合法票据，包括税票及详细清单，清单上应当载明供货单位名称、药品通用名称、药品上市许可持有人（中药饮片标明生产企业、产地）、批准文号、产品批号、剂型、规格、销售数量、销售价格等内容。票据保存不得少于三年，且不少于药品有效期满后一年。

（一）药品采购的基本原则

药品采购管理是对医院所需药品的供应渠道、采购程序、采购计划、采购方式及采购文件的管理。药品采购管理是医疗机构药品管理的关键环节，有关药品采购品种、数量、价格及采购方式的决策是系统性的决策过程，必须由医疗机构的领导层、药事管理委员会、药学部、各使用部门共同参与，按程序进行。

药品是特殊商品，既有质量上的特殊要求，以保障患者的生命健康；又有一般商品的经济利益要求，要体现医疗机构的服务价值。因此药品采购管理要遵循以下原则：

1.质量第一　所购药品质量必须符合国家药品标准，在此基础上还应对药品生产企业、经营企业进行选择，确保所购药品质量。由于药品生产企业生产条件存在差异，药品经营企业经营管理的差异，不同药品生产企业生产的同一品种药品存在质量差异，不同药品经营企业销售的同一品种药品也存在质量差异。

2.合法性　严格遵守国家药品、卫生管理部门颁布的有关药品管理的法律、法规的相关规定，从具有药品生产、经营资格的企业购进药品；购进具有国家法定质量标准并依法注册的药品；购进经过依法制定价格的药品。

3.经济性　控制药品采购的中间环节，降低药品采购价格。

4.保障性　医疗机构服务对象存在差异性、分布广、不确定性等特点，药品采购必须具有预见性，能及时保障药品的供应，并能控制药品库存在合理水平，加快资金流动速度。

（二）中药材和中药饮片的采购管理

国家对中药材和中药饮片暂不实行集中招标采购。各地应建立公开采购制度，规范中药材和中药饮片的采购行为。

1.中药饮片是国家基本药物目录品种，质量优劣直接关系到中医医疗效果。严禁医疗机构从中药材市场或其他没有资质的单位和个人，违法采购中药饮片调剂使用。医疗机构如加工少量自用特殊规格饮片,应将品种、数量、加工理由和特殊性等情况向所在地市级以上药品监督管理部门备案。

2. 采购中药饮片,由仓库管理人员依据本单位临床用药情况提出计划,经本单位主管中药饮片工作的负责人审批签字后,依照药品监督管理部门有关规定从合法的供应单位购进中药饮片。

3. 医院应当坚持公开、公平、公正的原则,考察、选择合法中药饮片供应单位。严禁擅自提高饮片等级、以次充好,为个人或单位谋取不正当利益。

4. 医院采购中药饮片,应当验证生产经营企业的药品生产许可证或药品经营许可证、企业法人营业执照和销售人员的授权委托书、资格证明、身份证,并将复印件存档备查。

5. 购进国家实行批准文号管理的中药饮片,还应当验证注册证书并将复印件存档备查。

6. 医院与中药饮片供应单位应当签订质量保证协议书。

医院应当定期对供应单位供应的中药饮片质量进行评估,并根据评估结果及时调整供应单位和供应方案。

(三)公立医院药品集中采购

我国公立医院用药具有品种多、规格全、周转快的特点,因此应适时购进质量合格、价格合理的药品。我国医疗机构药品的采购方式中最常用的是药品集中采购。2019 年 1 月 25 日,国家卫生健康委员会办公厅发布《关于做好国家组织药品集中采购中选药品临床配备使用工作的通知》(国卫办医函〔2019〕77 号),决定在北京、天津、上海等 11 个城市开展国家组织药品集中采购和使用试点。2019 年 12 月 19 日,国家卫生健康委员会办公厅发布《关于进一步做好国家组织药品集中采购中选药品配备使用工作的通知》(国卫办医函〔2019〕889 号),在全国范围内推广国家组织药品集中采购和使用试点集中带量采购模式。2021 年 1 月 28 日,国务院办公厅发布《关于推动药品集中带量采购工作常态化制度化开展的意见》(国办发〔2021〕2 号),从明确覆盖范围、完善采购规则、强化保障措施、完善配套政策、健全运行机制等五个方面提出了推动药品集中带量采购工作常态化制度化开展的具体举措。2021 年 8 月 25 日,国家医疗保障局医药价格和招标采购指导中心发布《关于印发药品和医用耗材集中采购公共服务事项清单的通知》(医保价采中心发〔2021〕2 号),要求各省级集采机构在省级医保局领导下,根据清单制定办事指南,推动药品和医用耗材集中采购公共服务质量和水平不断提升。

医院使用的所有药品(不含中药饮片)均应通过省级药品集中采购平台采购。采购周期原则上一年一次。对采购周期内新批准上市的药品,各地可根据疾病防治需要,经过药物经济学和循证医学评价,另行组织以省(区、市)为单位的集中采购。

1. 实行药品分类采购

(1)招标采购药品:对临床用量大、采购金额高、多家企业生产的基本药物和非专利药品,发挥省级集中批量采购优势,由省级药品采购机构采取双信封制公开招标采购,医院作为采购主体,按中标价格采购药品。

1)带量采购:医院要按照不低于上年度药品实际使用量的 80% 制订采购计划,具体到通用名、剂型和规格,每种药品采购的剂型原则上不超过 3 种,每种剂型对应的规格原则上不超过 2 种。药品采购预算一般不高于医院业务支出的 25%~30%。省级药品采购机构应及时汇总分析医院药品采购计划和采购预算,合理确定药品采购范围,编制公开招标采购的药品清单,落实带量采购,优先选择符合临床路径、纳入重大疾病保障、重大新药创制专项、重大公共卫生项目的药品,兼顾妇女、老年和儿童等特殊人群的用药需要,并与医保、新农合报销政策做好衔接。

2)双信封制:进一步完善双信封评价办法。投标的药品生产企业须同时编制经济技术标书和商务标书。经济技术标书主要对企业的药品生产质量管理规范(GMP)资质认证、药品质量抽验抽查情况、生产规模、配送能力、销售额、市场信誉、电子监管能力等指标进行评审,并将通过《药品生产质量管理规范》认证情况,在欧盟、美国、日本等发达国家(地区)上市销售情况,标准化的剂型、规格、包装等作为重要指标。通过经济技术标书评审的企业方可进入商务标书评审。在商务标书评审中,同一个竞价分组按报价由低到高选择中标企业和候选中标企业。对竞标价格明显偏低、可能存在质量和供应风险的药品,必须进行综合评估,避免恶性竞争。优先采购达到国际水平的仿制药;在公立医院改革试点城市,允许以市为单位在省级药品集中采购平台上自行采购。试点城市成交价格不得高于省级中标价格。试点城市成交价格明显低于省级中标价格的,省级中标价格应按试点城市成交价格进行调整,具体办法由各省(区、市)制定。

(2)谈判采购药品:对部分专利药品、独家生产药品,建立公开透明、多方参与的价格谈判机制。谈判结果在国家药品供应保障综合管理信息平台上公布,医院按谈判结果采购药品。

(3)直接挂网采购药品:对妇儿专科非专利药品、急(抢)救药品、基础输液、临床用量小的药品(上述药品的具体范围由各省区市确定)和常用低价药品,实行集中挂网,由医院直接采购。

(4)国家定点生产的药品:对临床必需、用量小、市场供应短缺的药品,由国家招标定点生产、议价采购。

(5)仍按现行规定采购的药品:对麻醉药品、精神药品、防治传染病和寄生虫病的免费用药、国家免疫规划疫苗、计划生育药品及中药饮片,按国家现行规定采购,确保公开透明。

2.医疗机构短缺药品分类分级与替代使用技术指南性规定 省(区、市)卫生健康主管部门要高度重视医疗机构短缺药品管理工作,充分发挥省(区、市)短缺药品供应保障工作会商联动机制作用,及时通报短缺信息和工作进展,加强协作配合,增强综合应对能力。

省(区、市)卫生健康主管部门应当加强对市县级卫生健康主管部门和医疗机构的短缺药品管理工作指导,组织《技术指南》学习培训。根据工作需要,委托辖区内药学服务能力较强的医疗机构,开展短缺药品信息分析评估和替代使用工作。医疗机构应当参照《技术指南》,制订院内短缺药品管理规范,科学评估、合理选择替代药品,保障临床药品供应。

地方卫生健康主管部门应当加强对医疗机构药品库存管理指导。医疗机构应当根据医院功能定位,合理设置临床必需急(抢)救药品库存警戒线,及时采购补充,原则上库存不少于3个月的用量。

3.完善药品配送管理 药品可由中标的药品上市许可持有人直接配送或委托有配送能力的药品经营企业配送到指定医院。药品上市许可持有人委托的药品经营企业应在省级药品集中采购平台上备案,备案情况向社会公开。

公立医院药品配送要兼顾基层供应,对偏远、交通不便地区的药品配送,各级卫生健康部门要加强组织协调,按照远近结合、城乡联动的原则,提高采购、配送集中度,统筹做好医院与基层医疗卫生机构的药品供应配送管理工作。鼓励各地结合实际探索县乡村一体化配送。发挥邮政等物流行业服务网络优势,支持其在符合规定的条件下参与药品配送。对因配送不及时影响临床用药或拒绝提供偏远地区配送服务的企业,省级药品采购机构应及时纠正,并督促其限期整改。

4.加强药品购销合同管理 《国务院办公厅关于进一步改革完善药品生产流通使用政策的若干意见》(国办发〔2017〕13号)规定,卫生健康、商务等部门要制定购销合同范本,督促购销双方依法签订合同并严格履行。药品生产、流通企业要履行社会责任,保证药品及时生产、配送,医疗机构等采购方要及时结算货款。对违反合同约定,配送不及时影响临床用:药或拒绝提供偏远地区配送服务的企业,省(区、市)药品采购机构应督促其限期整改;逾期不改正的,取消中标资格,记入药品采购不良记录并向社会公布,公立医院2年内不得采购其药品。对违反合同约定,无正当理由不按期回款或变相延长货款支付周期的医疗机构,卫生健康主管部门要及时纠正并予以通报批评,记入企事业单位信用记录。将药品按期回款情况作为公立医院年度考核和院长年终考评的重要内容。

5.改进药款结算方式 医院签订药品采购合同时应当明确采购品种、剂型、规格、价格、数量、配送批量和时限、结算方式和结算时间等内容。合同约定的采购数量应是采购计划申报的一个采购周期的全部采购量。

6. 购进药品的质量管理与检查验收　建立并执行进货检查验收制度,应当查验供货单位的《药品生产许可证》或者《药品经营许可证》和《营业执照》、所销售药品的批准证明文件等相关证明文件,并核实销售人员持有的授权书原件和身份证原件。

医疗机构购进药品时应当逐批验收并建立真实完整的验收记录。必须有真实完整的购进记录。索取、留存供货单位的合法票据,并建立购进记录,做到票、账、货相符。药品购进(验收)记录,超过药品有效期1年,但不得少于3年;首次购药供货单位原印章的证明文件的复印件,保存期不得少于5年;相关票据,保存期不得少于3年。

二、药品储存与养护管理

医疗机构应当建立和执行药品购进验收制度,购进药品应当逐批验收,并建立真实、完整的记录。药品购进验收记录应当注明药品的通用名称、药品上市许可持有人(中药饮片标明生产企业、产地)、批准文号、产品批号、剂型、规格、有效期、供货单位、购进数量、购进价格、购进日期。药品购进验收记录保存不得少于三年,且不少于药品有效期满后一年。医疗机构接受捐赠药品、从其他医疗机构调入急救药品应当遵守《药品经营和使用质量监督管理办法》。

医疗机构应当有与所使用药品相适应的场所、设备、仓储设施和卫生环境,制定和执行药品保管制度,采取必要的冷藏、防冻、防潮、防虫、防鼠等措施,保证药品质量。药品的存放应当符合药品说明书标明的条件。

1. 医疗机构需要在急诊室、病区护士站等场所临时存放药品的,应当配备符合药品存放条件的专柜。有特殊存放要求的,应当配备相应设备。

2. 医疗机构应当按照有关规定,根据药品属性和类别分库、分区、分垛储存药品,并实行色标管理。药品与非药品分开存放;中药饮片、中成药、化学药、生物制品分类存放;过期、变质、被污染等的药品应当放置在不合格库(区);麻醉药品、精神药品、医疗用毒性药品、放射性药品、药品类易制毒化学品以及易燃、易爆、强腐蚀等危险性药品应当按照相关规定存放,并采取必要的安全措施。

3. 医疗机构应当制定和执行药品养护管理制度,并采取必要的控温、防潮、避光、通风、防火、防虫、防鼠、防污染等措施,保证药品质量。

4. 医疗机构应当配备药品养护人员,定期对储存药品进行检查和养护,监测和记录储存区域的温湿度,维护储存设施设备,并建立相应的养护档案。

5. 医疗机构应当建立药品效期管理制度。药品发放应当遵循"近效期先出"的原则。

6. 麻醉药品、精神药品、医疗用毒性药品、放射性药品应当严格按照相关行政法规的规定存放,并具有相应的安全保障措施。

医疗机构对所购药品进行储存管理、养护管理及质量验收管理时均应按我国的 GSP 管理及其实施细则的有关规定执行。

三、药品的经济管理

(一)实行医药分开核算、分别管理

2000 年 2 月,国务院办公厅转发国务院体改办等部门《关于城镇医药卫生体制改革的指导意见》中提出"实行医药分开核算、分别管理"及对"医院药品收入实行收支两条线管理"的意见。2000 年 7 月,卫生部、财政部下发《医院药品收支两条线管理暂行办法》,规定"医院药品收入扣除药品支出后的纯收入即药品收支结余,实行收支两条线管理。医院药品收支结余上交卫生行

政部门,统一缴存财政社会保障基金专户,经考核后,统筹安排,合理返还"。

(二)医疗机构药学部门现行药品经济管理模式

目前,我国大多数医疗机构药学部门实行的药品经济管理模式为"金额管理、重点统计、实耗实销"。"金额管理"是按购进价或零售价,对药品入库、出库、销售、消耗等过程进行金额核算,控制药品在医院流通的全过程。"重点统计"是指药房对各种毒、麻、剧、限及价格较高药品的领退、销售、消耗、结存按数量进行统计。"实耗实销"是指根据实际销售、消耗的药品按金额列报支出。根据处方统计编报"药品销售日报表",与收费室收款日报核对无误后结算。这种管理方式对部分需特殊管理的药品及价值高的药品建立明细账,对其他价值低的药品只实行总金额管理。

一些医疗机构在实现药品信息管理计算机网络化后,可对所有库存药品进行明细账管理,进而实施药品的三级经济管理模式。在"金额管理、重点统计、实耗实销"管理模式基础上,首先将药房人员及药柜分成相对独立的核算小组,每个小组分设账户,小组凭领药单到二级库领药,领药品种、数量、金额等信息自动记入二级库出库消耗账和三级库入库账,各小组配发药品时根据处方药品数量、价格记入该小组的消耗账。这种模式对每一种药品的购入金额、库存数量、销售金额、销售组别等信息都可详细记录核查。

在三级管理模式中,一级库的主要功能是贮备药品;二级库主要功能是分配药品;三级库主要功能是分发药品。随着我国市场经济的发展,药品供货单位的服务水平和服务质量不断提高,已基本能做到及时供货,及时配送药品,医院药剂科一级库的主要功能可由医药公司代替。国内有部分医院药剂科试行药品零库存经济管理模式。

任务五　药物临床应用管理和抗菌药物使用管理

医疗机构应当依据国家基本药物制度,《抗菌药物临床应用指导原则》和《中成药临床应用指导原则》,制定本机构基本药物临床应用管理办法,建立并落实抗菌药物临床应用分级管理制度,并且应当建立由医师、临床药师和护士组成的临床治疗团队,开展临床合理用药工作。

一、临床药物应用管理

《医疗机构药事管理规定》所称"临床药学"是指"药学与临床相结合,直接面向患者,以患者为中心,研究与实践临床药物治疗,提高药物治疗水平的综合性应用学科"。临床药学是随着生物药剂学、临床药理学和药物治疗学等新理论、新技术的发展形成的一门医药结合型的药学分支学科。它以生物药剂学和药动学为理论基础,以合理用药为核心内容,通过药师全程参与临床药物治疗过程,提供合理用药服务,使患者的药物治疗达到安全、有效、经济的目的。

医疗机构应当结合临床和药物治疗,开展临床药学和药学研究工作,并提供必要的工作条件,制定相应管理制度,加强领导与管理。

医疗机构应当建立临床用药监测、评价和超常预警制度,对药物临床使用的安全性、有效性和经济性进行监测、分析、评估,实施处方和用药医嘱点评与干预。而且应当建立药品不良反应、用药错误和药品损害事件监测报告制度。临床科室发现药品不良反应、用药错误和药品损害事件后,应当积极救治患者,要立即向药学部门报告,并做好观察与记录。医疗机构应当按照国家有关规定向相关部门报告药品不良反应,有用药错误和药品损害事件应当立即向所在地县级卫生行政部门报告。

医疗机构应当遵循有关药物临床应用指导原则、临床路径、临床诊疗指南和药品说明书等合理使用药物;对医师处方、用药医嘱的适宜性进行审核;应当配备临床药师,临床药师应当全职参与临床药物治疗工作,对患者进行用药教育,指导患者安全用药。《医疗机构药事管理规定》所指"临床药师"是指"以系统药学专业知识为基础,并具有一定医学和相关专业基础知识与技能,直接参与临床用药,促进药物合理应用和保护患者用药安全的药学专业技术人员"。

(一)临床药学目前的主要工作内容

我国临床药学目前的工作内容主要包括以下几方面:①药师深入临床,参与合理用药;②开展治疗药物监测,提供个体化给药方案;③药品不良反应监测;④开展药动学、药效学、群体动力学、药效 - 药动学结合的研究;⑤生物利用度和药物相互作用等的研究;⑥药物信息工作,编写药品处方集、内部药学期刊和提供药学咨询服务;⑦结合临床研制新剂型,特别是对中药验方、古方进行剂型改变等;⑧临床药学培训。

(二)临床药学服务内容简介

1. 药师参与临床药物治疗　临床药师与医师一起对患者进行查房,了解患者病情,对医生的临时处方和长期医嘱进行讨论,调整用药方案,对可能存在的药品不良反应和药物相互作用进行讨论,制订相应的处理对策。临床药师要书写药历,对患者进行用药指导,对其药物治疗效果进行评估,为调整药物治疗方案提供意见。

2. 治疗药物监测　治疗药物监测是以药动学原理为基础,使用仪器分析方法测定患者使用的治疗范围窄、安全性低的药物在患者体液中的浓度,临床药师对所测定的结果进行合理的解释,并依据这些测定数据,为患者制订个体化的用药方案。治疗药物监测包括以下内容:

(1)确定合适的监测药物:需要进行治疗药物监测的药物品种较少,目前有地高辛、苯妥英钠、环孢素等十几种药物有必要进行治疗药物监测。只有治疗范围窄、安全性低的药物才有必要进行治疗药物监测。

(2)建立实验室:实施治疗药物监测需要有专门的实验室,配备高效液相色谱仪、酶免疫测定仪等仪器,能够对患者的生物样品进行快速、准确的微量,甚至超微量药物分析。实验室可建在药剂科,也可建在临床检验中心,国内以建在药剂科为多见。

(3)结果解释:临床药师必须根据被测患者的临床诊断、生理病理状态、合并用药等资料,结合治疗药物监测结果,对检测数据进行解释,依据上述资料与数据制订患者的个体化给药方案,预测药物治疗可能出现的结果。

3. 药学信息服务　药学信息服务的信息可来源于三方面,即公认的或来源于教科书的药学知识;医药研究机构及企业的最新信息,可通过检索专业期刊数据库获得;临床的药物治疗信息。临床药师有责任对这些信息进行真实性、可信性的评估,向临床医护工作者及患者等提供咨询服务。药学信息服务包括以下内容:

(1)向患者、家属、健康工作者和其他人员提供药学信息服务。

(2)对医师、药师、药学专业学生和其他健康工作者进行教育和培训。

(3)以疗效、案例治疗费用和患者因素为科学依据,建立和维护处方集。

(4)参与药品不良事件的报告和分析。

(5)出版《药讯》等医院内部刊物,通报有关药物治疗的药学信息。

(6)对药品的使用进行评价并汇总,用作维护医院内处方集的依据。

4. 药品不良反应监测　医疗机构是开展药品不良反应监测工作的重要场所。临床药师在药品不良反应监测工作中主要负责收集、评价和向主管部门报告药品不良反应病例工作,并应协助医生对不良反应事件进行及时处理。我国医院药品不良反应工作模式如下。

(1)建立不良反应报告制度及实施方法,明确参与药品不良反应报告工作的人员及其职责,工作程序等。

(2)建立药品不良反应监测领导小组:药品不良反应监测工作涉及医、药、护及医院管理部门等多部门,需要有专门工作组织进行工作协调。领导小组通常由一名院级领导、医务科、药剂科、护理部的领导分别担任组长、副组长,其他工作人员由医师、护士、临床药师组成。领导小组的任务是组织开展药品不良反应监测工作,对药品不良反应病例进行讨论、评估,对药品不良反应进行认定。负责依法向所在地药品不良反应监测中心报告药品不良反应事件。

(3)建立医院内部药品不良反应监测网:监测网由各临床科室负责人、医师骨干人员、护士长、责任护士等组成,负责所在临床科室的药品不良反应日常监测工作,发现不良反应及时报告。

(4)医护人员填写药品不良反应报告表并进行初步评价。

5.药物利用与评价　药物利用研究是对上市药品的疗效和安全性进行评价,为临床合理用药提供指导和建议。世界卫生组织(WHO)于1964年将药物利用研究定义为"药物利用研究是对全社会的药物市场、供给、处方及其使用的研究,其研究的重点是药物利用所引起的医疗的、社会的和经济的后果,以及各种药物和非药物因素对药物利用的影响"。药物利用研究涉及药剂学、药理学、药事管理学、社会人类学、行为学和经济学等诸多学科领域。

6.药物经济学应用　药物经济学是应用经济学的研究手段,结合社会学、心理测量学、生物统计学、流行病学等相关学科的知识,研究医药领域有关药物资源利用的经济问题和经济规律,研究如何提高药物资源的配置和利用效率,以有限的药物资源实现健康状况最大改善的科学。

药物经济学可应用于以下几方面。

(1)控制药品费用:通过研究药物治疗成本与药物治疗效果的比较分析,提出以较小治疗成本获得最大治疗效果的方案。药物经济学的研究成果可为国家制定基本药物目录和医院制定院内药品处方集提供依据。

(2)药品定价:提供临床优先药品及可接受的药品价格信息,为药品生产企业和国家药品监督管理部门提供参考意见。

(3)控制药费:为国家制定药品消费报销与补偿政策提供依据。

(4)促进合理用药:使患者以较低的治疗成本获得所需治疗用药品,使用合理的剂量与疗程,达到治疗疾病的目的。

7.结合临床开展相关科学研究　开展临床药动学和药效学研究,探讨药物在患者体内的处置规律,探讨药物效应与体内浓度间的关系;开展生物利用度研究,对临床使用的各种剂型进行生物等效性评价,为合理用药提供科学依据;对于合并用药的情况开展药物相互作用研究,对各种联合用药方案和静脉输液配制方法作出科学评价;开展药品不良反应的机制研究,防止严重不良事件重复发生。开展新制剂、新剂型的研制,满足临床需要。

二、抗菌药物使用管理

为加强医疗机构抗菌药物临床应用管理,规范抗菌药物临床应用行为,提高抗菌药物临床应用水平,促进临床合理应用抗菌药物,控制细菌耐药,保障医疗质量和医疗安全,2012年4月24日卫生部令第84号公布《抗菌药物临床应用管理办法》,自2012年8月1日起施行。2021年4月7日,国家卫生健康委员会印发了《关于进一步加强抗微生物药物管理遏制耐药工作的通知》,全面加强抗微生物药物管理。

《抗菌药物临床应用管理办法》所称"抗菌药物"是指治疗细菌、支原体、衣原体、立克次体、螺旋体、真菌等病原微生物所致感染性疾病病原的药物,不包括治疗结核病、寄生虫病和各种病毒所致感染性疾病的药物以及具有抗菌作用的中药制剂。

(一)医院抗菌药物管理组织机构

医疗机构主要负责人是本机构抗菌药物临床应用管理的第一责任人。医疗机构应当建立本机构抗菌药物管理工作制度,应当设立抗菌药物管理工作机构或者配备专(兼)职人员负责本机构的抗菌药物管理工作。二级以上的医院、妇幼保健院及专科疾病防治机构（以下简称二级以上医院）应当在药事管理与药物治疗学委员会下设立抗菌药物管理工作组。抗菌药物管理工作组由医务、药学、感染性疾病、临床微生物、护理、医院感染管理等部门负责人和具有相关专业高级技术职务任职资格的人员组成，医务、药学等部门共同负责日常管理工作。其他医疗机构设立抗菌药物管理工作小组或者指定专（兼）职人员，负责具体管理工作。

二级以上医院应当配备抗菌药物等相关专业的临床药师。临床药师负责对本机构抗菌药物临床应用提供技术支持，指导患者合理使用抗菌药物，参与抗菌药物临床应用管理工作。二级以上医院应当根据实际需要，建立符合实验室生物安全要求的临床微生物室。临床微生物室开展微生物培养、分离、鉴定和药物敏感试验等工作，提供病原学诊断和细菌耐药技术支持，参与抗菌药物临床应用管理工作。

（二）抗菌药物分级及管理要求

抗菌药物临床应用应当遵循安全、有效、经济的原则。抗菌药物临床应用实行分级管理。根据安全性、疗效、细菌耐药性、价格等因素，将抗菌药物分为三级：非限制使用级、限制使用级与特殊使用级。具体划分标准如下。

1. 非限制使用级抗菌药物　是指经长期临床应用证明安全、有效，对细菌耐药性影响较小，价格相对较低的抗菌药物。

2. 限制使用级抗菌药物　是指经长期临床应用证明安全、有效，对细菌耐药性影响较大，或者价格相对较高的抗菌药物。

3. 特殊使用级抗菌药物　是指具有以下情形之一的抗菌药物：①具有明显或者严重不良反应，不宜随意使用的抗菌药物；②需要严格控制使用，避免细菌过快产生耐药的抗菌药物；③疗效、安全性方面临床资料较少的抗菌药物；④价格昂贵的抗菌药物。

抗菌药物分级管理目录由各省级卫生行政部门制定，报卫生部备案。

（三）抗菌药物处方权、调剂资格的授予

具有高级专业技术职务任职资格的医师，可授予特殊使用级抗菌药物处方权；具有中级以上专业技术职务任职资格的医师，可授予限制使用级抗菌药物处方权；具有初级专业技术职务任职资格的医师，在乡、民族乡、镇、村的医疗机构独立从事一般执业活动的执业助理医师以及乡村医生，可授予非限制使用级抗菌药物处方权。药师经培训并考核合格后，方可获得抗菌药物调剂资格。

二级以上医院应当定期对医师和药师进行抗菌药物临床应用知识和规范化管理的培训。医师经本机构培训并考核合格后，方可获得相应的处方权。

其他医疗机构依法享有处方权的医师、乡村医生和从事处方调剂工作的药师，由县级以上地方卫生行政部门组织相关培训、考核。经考核合格的，授予相应的抗菌药物处方权或者抗菌药物调剂资格。

（四）抗菌药物的购进、使用和评估

医疗机构应当按照省级卫生行政部门制定的抗菌药物分级管理目录，制定本机构抗菌药物供应目录，并向核发其《医疗机构执业许可证》的卫生行政部门备案。医疗机构抗菌药物供应目录包括采购抗菌药物的品种、品规。未经备案的抗菌药物品种、品规，医疗机构不得采购。

1. 抗菌药物的购进　医疗机构应当严格控制本机构抗菌药物供应目录的品种数量。同一通用名称抗菌药物品种，注射剂型和口服剂型各不得超过 2 种。具有相似或者相同药理学特征的抗菌药物不得重复列入供应目录。

医疗机构确因临床工作需要，抗菌药物品种和品规数量超过规定的，应当向核发其《医疗机构执业许可证》的卫生行政部门详细说明原因和理由；说明不充分或者理由不成立的，卫生行政部门不得接受其抗菌药物品种和品规数量的备案。

医疗机构应当定期调整抗菌药物供应目录品种结构,并于每次调整后15个工作日内向核发其《医疗机构执业许可证》的卫生行政部门备案。调整周期原则上为2年,最短不得少于1年。

医疗机构应当按照国家药品监督管理部门批准并公布的药品通用名称购进抗菌药物,优先选用《国家基本药物目录》《国家处方集》和《国家基本医疗保险、工伤保险和生育保险药品目录》收录的抗菌药物品种。基层医疗卫生机构只能选用基本药物(包括各省区市增补品种)中的抗菌药物品种。

医疗机构抗菌药物应当由药学部门统一采购供应,其他科室或者部门不得从事抗菌药物的采购、调剂活动。临床上不得使用非药学部门采购供应的抗菌药物。

因特殊治疗需要,医疗机构需使用本机构抗菌药物供应目录以外抗菌药物的,可以启动临时采购程序。临时采购应当由临床科室提出申请,说明申请购入的抗菌药物名称、剂型、规格、数量、使用对象和使用理由,经本机构抗菌药物管理工作组审核同意后,由药学部门临时一次性购入使用。

医疗机构应当严格控制临时采购抗菌药物品种和数量,同一通用名抗菌药物品种启动临时采购程序原则上每年不得超过5例次。如果超过5例次,应当讨论是否列入本机构抗菌药物供应目录。调整后的抗菌药物供应目录总品种数不得增加。

医疗机构应当每半年将抗菌药物临时采购情况向核发其《医疗机构执业许可证》的卫生行政部门备案。

2. 抗菌药物的使用和评估　医疗机构应当建立抗菌药物遴选和定期评估制度。

医疗机构遴选和新引进抗菌药物品种,应当由临床科室提交申请报告,经药学部门提出意见后,由抗菌药物管理工作组审议。抗菌药物管理工作组三分之二以上成员审议同意,并经药事管理与药物治疗学委员会三分之二以上委员审核同意后,方可列入采购供应目录。

抗菌药物品种或者品规存在安全隐患、疗效不确定、耐药率高、性价比差或者违规使用等情况的,临床科室、药学部门、抗菌药物管理工作组可以提出清退或者更换意见。清退意见经抗菌药物管理工作组二分之一以上成员同意后执行,并报药事管理与药物治疗学委员会备案;更换意见经药事管理与药物治疗学委员会讨论通过后执行。清退或者更换的抗菌药物品种或者品规原则上12个月内不得重新进入本机构抗菌药物供应目录。

医疗机构应当制定并严格控制门诊患者静脉输注使用抗菌药物比例。村卫生室、诊所和社区卫生服务站使用抗菌药物开展静脉输注活动,应当经县级卫生行政部门核准。

医疗机构应当开展抗菌药物临床应用监测工作,分析本机构及临床各专业科室抗菌药物使用情况,评估抗菌药物使用适宜性;对抗菌药物使用趋势进行分析,对抗菌药物不合理使用情况应当及时采取有效干预措施。医疗机构应当根据临床微生物标本检测结果合理选用抗菌药物。临床微生物标本检测结果未出具前,医疗机构可以根据当地和本机构细菌耐药监测情况经验选用抗菌药物,临床微生物标本检测结果出具后根据检测结果进行相应调整。

(五)抗菌药物越级使用管理

医疗机构和医务人员应当严格掌握使用抗菌药物预防感染的指征。预防感染、治疗轻度或者局部感染应当首选非限制使用级抗菌药物;严重感染、免疫功能低下合并感染或者病原菌只对限制使用级抗菌药物敏感时,方可选用限制使用级抗菌药物。

严格控制特殊使用级抗菌药物使用。特殊使用级抗菌药物不得在门诊使用。

临床应用特殊使用级抗菌药物应当严格掌握用药指征,经抗菌药物管理工作组指定的专业技术人员会诊同意后,由具有相应处方权的医师开具处方。特殊使用级抗菌药物会诊人员由具有抗菌药物临床应用经验的感染性疾病科、呼吸科、重症医学科、微生物检验科、药学部门等具有高级专业技术职务任职资格的医师、药师或具有高级专业技术职务任职资格的抗菌药物专业临床药师担任。

因抢救生命垂危的患者等紧急情况，医师可以越级使用抗菌药物。越级使用抗菌药物应当详细记录用药指征，并应当于24小时内补办越级使用抗菌药物的必要手续。

医疗机构应当制定并严格控制门诊患者静脉输注使用抗菌药物比例。村卫生室、诊所和社区卫生服务站使用抗菌药物开展静脉输注活动，应当经县级卫生行政部门核准。

（六）细菌耐药预警

医疗机构应当开展细菌耐药监测工作，建立细菌耐药预警机制，并采取下列相应措施：①主要目标细菌耐药率超过30%的抗菌药物，应当及时将预警信息通报本机构医务人员；②主要目标细菌耐药率超过40%的抗菌药物，应当慎重经验用药；③主要目标细菌耐药率超过50%的抗菌药物，应当参照药敏试验结果选用；④主要目标细菌耐药率超过75%的抗菌药物，应当暂停针对此目标细菌的临床应用，根据追踪细菌耐药监测结果，再决定是否恢复临床应用。

实训　处方管理

【实训目的】
学会审核处方，能够判断处方的合法合规合理性；能将《药品管理法》《处方管理办法》《药品经营和使用质量监督管理办法》应用于医院药学实践。

【实训准备】
实训场地为学校实训教室或医疗机构药房。

【实训内容与步骤】
首先教师示范教学，通过现场处方调配流程教学，传授处方用药适宜性审核内容以及处方"四查十对"内容；接着学生分组展开实训，小组同学可以分工协作、相互审核；最后完成实训报告。

【实训考核与评价】
对处方用药适宜性审核等内容的完整性、准确性、规范性等进行评价。考核成绩＝教师评价（50%）＋组间评价（20%）＋组内互评（20%）＋自评（10%）。

（梅　芳）

ER-9-3
扫一扫，测一测

？　复习思考题

1. 什么是医院药事管理与药物治疗学委员会？它的主要职责是什么？
2. 医疗机构制剂批准文号的有效期和格式是什么？
3. 处方由哪几部分组成？《处方管理办法》对特殊药品处方有哪些限制性规定？
4. 药师进行处方调剂时应如何审查处方？
5. 医疗机构开展细菌耐药监测工作，建立细菌耐药预警机制，应当采取的相应措施是什么？

项目十　药品标识物、价格与广告管理

ER-10-1

课件

素质目标：培养学生树立法治观念，力求在工作中做到依法从事药学实践和药事管理工作；养成诚信经营的品质，具备良好的职业素养。

知识目标：掌握药品标签的主要内容和管理规定，药品说明书的格式、内容和规范；熟悉药品说明书和标签的概念与分类，药品价格管理模式，药品广告的审查与监督管理；了解药品广告的概念及作用。

能力目标：能正确解读药品标签、说明书，并指导消费者合理用药；能按程序进行广告批准文号申请，能依法依规进行药品广告宣传。

ER-10-2

知识导览

案例导学

　　某市药品机构管理部门在日常监督检查中发现，某药业有限公司生产的黄豆苷元片，其在说明书及标签中标明该药品的适应证内容为"心脑血管治疗药，用于高血压病及症状性高血压；冠心病；心绞痛；心肌梗死；脑血栓；心律失常；眩晕症；突发性耳聋；也可用于妇女更年期综合征等"。而该药品经国家药品监督管理局核准的说明书规定的适应证为"用于高血压病及症状性高血压；冠心病；脑血栓；眩晕症；突发性耳聋的辅助治疗；也可用于妇女更年期综合征等"。该药业有限公司生产的黄豆苷元片说明书和标签显然违规。

　　药品的说明书、标签是药品生产企业与医药技术人员、消费者的沟通桥梁。药品生产企业在传递药品信息时应该遵守什么规定？药学技术人员又该如何正确解读药品标识物？

　　药品是一种特殊商品，关系到人们的健康和生命。药品的合格与否是药品质量的内在体现，而药品标识物是否规范决定了药品的外在质量。药品标识物既能帮助医师、药师、消费者正确地选择使用药品，也是指导药品安全运输、储存等的重要依据。药品标识物的管理是药品管理的重要一环。

任务一　药品标识物的管理

一、药品标识物认知

药品标识物是药品包装、标签和说明书的总称。

（一）药品包装

药品包装是指包裹或容纳药品的包装材料和容器。其在药品流通和储存过程中，为药品稳定性提供了有力保障。药品包装分为内包装和外包装：内包装是指直接接触药品的包装材料和容器,如安瓿瓶、输液瓶等;外包装指内包装以外的包装,由里向外分为中包装、大包装,如纸盒、纸箱等。

（二）药品标签

药品标签是指药品包装上印有或贴有的内容。药品标签在药品流通、储存和使用活动中起着举足轻重的作用,同时也是消费者获取药品信息的最直接途径。但由于篇幅所限,药品标签所承载的药品信息一般不够详尽。药品标签分为内标签和外标签。内标签是指直接接触药品包装上的标签,外标签是指内标签以外的标签。

（三）药品说明书

药品说明书是由国家药品监督管理部门批准,由药品生产企业印制并提供的有关药品安全性、有效性等基本科学信息的说明性文件。药品说明书包含作用特点、用法用量、药理毒理等重要科学数据和结论,科学严谨地介绍了药品的性质。药品说明书是指导患者用药的重要依据,也是处理医疗事故中的裁决依据,因此其具有技术性和法律性特点。同时药品说明书为医药知识的普及也作出了重大贡献。

二、药品的包装识别与管理

药品的包装是药品不可分割的一部分。我国对药品包装的管理主要集中在内包装管理,即对直接接触药品的包装材料和容器的管理。内包装和药品之间的相容性,直接影响到药品的质量特性,不适宜的内包装会严重影响药品质量,危害人们身体健康。

（一）药包材分类

药品内包装也称为内包材或药包材。药包材分为Ⅰ、Ⅱ、Ⅲ三类。

Ⅰ类药包材指直接接触药品且直接使用的药品包装用材料、容器。

Ⅱ类药包材指直接接触药品,但便于清洗,在实际使用过程中,经清洗后需要并可以消毒灭菌的药品包装用材料、容器。

Ⅲ类药包材指Ⅰ、Ⅱ类以外其他可能直接影响药品质量的药品包装用材料、容器。

药品包装材料分类目录由国家药品监督管理局制定、公布。

（二）药包材的管理

为了加强药包材的监督管理,保障药包材质量,国家从1991年的《药品包装用材料、容器生产管理办法》开始对药包材进行规范化监督管理,2000年发布了《药品包装用材料、容器管理办法》(暂行),2004年发布了《直接接触药品的包装材料和容器管理办法》,2017年又颁布了《国务院关于取消一批行政许可事项的决定》(国发〔2017〕46号)和中共中央办公厅、国务院办公厅《关于深化审评审批制度改革 鼓励药品医疗器械创新的意见》(厅字〔2017〕42号),2019年颁布了新版《药品管理法》,2020年颁布了新版《药品注册管理办法》。历时29年对药包材管理规章不断修订改进。

实行药品与包装材料关联审批。包装材料在审批药品注册申请时一并审评审批,经关联审评审批的包装材料及其质量标准在指定平台公示,供相关企业选择。药品上市许可持有人对生产制剂所选用的包装材料的质量负责。

取消药包材单独审批后,国家药品监督管理局通过以下措施加强事中事后监管:①将药品包装材料和容器审批的有关要求纳入药品注册,与药品审批一并办理;②明确由药品注册申请人所在地药品监督管理部门加强延伸监管,将药品包装材料和容器生产企业纳入日常监管范围;③加强事中事后监管,加大对违法违规行为的处罚力度,严控风险,确保药品的安全性和有效性。

三、药品说明书和标签的识别与管理

药品说明书和标签是指导合理用药的重要依据,其形式和内容在申请药品注册时一并上报,由国家药品监督管理部门予以核准。2006 年开始施行的《药品说明书和标签管理规定》对药品说明书和标签作出了具体规定。

(一)药品标签管理

1. 文字及内容管理　药品包装必须按照规定印有或者贴有标签,不得夹带其他任何介绍或者宣传产品、企业的文字、音像及其他资料。药品标签的文字表述应当科学、规范、准确。

药品标签中的文字应当清晰易辨,标识应当清楚醒目,不得有印字脱落或者粘贴不牢等现象,不得以粘贴、剪切、涂改等方式进行修改或者补充。药品标签应当使用国家语言文字工作委员会公布的规范化汉字,增加其他文字对照的,应当以汉字表述为准。

(1)药品的内标签应当包含药品通用名称、适应证或者功能主治、规格、用法用量、生产日期、产品批号、有效期、生产企业等内容。包装尺寸过小无法全部标明上述内容的,至少应当标注药品通用名称、规格、产品批号、有效期等内容。

(2)药品的外标签应当注明药品通用名称、成分、性状、适应证或者功能主治、规格、用法用量、不良反应、禁忌、注意事项、贮藏、生产日期、产品批号、有效期、批准文号、生产企业等内容。适应证或者功能主治、用法用量、不良反应、禁忌、注意事项不能全部注明的,应当标出主要内容并注明"详见说明书"字样。

(3)用于运输、储藏的包装的标签,至少应当注明药品通用名称、规格、贮藏、生产日期、产品批号、有效期、批准文号、生产企业,也可以根据需要注明包装数量、运输注意事项或者其他标记等必要内容。

(4)原料药的标签应当注明药品名称、贮藏、生产日期、产品批号、有效期、执行标准、批准文号、生产企业,同时还需注明包装数量以及运输注意事项等必要内容。

(5)中药材标签必须注明品名、产地、日期、调出单位,并附有质量合格标志。

(6)中药饮片标签必须注明品名、规格、产地、生产企业、生产日期、产品批号,实施批准文号管理的中药饮片还应注明批准文号。

(7)同一药品生产企业生产的同一药品,药品规格和包装规格均相同的,其标签的内容、格式及颜色必须一致;药品规格或者包装规格不同的,其标签应当明显区别或者规格项明显标注。同一药品生产企业生产的同一药品,分别按处方药与非处方药管理的,两者的包装颜色应当明显区别。对贮藏有特殊要求的药品,应当在标签的醒目位置注明。

2. 有效期标注管理　药品标签中的有效期应当按照年、月、日的顺序标注,年份用四位数字表示,月、日用两位数字表示。其具体标注格式为"有效期至××××年××月"或者"有效期至××××年××月××日";也可以用数字和其他符号表示为"有效期至××××.××."或者"有效期至××××/××/××"等。

预防用生物制品有效期的标注按照国家药品监督管理局批准的注册标准执行,治疗用生物制品有效期的标注自分装日期计算,其他药品有效期的标注自生产日期计算。

有效期若标注到日,应当为起算日期对应年月日的前一天,若标注到月,应当为起算月份对应年月的前一月。

药品内标签应当标注有效期项。暂时由于包装尺寸或者技术设备等原因有效期确难以标注为"有效期至某年某月"的,可以标注有效期实际期限,如"有效期 24 个月"。

3. 药品标签中的有效期含义　有效期是指药品在规定的储存条件下,能够保持质量的稳定。在规定储存条件下,药品有效期若标注到日,表示该药品可在该日及以前使用;若标注到月,表示该药品可在该月月底及以前使用；标注有效期实际期限，则可根据生产日期进行推算该药的使用期限。但是，如果药品没有在规定的储存条件下储存，有效期会缩短，一般来说非独立包装的药品一旦拆开，必须在1个月内使用。

4．药品名称和注册商标的管理　药品标签中标注的药品名称必须符合国家药品监督管理部门公布的药品通用名称和商品名称的命名原则，并与药品批准证明文件的相应内容一致。药品通用名称应当显著、突出，其字体、字号和颜色必须一致，并符合以下要求：

（1）对于横版标签，必须在上三分之一范围内显著位置标出；对于竖版标签，必须在右三分之一范围内显著位置标出。

（2）不得选用草书、篆书等不易识别的字体，不得使用斜体、中空、阴影等形式对字体进行修饰。

（3）字体颜色应当使用黑色或者白色，与相应的浅色或者深色背景形成强烈反差。

（4）除因包装尺寸的限制而无法同行书写的，不得分行书写。

药品商品名称不得与通用名称同行书写，其字体和颜色不得比通用名称更突出和显著，其字体以单字面积计不得大于通用名称所用字体的二分之一。

药品标签中禁止使用未经注册的商标以及其他未经国家药品监督管理局批准的药品名称。药品标签使用注册商标的，应当印刷在药品标签的边角，含文字的，其字体以单字面积计不得大于通用名称所用字体的四分之一。

5．专有标识管理　麻醉药品、精神药品、医疗用毒性药品、放射性药品、外用药品和非处方药品等国家规定有专有标识的，其说明书和标签必须印有规定的标识。

（二）药品说明书管理

1．管理规定　药品说明书与药品标签有着相同的文字规范要求，同时要求药品生产企业生产供上市销售的最小包装必须附有说明书。

（1）药品说明书应当包含药品安全性、有效性的重要科学数据、结论和信息，用于指导安全、合理使用药品。药品说明书的具体格式、内容和书写要求由国家药品监督管理部门制定并发布。

（2）药品说明书对疾病名称、药学专业名词、药品名称、临床检验名称和结果的表述，应当采用国家统一颁布或规范的专用词汇，度量衡单位应当符合国家标准的规定。

（3）药品说明书应当列出全部活性成分或者组方中的全部中药药味。注射剂和非处方药还应当列出所用的全部辅料名称。药品处方中含有可能引起严重不良反应的成分或者辅料的，应当予以说明。

（4）药品生产企业应当主动跟踪药品上市后的安全性、有效性情况，需要对药品说明书进行修改的，应当及时提出申请。根据药品不良反应监测、药品再评价结果等信息，国家药品监督管理局也可以要求药品生产企业修改药品说明书。药品说明书获准修改后，药品生产企业应当将修改的内容立即通知相关药品经营企业、使用单位及其他部门，并按要求及时使用修改后的说明书和标签。药品说明书应当充分包含药品不良反应信息，详细注明药品不良反应。药品生产企业未根据药品上市后的安全性、有效性情况及时修改说明书或者未将药品不良反应在说明书中充分说明的，由此引起的不良后果由该生产企业承担。药品说明书核准日期和修改日期应当在说明书中醒目标示。

2．说明书格式及书写要求　药品说明书包括化学药品非处方药说明书、中成药非处方药说明书、中药（天然药物）处方药说明书、化学药品和治疗用生物制品说明书以及预防用生物制品说明书五种。

（1）化学药品非处方药说明书（表10-1）

表 10-1 化学药品非处方药说明书

非处方药、外用药标识

×××说明书

请仔细阅读说明书并按说明使用或在药师指导下购买和使用

警示语(需特别提醒用药人在用药安全方面需特别注意的事项)

项目	说明
药品名称	包括通用名称(与药典一致,未收录入药典的,要符合命名原则)、商品名称(未批准,不列出)、英文名称(无,可不写)、汉语拼音
成分	列出所有成分及含量,列出所有辅料
性状	包括药品的外观(颜色、外形)、气、味等。要符合药品标准
作用类别	按照国家药品监督管理局公布的该药品非处方药类别书写
适应证	按照国家药品监督管理局公布的非处方药适应证书写
规格	每单位制剂含主药的量。每一说明书只能写一种规格
用法用量	用量按照国家公布的该药品非处方药用量书写。用法表述不能产生误导
不良反应	实事求是地详细列出该药品已知的或者可能发生的不良反应
禁忌	应列出该药品不能应用的各种情况,内容应采用加重字体印刷
注意事项	应列出使用该药必须注意的问题
药物相互作用	应列出与该药产生相互作用的药物及合并用药的注意事项。必须注明"如与其他药物同时使用可能会发生药物相互作用,详情请咨询医师或药师"
贮藏	按药品标准书写,有特殊要求的应注明相应温度
包装	包括直接接触药品的包装材料和容器及包装规格
有效期	是指该药品在规定的储存条件下,能够保持质量稳定的期限。以月为单位描述
执行标准	列出执行标准的名称、版本或药品标准编号
批准文号	是指该药品的药品批准文号、进口药品注册证号或者医药产品注册证号
说明书修订日期	是指经批准使用该说明书的日期
生产企业	国产药品该项应与《药品生产许可证》载明的内容一致,进口药品应与提供的政府证明文件一致。包括:企业名称、生产地址、邮政编码、电话号码、传真号码、网址(如无,可不写)。最后加重标注"如有问题可与生产企业联系"

(2)中成药非处方药说明书(表 10-2)

表 10-2 中成药非处方药说明书

非处方药、外用药标识

×××说明书

请仔细阅读说明书并按说明使用或在药师指导下购买和使用

警示语(需特别提醒用药人在用药安全方面需特别注意的事项)

项目	说明
药品名称	包括通用名称(与药典一致,未收录入药典的,要符合命名原则)、汉语拼音
成分	除《中药品种保护条例》第十三条规定的情形外,必须列出全部处方组成和辅料,处方所含成分及药味排序应与药品标准一致。处方中所列药味其本身为多种药材制成的饮片,且该饮片为国家药品标准收载的,只需写出该饮片名称

续表

项目	说明
性状	包括药品的外观(颜色、外形)、气、味等。要符合药品标准
功能主治	按照国家药品监督管理局公布的非处方药适应证书写
规格	每单位制剂含主药的量。每一说明书只能写一种规格
用法用量	用量按照国家公布的该药品非处方药用量书写。用法表述不能产生误导
不良反应	实事求是地详细列出该药品已知的或者可能发生的不良反应
禁忌	应列出该药品不能应用的各种情况,内容应采用加重字体印刷
注意事项	应列出使用该药必须注意的问题。如有与中医理论有关的证候、配伍、饮食等注意事项,应在该项下列出。中药和化学药品组成的复方制剂,应注明本品含××(化学药品通用名称),并列出成分中化学药品的相关内容及注意事项
药物相互作用	应列出与该药产生相互作用的药物及合并用药的注意事项。必须注明"如与其他药物同时使用可能会发生药物相互作用,详情请咨询医师或药师"
贮藏	按药品标准书写,有特殊要求的应注明相应温度
包装	包括直接接触药品的包装材料和容器及包装规格
有效期	是指该药品在规定的储存条件下,能够保持质量稳定的期限。以月为单位描述
执行标准	列出执行标准的名称、版本或药品标准编号
批准文号	是指该药品的药品批准文号、进口药品注册证号或者医药产品注册证号
说明书修订日期	是指经批准使用该说明书的日期
生产企业	国产药品该项应与《药品生产许可证》载明的内容一致,进口药品应与提供的政府证明文件一致。包括:企业名称、生产地址、邮政编码、电话号码、传真号码、网址(如无,可不写)。最后加重标注"如有问题可与生产企业联系"

(3)中药(天然药物)处方药说明书(表 10-3)

表 10-3　中药(天然药物)处方药说明书

核准日期和修改日期

特殊药品、外用药品标识

×××说明书

请仔细阅读说明书并在医师指导下使用

警示语(需特别提醒用药人在用药安全方面需特别注意的事项)

项目	说明
药品名称	应与国家批准的该品种药品标准中的药品名称一致。包括通用名称、汉语拼音
成分	应列出处方中所有的药味或有效部位、有效成分等。注射剂还应列出所用的全部辅料名称;处方中含有可能引起严重不良反应的辅料的,在该项下也应列出该辅料名称。成分排序应与国家批准的该品种药品标准一致,辅料列于成分之后。对于处方已列入国家秘密技术项目的品种,以及获得中药一级保护的品种,可不列此项
性状	应与国家批准的该品种药品标准中的性状一致
功能主治/适应证	应与国家批准的该品种药品标准中的功能主治或适应证一致
规格	应与国家批准的该品种药品标准中的规格一致。同一药品生产企业生产的同一品种,如规格或包装规格不同,应使用不同的说明书

续表

项目	说明
用法用量	应与国家批准的该品种药品标准中的用法用量一致
不良反应	实事求是地详细列出该药品已知的或者可能发生的不良反应。尚不清楚有无不良反应的，可在该项下以"尚不明确"来表述
禁忌	应列出该药品不能应用的各种情况。尚不清楚有无禁忌的，可在该项下以"尚不明确"来表述
注意事项	如有药物滥用或者药物依赖性内容，应在该项下列出。如有与中医理论有关的证候、配伍、妊娠、饮食等注意事项，应在该项下列出。处方中如含有可能引起严重不良反应的成分或辅料，应在该项下列出。注射剂如需进行皮内敏感试验的，应在该项下列出。中药和化学药品组成的复方制剂，必须列出成分中化学药品的相关内容及注意事项。尚不清楚有无注意事项的，可在该项下以"尚不明确"来表述
孕妇及哺乳期妇女用药	如进行过该项相关研究，应简要说明在妊娠、分娩及哺乳期，该药对母婴的影响，并说明可否应用本品及用药注意事项。如未进行该项相关研究，可不列此项
儿童用药	如进行过该项相关研究，应说明儿童患者可否应用该药品。可应用者需说明用药须注意的事项。如未进行该项相关研究，可不列此项
老年用药	如进行过该项相关研究，应对老年患者使用该药品的特殊情况予以说明。包括使用限制、特定监护需要、与老年患者用药相关的危险性，以及其他与用药有关的安全性和有效性的信息。如未进行该项相关研究，可不列此项
药物相互作用	如进行过该项相关研究，应详细说明哪些或哪类药物与本药品产生相互作用，并说明相互作用的结果。如未进行该项相关研究，可不列此项，但注射剂除外，注射剂必须以"尚无本品与其他药物相互作用的信息"来表述
临床试验	对于 2006 年 7 月 1 日之前批准注册的中药、天然药物，如在申请药品注册时经国家药品监督管理部门批准进行过临床试验，应当描述为"本品于 ×××× 年经____批准进行过____例临床试验"。对于 2006 年 7 月 1 日之后批准注册的中药、天然药物，如申请药品注册时，经国家药品监督管理部门批准进行过临床试验的，应描述该药品临床试验的概况，包括研究对象、给药方法、主要观察指标、有效性和安全性结果等。未进行过临床试验的，可不列此项
药理毒理	药理作用是指非临床药理试验结果，应分别列出与已明确的临床疗效密切相关的主要药效试验结果。毒理研究是指非临床安全性试验结果，应分别列出主要毒理试验结果。未进行相关研究的，可不列此项
药代动力学	应包括药物在体内的吸收、分布、代谢和排泄过程以及药动学的相关参数，一般应以人体临床试验结果为主，如缺乏人体临床试验结果，可列出非临床试验结果，并加以说明
贮藏	按药品标准书写，有特殊要求的应注明相应温度
包装	包括直接接触药品的包装材料和容器及包装规格
有效期	是指该药品在规定的储存条件下，能够保持质量稳定的期限。以月为单位描述
执行标准	列出执行标准的名称、版本或药品标准编号
批准文号	是指该药品的药品批准文号、进口药品注册证号或者医药产品注册证号
生产企业	国产药品该项应与《药品生产许可证》载明的内容一致，进口药品应与提供的政府证明文件一致。包括：企业名称、生产地址、邮政编码、电话号码、传真号码、网址（如无，可不写）

（4）化学药品和治疗用生物制品说明书（表 10-4）

表 10-4　化学药品和治疗用生物制品说明书

核准日期和修改日期

特殊药品、外用药品标识

×××说明书
请仔细阅读说明书并在医师指导下使用
警示语(需特别提醒用药人在用药安全方面需特别注意的事项)

项目	说明
药品名称	包括通用名称(与药典一致,未收录入药典的,要符合命名原则)、商品名称(未批准,不列出)、英文名称(无,可不写)、汉语拼音
成分	①列出活性成分的化学名称、化学结构式、分子式、分子量。②复方制剂可以不列出每个活性成分化学名称、化学结构式、分子式、分子量内容。本项可以表达为"本品为复方制剂,其组分为……"。组分按一个制剂单位(如每片、粒、支、瓶等)分别列出所含的全部活性成分及其量。③多组分或者化学结构尚不明确的化学药品或者治疗用生物制品,应当列出主要成分名称,简述活性成分来源。④处方中含有可能引起严重不良反应的辅料的,该项下应当列出该辅料名称。⑤注射剂应当列出全部辅料名称
性状	包括药品的外观、臭、味、溶解度以及物理常数等
适应证	应当根据该药品的用途,采用准确的表述方式,明确用于预防、治疗、诊断、缓解或者辅助治疗某种疾病(状态)或者症状
规格	指每支、每片或其他每一单位制剂中含有主药(或效价)的重量或含量或装量。生物制品应标明每支(瓶)有效成分的效价(或含量及效价)及装量(或冻干制剂的复溶后体积)。表示方法一般按照《中国药典》要求规范书写,有两种以上规格的应当分别列出
用法用量	需按疗程用药或者规定用药期限的,必须注明疗程、期限。应当详细列出该药品的用药方法,准确列出用药的剂量、计量方法、用药次数以及疗程期限,并应当特别注意与规格的关系。用法上有特殊要求的,应当按实际情况详细说明
不良反应	应当实事求是地详细列出该药品不良反应
禁忌	应当列出禁止应用该药品的人群或者疾病情况
注意事项	应列出使用该药必须注意的问题。滥用或者药物依赖性内容可以在该项目下列出
孕妇及哺乳期妇女用药	着重说明该药品对妊娠、分娩及哺乳期母婴的影响,并写明可否应用本品及用药注意事项。未进行该项实验且无可靠参考文献的,应当在该项下予以说明
儿童用药	主要包括儿童由于生长发育的关系而对于该药品在药理、毒理或药动学方面与成人的差异,并写明可否应用本品及用药注意事项
老年用药	主要包括老年人由于机体各种功能衰退的关系而对于该药品在药理、毒理或药动学方面与成人的差异,并写明可否应用本品及用药注意事项
药物相互作用	列出与该药产生相互作用的药品或者药品类别,并说明相互作用的结果及合并用药的注意事项
药物过量	详细列出过量应用该药品可能发生的毒性反应、剂量及处理方法
临床试验	为本品临床试验概述,应当准确、客观地进行描述。包括临床试验的给药方法、研究对象、主要观察指标、临床试验的结果包括不良反应等
药理毒理	药理作用为临床药理中药物对人体作用的有关信息。也可列出与临床适应证有关或有助于阐述临床药理作用的体外试验和 / 或动物实验的结果。毒理研究所涉及的内容是指与临床应用相关,有助于判断药物临床安全性的非临床毒理研究结果。应当描述动物种属类型,给药方法和主要毒性表现等重要信息。复方制剂的毒理研究内容应当尽量包括复方给药的毒理研究结果,若无该信息,应当写入单药的相关毒理内容

续表

项目	说明
药代动力学	应当包括药物在体内吸收、分布、代谢和排泄的全过程及其主要的药动学参数，以及特殊人群的药动学参数或特征。说明药物是否通过乳汁分泌、是否通过胎盘屏障及血脑屏障等。应以人体临床试验结果为主，如缺乏人体临床试验结果，可列出非临床试验的结果，并加以说明
贮藏	按药品标准书写，有特殊要求的应注明相应温度
包装	包括直接接触药品的包装材料和容器及包装规格
有效期	是指该药品在规定的储存条件下，能够保持质量稳定的期限。以月为单位描述
执行标准	列出执行标准的名称、版本或药品标准编号
批准文号	是指该药品的药品批准文号、进口药品注册证号或者医药产品注册证号。麻醉药品、精神药品、蛋白同化制剂和肽类激素还须注明药品准许证号
生产企业	国产药品该项应与《药品生产许可证》载明的内容一致，进口药品应与提供的政府证明文件一致。包括：企业名称、生产地址、邮政编码、电话号码、传真号码、网址（如无，可不写）

（5）预防用生物制品说明书（表10-5）

表10-5　预防用生物制品说明书

核准和修订日期

×××说明书
警示语（需特别提醒用药人在用药安全方面需特别注意的事项）

项目	说明
药品名称	包括通用名称（与药典一致，未收录入药典的，要符合命名原则）、商品名称（未批准，不列出）、英文名称（无，可不写）、汉语拼音
成分和性状	包括该制品的主要成分（如生产用毒株或基因表达提取物等）和辅料、生产用细胞、简述制备工艺、成品剂型和外观等。冻干制品还应增加冻干保护剂的主要成分
接种对象	应注明适宜接种的易感人群、接种人群的年龄、接种的适宜季节等
作用与用途	应明确该制品的主要作用，如"用于×××疾病的预防"
规格	明确该制品每1次人用剂量及有效成分的含量或效价单位，及装量（或冻干制剂的复溶后体积）
免疫程序和剂量	应当明确接种部位、接种途径（如肌内注射、皮下注射、划痕接种等）。特殊接种途径的应描述接种的方法、全程免疫程序和剂量（包括免疫针次、每次免疫的剂量、时间间隔、加强免疫的时间及剂量）。每次免疫程序因不同年龄段而不同的，应当分别作出规定。冻干制品应当规定复溶量及复溶所用的溶媒
不良反应	包括接种后可能出现的偶然或者一过性反应的描述，以及对于出现的不良反应是否需要特殊处理
禁忌	列出禁止使用或者暂缓使用该制品的各种情况
注意事项	列出使用的各种注意事项。以特殊接种途径进行免疫的制品，应明确接种途径，如注明"严禁皮下或肌内注射"。使用前检查包装容器、标签、外观、有效期是否符合要求。还包括疫苗包装容器开启时，对制品使用的要求（如需振摇），冻干制品的重溶时间等。疫苗开启后应在规定的时间内使用，以及由于接种该制品而出现的紧急情况的应急处理办法等。减毒活疫苗还须在该项下注明"本品为减毒活疫苗，不推荐在该疾病流行季节使用"
贮藏	应当按照规定明确该制品保存和运输的条件，尤其应当明确温度条件
包装	包括直接接触药品的包装材料和容器及包装规格

续表

项目	说明
有效期	是指该药品在规定的储存条件下,能够保持质量稳定的期限。以月为单位描述
执行标准	列出执行标准的名称、版本或药品标准编号
批准文号	是指该药品的药品批准文号、进口药品注册证号或者医药产品注册证号
生产企业	国产药品该项应与《药品生产许可证》载明的内容一致,进口药品应与提供的政府证明文件一致。包括:企业名称、生产地址、邮政编码、电话和传真号码、网址(如无,可不写)

四、药品信息化追溯体系

为保障公众用药安全,落实企业主体责任,实现"一物一码,物码同追",国务院药品监督管理部门正加快推进药品信息化追溯体系建设,强化追溯信息互通共享,实现全品种、全过程追溯,促进药品质量安全综合治理,提升药品质量安全保障水平。国家药品监督管理局2018年制定颁布了《国家药监局关于药品信息化追溯体系建设的指导意见》(国药监药管〔2018〕35号);2020年发布了《国家药监局关于做好重点品种信息化追溯体系建设工作的公告》(2020年第111号);2022年国家药品监督管理局发布《药品追溯码标识规范》《药品追溯消费者查询结果显示规范》。

(一)药品信息化追溯体系的概念

药品信息化追溯体系是指药品上市许可持有人、生产企业、经营企业、使用单位、监管部门、消费者等药品追溯参与方,通过信息化手段,对药品生产、流通、使用等各环节的信息进行追踪、溯源的有机整体。

(二)药品信息化追溯体系的基本构成

药品信息化追溯体系应包含药品追溯系统、药品追溯协同服务平台和药品追溯监管系统。

1.药品追溯系统　应包含药品在生产、流通及使用等全过程追溯信息,并具有对追溯信息的采集、存储和共享功能,可分为企业自建追溯系统和第三方机构提供的追溯系统两大类。

2.药品追溯协同服务平台　应包含追溯协同模块和监管协同模块,追溯协同模块服务企业和消费者,监管协同模块服务监管工作。应可提供准确的药品品种及企业基本信息、药品追溯码编码规则的备案和管理服务以及不同药品追溯系统的地址服务,辅助实现不同药品追溯系统互联互通。

3.药品追溯监管系统　包括国家和各省药品追溯监管系统,根据各自监管需求采集数据,监控药品流向,应包含追溯数据获取、数据统计、数据分析、智能预警、召回管理、信息发布等功能。

(三)药品信息化追溯体系的建设任务

1.编制统一信息化追溯标准　结合药品信息化追溯体系建设实际需要,国家药品监督管理局规划确立药品信息化追溯标准体系,明确基本要求,发布追溯体系建设指南、统一药品追溯编码要求、数据及交换标准。

2.建设信息化药品追溯体系　药品上市许可持有人、生产企业、经营企业、使用单位要遵守相关法规和技术标准,建立健全信息化追溯管理制度,切实履行主体责任。药品上市许可持有人应当落实全过程药品质量管理的主体责任,建立信息化追溯系统,收集全过程追溯信息,确保国家药品集中采购品种以及麻醉药品、精神药品、血液制品等重点品种可追溯。药品上市许可持有人、生产企业、经营企业、使用单位应当按照质量管理规范要求对相关活动进行记录,记录应当真实、准确、完整、防篡改和可追溯,并应按照监管要求,向监管部门提供相关数据;要通过药品追溯系统实现追溯信息存储、交换、互联互通,为社会公众提供信息查询。药品上市许可持有人和生产企业可以自建药品信息化追溯系统,也可以采用第三方技术机构的服务。药品经营企业和使用单位应配合药品上市许可持有人和生产企业建设追溯系统,并将相应追溯信息上传到追溯系统。

药品上市许可持有人和生产企业应履行药品信息化追溯管理责任,按照统一药品追溯编码要求,对产品各级销售包装单元赋以唯一追溯标识,以实现信息化追溯。药品上市许可持有人和生产企业在销售药品时,应向下游企业或医疗机构提供相关追溯信息,以便下游企业或医疗机构验证反馈。药品上市许可持有人和生产企业要能及时、准确获得所生产药品的流通、使用等全过程信息。

药品批发企业在采购药品时,向上游企业索取相关追溯信息,在药品验收时进行核对,并将核对信息反馈上游企业;在销售药品时,应向下游企业或医疗机构提供相关追溯信息。

药品零售和使用单位在采购药品时,向上游企业索取相关追溯信息,在药品验收时进行核对,并将核对信息反馈上游企业;在销售药品时,应保存销售记录明细,并及时调整售出药品的相应状态标识。

鼓励信息技术企业作为第三方技术机构,为药品上市许可持有人、生产企业、经营企业、使用单位提供药品追溯信息技术服务。

3. 推进追溯信息互联互通　国家药品监督管理局建立全国药品信息化追溯协同服务平台,不断完善药品追溯数据交换、共享机制。鼓励药品上市许可持有人、生产企业、经营企业、使用单位、行业协会、第三方服务机构、行政管理部门通过药品追溯协同服务平台,实现药品信息化追溯各方互联互通。鼓励企业创新查询方式,面向社会公众提供药品追溯数据查询服务。

4. 拓展药品追溯数据价值　各级药品监督管理部门基于药品信息化追溯体系构建大数据监管系统,创新药品安全监管手段,探索实施药品全过程信息化、智能化监管,完善风险预警机制。充分发挥药品追溯数据在问题产品召回及应急处置工作中的作用,进一步挖掘药品追溯数据在监督检查、产品抽检和日常监管中的应用价值。

药品追溯数据"谁产生、谁所有",未经所有方授权,其他各方不得泄露。鼓励相关方按照合法合规方式,利用药品追溯数据为社会服务。

5. 建立数据安全机制　药品追溯各相关方应从制度上、技术上保证药品追溯数据真实、准确、完整、不可篡改和可追溯。药品追溯数据记录和凭证保存期限应不少于 5 年。应明确专职部门及人员负责药品追溯数据管理,确保数据安全、防止数据泄露。

6. 药品监督管理部门应指导和监督追溯体系建设　药品监督管理部门应履行指导和监管责任,根据监管需求建设追溯监管系统。省级药品监督管理部门应依照相关法律、法规与标准,结合行政区域实际,制订具体措施,明确各级责任。

地方药品监督管理部门应加强对药品上市许可持有人、生产企业、经营企业、使用单位建立信息化追溯系统情况监督检查,督促相关单位严格遵守追溯管理制度,建立健全追溯体系。对于没有按照要求建立追溯系统、追溯系统不能有效运行的,要依照相关法律法规等规定严肃处理。

（四）药品信息追溯码

国家药品监督管理部门正在按照要求积极建设药品追溯的协同平台和监管平台。药品上市许可持有人、药品经营企业应当按照《药品信息化追溯体系建设导则》等标准和规范要求,建立并实施药品追溯制度,提供追溯信息,保证药品可追溯。药品上市许可持有人承担追溯系统建设的主要责任,可以自建追溯系统,也可以委托第三方技术机构建设,按照统一的药品追溯编码要求,对药品各级销售包装单元赋以唯一追溯标识。实现药品的全品种、全过程"来源可查、去向可追"。药品追溯码是用于唯一标识药品销售包装单元的代码,由一系列数字、字母和 / 或符号组成。

1. 药品追溯码印刷原则

（1）易识别性:药品追溯码印刷应保证其便于被使用者和相关设备准确识读,不造成误读,满足追溯要求。

（2）清晰性：药品追溯码的印刷应保证图像清晰，颜色与底色对比分明。

（3）显著性：药品追溯码应印刷在显著位置，便于使用者快速寻找和定位。

2. 药品追溯码印刷样式要求

（1）一般要求：①药品追溯码标识应符合国家相关法律法规和标准的要求。②药品追溯码标识应清晰可读，可被扫码设备和人眼识读。

（2）样式要求：①药品追溯码标识的内容应包括"药品追溯码"字样、药品追溯码人眼识读的字符和药品追溯码设备识读的符号（一般包括一维条码或二维码），药品追溯码标识示意图见图 10-1。②应在药品追溯码设备识读符号邻近位置标识"药品追溯码"字样，最小字高不宜低于1.8mm。③应在药品追溯码标识位置附近增加有关查询方式的说明。④一维条码的标识方向取决于药品包装表面曲率及面积，在药品包装表面曲率及面积允许的前提下，一维条码符号宜横向标识；当药品包装表面曲率过大或面积过小导致一维条码无法横向标识时，在保证标识质量的前提下，可将一维条码的条垂直于曲面的母线标识。

图 10-1　药品追溯码标识示意图

任务二　药品价格的管理

一、药品价格管理形式

除麻醉药品和第一类精神药品外，取消药品政府定价，完善药品采购机制，发挥医保控费作用，药品实际交易价格主要由市场竞争形成。

1. 医保基金支付的药品，由医保部门会同有关部门拟定医保药品支付标准制定的程序、依据、方法等规则，探索建立引导药品价格合理形成的机制。

2. 专利药品、独家生产药品，建立公开透明、多方参与的谈判机制形成价格。

3. 医保目录外的血液制品、国家统一采购的预防免疫药品、国家免费艾滋病抗病毒治疗药品和避孕药具，通过招标采购或谈判形成价格。

4. 麻醉药品和第一类精神药品，仍暂时实行最高出厂价格和最高零售价格管理。

5. 其他药品，由生产经营者依据生产经营成本和市场供求情况，自主制定价格。

二、药品价格的监督管理

对于药品价格监督管理，国家采用了强化医药费用和价格行为综合监管的方式。发挥政府、市场"两只手"作用，建立科学、合理的价格形成机制。取消药品政府定价后，充分借鉴国际经验，做好与药品采购、医保支付等改革政策的衔接，强化医药费用和价格行为综合监管。按照"统筹考虑、稳步推进"的要求，重点从以下四方面加强监管，促进建立正常的市场竞争机制，引导药品价格合理形成。

1. 完善药品采购机制　卫生部门按照规范公立医院和基层医疗卫生机构药品采购的相关要求和措施，坚持药品集中采购方向，根据药品特性和市场竞争情况，实行分类采购，促进市场竞争，合理确定药品采购价格。要调动医疗机构、药品生产经营企业、医保经办机构等多方参与积极性，引导各类市场主体有序竞争。

2. 强化医保控费作用　医保部门要会同有关部门，在调查药品实际市场交易价格基础上，综合考虑医保基金和患者承受能力等因素，制定医保药品支付标准。在新的医保药品支付标准制定公布前，医保基金暂按现行政策支付。做好医保、招标采购政策的衔接配合，促进医疗机构和零售药店主动降低采购价格。定点医疗机构和药店应向医保、价格等部门提交药品实际采购价格、零售价格以及采购数量等信息。同步推进医保支付方式改革，建立医疗机构合理用药、合理诊疗的内在激励机制，减轻患者费用负担。

3. 强化医疗行为监管　卫生部门要建立科学合理的考核奖惩制度，加强医疗机构诊疗行为管理，控制不合理使用药品医疗器械以及过度检查和诊疗，强化医药费用控制。要逐步公开医疗机构诊疗门（急）诊次均费用、住院床日费用、检查检验收入占比等指标，并纳入医疗机构目标管理责任制和绩效考核目标。加快药品供应保障信息平台建设，促进价格信息公开。

4. 强化价格行为监管　价格主管部门要通过制定药品价格行为规则，指导生产经营者遵循公平、合法和诚实信用的原则合理制定价格，规范药品市场价格行为，保护患者合法权益。健全药品价格监测体系，探索建立跨部门统一的信息平台，掌握真实交易价格数据，重点做好竞争不充分药品出厂（口岸）价格、实际购销价格的监测和信息发布工作，对价格变动频繁、变动幅度较大，或者与国际价格、同类品种价格以及不同地区间价格存在较大差异的，要及时研究分析，必要时开展成本价格专项调查。充分发挥全国价格举报管理信息系统的作用，建立全方位、多层次的价格监督机制，正面引导市场价格秩序。对价格欺诈、价格串通和垄断行为，依法严肃查处。

此外，有关部门要认真履行监管职责，加强对药品生产、流通、使用的全过程监管，切实保障药品质量和用药安全。

任务三　药品广告的管理

为加强药品广告监督管理，规范广告审查工作，维护广告市场秩序，保护消费者合法权益，根据《中华人民共和国广告法》（2021 年修正）等法律法规的规定，国家市场监督管理总局于 2019 年 12 月 24 日发布《药品、医疗器械、保健食品、特殊医学用途配方食品广告审查管理暂行办法》（局令第 21 号），该办法自 2020 年 3 月 1 日起施行。

一、药品广告的概念和作用

（一）药品广告的概念

广告是指商品经营者或者服务提供者通过一定媒介和形式直接或者间接地介绍自己所推销的商品或者服务的商业活动。凡利用各种媒介或者形式发布的广告含有药品名称、药品适应证（功能主治）或者与药品有关的其他内容的，为药品广告。

（二）药品广告的作用

药品广告为医药专业人员和患者提供用药信息。药品广告在宣传自身产品时都会阐明本药品的适应证、用法用量等内容，其既是销售宣传，也是用药知识的一种普及。

药品广告能帮助企业开拓药品市场。药品广告的宣传能让更多人了解该药品，刺激购买者的选择性，能让该药品更广泛地渗入到药品市场。

药品广告能帮助企业树立商品形象。通过药品广告让大众了解该药品的特点，同时对注册商标和企业名称进行宣传，使企业及产品在人们心中扎根。

二、药品广告的特性

《药品、医疗器械、保健食品、特殊医学用途配方食品广告审查管理暂行办法》（以下简称《广告审查管理暂行办法》）第三条中提到"药品广告应当真实、合法，不得含有虚假或者引人误解的内容"。由此可见，药品广告具有真实性、合法性、科学性的原则。

（一）真实性原则

药品广告所传播的药品信息必须以《中国药典》或药品监督管理部门核定的药品说明书为依据，不得任意夸大。药品广告的真实性原则要求药品广告在运用艺术性比喻等方法时，不能使消费者产生任何歧义；运用艺术夸张时，不能产生任何以假乱真的效果。广告所传播的药品信息必须科学、真实、准确、无误。

（二）合法性原则

鉴于药品的特殊性，国家在对药品进行监督管理的同时，对药品广告也作出了专门规定，药品广告必须经有关部门审批，并严格按照有关法律、法规的要求进行宣传，不得擅自更改审批内容。

（三）科学性原则

药品广告对社会公众用药具有诱导作用，因此必须遵守科学性原则，所宣传的内容不能违背药学及医学的基本原理与常识，绝对不能采用杜撰药物作用机制等方式误导公众。

三、药品广告审查

（一）药品广告审查的范围

凡利用各种媒介或者形式发布的广告含有药品名称、药品适应证（功能主治）或者与药品有关的其他内容的，作为药品广告，应当按照本办法进行审查。

非处方药仅宣传药品名称（含药品通用名称和药品商品名称）的，或者处方药在指定的医学药学专业刊物上仅宣传药品名称（含药品通用名称和药品商品名称）的，无须审查。

（二）药品广告管理机关

1. 药品广告主管机关　国家药品监督管理局对药品广告审查机关的药品广告审查工作进行指导和监督，对药品广告审查机关违反《广告审查管理暂行办法》的行为，依法予以处理。

2．药品广告审查机关 省、自治区、直辖市药品监督管理部门是药品广告审查机关，负责本行政区域内药品广告的审查工作。

3．药品广告监管机关 县级以上市场监督管理部门是药品广告的监督管理机关，依法对违法药品广告进行查处。

（三）药品广告的申请人

药品广告批准文号的申请人必须是具有合法资格的药品生产企业或者药品经营企业。药品经营企业作为申请人的，必须征得药品生产企业的同意。申请人可以委托代办人代办药品广告批准文号的申办事宜。

（四）药品广告的受理人

1．申请药品广告批准文号 申请人应当向药品生产企业所在地的药品广告审查机关（省、自治区、直辖市药品监督管理部门）提出。

2．申请进口药品广告批准文号 申请人应当向进口药品代理机构所在地的药品广告审查机关提出。

（五）申请药品广告申请应当提交的证明文件

申请药品广告批准文号，应当提交药品广告审查表，并附与发布内容相一致的样稿（样片、样带）和药品广告申请的电子文件，同时提交以下真实、合法、有效的证明文件：

（1）申请人的"三证合一"的营业执照复印件。

（2）申请人的药品生产许可证或者药品经营许可证复印件。

（3）申请人是药品经营企业的，应当提交药品生产企业同意其作为申请人的证明文件原件。

（4）代办人代为申办药品广告批准文号的，应当提交申请人的委托书原件和代办人的营业执照复印件等主体资格证明文件。

（5）药品批准证明文件（含进口药品注册证、医药产品注册证）复印件、批准的说明书复印件和实际使用的标签及说明书。

（6）非处方药品广告须提交非处方药审核登记证书复印件或相关证明文件的复印件。

（7）申请进口药品广告批准文号的，应当提供进口药品代理机构的相关资格证明文件的复印件。

（8）广告中涉及药品商品名称、注册商标、专利等内容的，应当提交相关有效证明文件的复印件以及其他确认广告内容真实性的证明文件。

提供本条规定的证明文件的复印件，须加盖证件持有单位的印章。

（六）药品广告申请的受理

药品广告审查机关收到药品广告批准文号申请后，对申请材料齐全并符合法定要求的，发给药品广告受理通知书；申请材料不齐全或者不符合法定要求的，应当当场或者在5个工作日内一次告知申请人需要补正的全部内容；逾期不告知的，自收到申请材料之日起即为受理。

有下列情形之一的，药品广告审查机关不予受理该企业该品种药品广告的申请：

（1）篡改经批准的药品广告内容进行虚假宣传的，由药品监督管理部门责令立即停止该药品广告的发布，撤销该品种药品广告批准文号，1年内不受理该品种的广告审批申请。

（2）对提供虚假材料申请药品广告审批，被药品广告审查机关在受理审查中发现的，1年内不受理该企业该品种的广告审批申请。

（3）对提供虚假材料申请药品广告审批，取得药品广告批准文号的，药品广告审查机关在发现后应当撤销该药品广告批准文号，并且3年内不受理该企业该品种的广告审批申请。

（4）撤销药品广告批准文号行政程序正在执行中的。

（七）药品广告申请的审查、备案和公布

1．药品广告申请的审查 药品广告审查机关应当自受理之日起10个工作日内，对申请人提交的证明文件的真实性、合法性、有效性进行审查，并依法对广告内容进行审查。对审查合格的

药品广告，发给药品广告批准文号；对审查不合格的药品广告，应当作出不予核发药品广告批准文号的决定，书面通知申请人并说明理由，同时告知申请人享有依法申请行政复议或者提起行政诉讼的权利。

2.药品广告申请的备案　对批准的药品广告，药品广告审查机关应当报国家药品监督管理局备案，并将批准的药品广告审查表送同级广告监督管理机关备案。国家药品监督管理局对备案中存在问题的药品广告，应当责成药品广告审查机关予以纠正。

3.药品广告申请的公布　经审查批准的药品广告，广告审查机关应当通过本部门网站以及其他方便公众查询的方式，在10个工作日内向社会公开。公开的信息应当包括广告批准文号、申请人名称、广告发布内容、广告批准文号有效期、广告类别、产品名称、产品注册证明文件或者备案凭证编号等内容。

药品广告审批程序见图10-2。

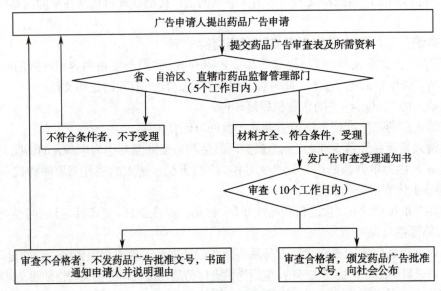

图10-2　药品广告审批程序

（八）药品广告批准文号

药品广告批准文号为"×药广审（视/声/文）第000000-00000号"。其中"×"为各省、自治区、直辖市的简称。"0"为由11位数字组成，数字前6位是有效期截止日（年份的后两位＋月份＋日期），后5位是省（区、市）广告审查机关当年的广告文号流水号。"视""声""文"代表用于广告媒介形式的分类代号。药品广告批准文号的有效期与产品注册证明文件、备案凭证或者生产许可文件最短的有效期一致。产品注册证明文件、备案凭证或者生产许可文件未规定有效期的，广告批准文号有效期为两年。

（九）变更药品广告批准内容的处理

广告主、广告经营者、广告发布者应当严格按照审查通过的内容发布药品广告，不得进行剪辑、拼接、修改。已经审查通过的广告内容需要改动的，应当重新申请广告审查。

（十）药品广告批准文号的注销

申请人有下列情形的，不得继续发布审查批准的广告，并应当主动申请注销药品广告批准文号：

（1）主体资格证照被吊销、撤销、注销的。

（2）产品注册证明文件、备案凭证或者生产许可文件被撤销、注销的。

（3）法律、行政法规规定应当注销的其他情形。

广告审查机关发现申请人有前款情形的，应当依法注销其药品广告批准文号。

四、药品广告监督管理

（一）不得发布广告的药品

1. 麻醉药品、精神药品、医疗用毒性药品、放射性药品、药品类易制毒化学品以及戒毒治疗的药品。

2. 军队特需药品、军队医疗机构配制的制剂。

3. 医疗机构配制的制剂。

4. 依法停止或者禁止生产、销售或者使用的药品。

5. 法律、行政法规禁止发布广告的情形。

（二）处方药广告的限制性规定

处方药广告只能在国务院卫生行政部门和国务院药品监督管理部门共同指定的医学、药学专业刊物上发布。

不得利用处方药的名称为各种活动冠名进行广告宣传。不得使用与处方药名称相同的商标、企业字号在医学、药学专业刊物以外的媒介变相发布广告，也不得利用该商标、企业字号为各种活动冠名进行广告宣传。

（三）药品广告内容的规定

1. 药品广告内容的依据　药品广告内容必须真实、合法，药品广告的内容应当以国务院药品监督管理部门核准的说明书为准。药品广告涉及药品名称、药品适应证或者功能主治、药理作用等内容的，不得超出说明书范围。

2. 药品广告应当显著标明的内容

（1）药品广告应当显著标明禁忌、不良反应。

（2）药品广告应当显著标明忠告语。处方药广告还应当显著标明"本广告仅供医学药学专业人士阅读"，非处方药广告还应当显著标明非处方药标识（OTC）和"请按药品说明书或者在药师指导下购买和使用"。

（3）药品广告应当显著标明广告批准文号。

药品广告中应当显著标明的内容，其字体和颜色必须清晰可见、易于辨认，在视频广告中应当持续显示。

3. 药品广告内容禁止性规定　药品广告不得包含下列情形：

（1）使用或者变相使用国家机关、国家机关工作人员、军队单位或者军队人员的名义或者形象，或者利用军队装备、设施等从事广告宣传。

（2）使用科研单位、学术机构、行业协会或者专家、学者、医师、药师、临床营养师、患者等的名义或者形象作推荐、证明。

（3）违反科学规律，明示或者暗示可以治疗所有疾病、适应所有症状、适应所有人群，或者正常生活和治疗病症所必需等内容。

（4）引起公众对所处健康状况和所患疾病产生不必要的担忧和恐惧，或者使公众误解不使用该产品会患某种疾病或者加重病情的内容。

（5）含有"安全""安全无毒副作用""毒副作用小"；明示或者暗示成分为"天然"，因而安全性有保证等内容。

（6）含有"热销、抢购、试用""家庭必备、免费治疗、免费赠送"等诱导性内容，"评比、排序、推荐、指定、选用、获奖"等综合性评价内容，"无效退款、保险公司保险"等保证性内容，怂恿消费者任意或过量使用药品、保健食品和特殊医学用途配方食品的内容。

（7）含有医疗机构的名称、地址、联系方式、诊疗项目、诊疗方法以及有关义诊、医疗咨询电话、开设特约门诊等医疗服务的内容。

(8) 法律、行政法规规定不得含有的其他内容。

（四）法律责任

1. 对虚假违法药品广告的处理

(1) 虚假药品广告的处罚：按照《中华人民共和国广告法》第五十五条的规定进行处罚，由市场监督管理部门责令停止发布广告，责令广告主在相应范围内消除影响，处广告费用三倍以上五倍以下的罚款，广告费用无法计算或者明显偏低的，处二十万元以上一百万元以下的罚款；两年内有三次以上违法行为或者有其他严重情节的，处广告费用五倍以上十倍以下的罚款，广告费用无法计算或者明显偏低的，处一百万元以上二百万元以下的罚款，可以吊销营业执照，并由广告审查机关撤销广告审查批准文件、一年内不受理其广告审查申请。构成犯罪的，依法追究刑事责任。

(2) 药品广告内容违法行为的处罚

1) 违反《药品、医疗器械、保健食品、特殊医学用途配方食品广告审查管理暂行办法》第十一条第一项规定：按照《中华人民共和国广告法》第五十七条处罚，由市场监督管理部门责令停止发布广告，对广告主处二十万元以上一百万元以下的罚款，情节严重的，并可以吊销营业执照，由广告审查机关撤销广告审查批准文件、一年内不受理其广告审查申请；对广告经营者、广告发布者，由市场监督管理部门没收广告费用，处二十万元以上一百万元以下的罚款，情节严重的，并可以吊销营业执照、吊销广告发布登记证件。

2) 违反《药品、医疗器械、保健食品、特殊医学用途配方食品广告审查管理暂行办法》第十一条第二项至第五项规定：按照《中华人民共和国广告法》第五十八条处罚，由市场监督管理部门责令停止发布广告，责令广告主在相应范围内消除影响，处广告费用一倍以上三倍以下的罚款，广告费用无法计算或者明显偏低的，处十万元以上二十万元以下的罚款；情节严重的，处广告费用三倍以上五倍以下的罚款，广告费用无法计算或者明显偏低的，处二十万元以上一百万元以下的罚款，可以吊销营业执照，并由广告审查机关撤销广告审查批准文件、一年内不受理其广告审查申请。

3) 违反《药品、医疗器械、保健食品、特殊医学用途配方食品广告审查管理暂行办法》第十一条第六项至第八项规定：《中华人民共和国广告法》及其他法律法规有规定的，依照相关规定处罚，没有规定的，由县级以上市场监督管理部门责令改正；对负有责任的广告主、广告经营者、广告发布者处以违法所得三倍以下罚款，但最高不超过三万元；没有违法所得的，可处一万元以下罚款。

(3) 隐瞒真实情况或者提供虚假材料申请药品广告审查的违法行为处罚：按照《中华人民共和国广告法》第五十八条处罚。

(4) 以欺骗、贿赂等不正当手段取得药品广告批准文号的违法行为处罚：按照《中华人民共和国广告法》第五十八条处罚。

(5) 未经审查发布药品广告的违法行为处罚：按照《中华人民共和国广告法》第五十八条处罚。

(6) 广告批准文号已超过有效期仍继续发布药品广告的违法行为处罚：按照《中华人民共和国广告法》第五十八条处罚。

(7) 未按照审查通过的内容发布药品广告的违法行为处罚：按照《中华人民共和国广告法》第五十八条处罚。

(8) 未显著、清晰标示广告中应当显著标明内容的违法行为处罚：由市场监督管理部门责令停止发布广告，对广告主处十万元以下的罚款。

2. 对药品广告审查机关的义务性规定 市场监督管理部门对违反本办法规定的行为作出行政处罚决定后，应当依法通过国家企业信用信息公示系统向社会公示。

3. 对监督管理机关的工作人员违法行为的处罚 广告审查机关的工作人员玩忽职守、滥用职权、徇私舞弊的，依法给予处分。构成犯罪的，依法追究刑事责任。

思政元素

依法宣传守准则，诚信经营促发展

2020年12月至2021年2月期间，锦州华人YST大药房有限公司在锦州经济广播和锦州综合广播发布"珍立明除则障海甫片"药品广告，其中含有表示功效、安全性断言内容，且利用代言人为其销售的药品疗效作证明。该公司的行为违反了《中华人民共和国广告法》第十六条的规定。依据《中华人民共和国广告法》第五十八条的规定，今年6月，锦州市市场监督管理局对其作出行政处罚，责令当事人停止发布违法广告，消除影响，并处罚款4 560元。

药品是一种特殊商品，它具有一般商品的流通属性。在市场经济环境中，药品广告作为药品营销的重要手段，可以提高企业知名度，促进药品销售，并且在一定程度上减少医生与患者之间的信息不对称。但是药品是作用于人体且存在一定风险的特殊商品，必须如实、合法地进行宣传，科学指导消费者使用，才能起到促进医药经济发展的良性作用。虚假违法药品广告如同假劣药品一样，不仅威胁着人民群众用药安全，损害其合法权益，而且扰乱药品市场经济秩序，也损害了党和政府的形象。

实训　药品及药品标识物的识别

【实训目的】

能识别药品，会区分药品与食品、保健品、化妆品、医疗器械、"消"字号产品等；能根据药品包装、标签或说明书提供的信息判断药品的种类、类别、药品使用期限等。

【实训准备】

实训场地为GSP模拟药房；6组商品（每组至少10个品种，每组含非药品2个品种，假药或劣药2个品种）；标识物识别信息表、评分表；线上实训平台。

【实训内容与步骤】

学生分成6组，每组同学随机抽取一组商品；学生在规定时间内找出非药品并说明判定依据；找出假药或劣药并说明判定依据；随机抽取一种合格药品，口头描述药品标识物的含义，学生根据药品的批准文号判断药品的种类（化学药品、中药或生物制品）；药品的类别（处方药或非处方药）；包装上标注的有效期代表该药可用的截止日期等。

【实训考核与评价】

总分为100分，其中职业素养和操作规范占总分的20%，技能占总分的80%，评分标准参考"药品及药品标识物的识别评分表"。职业素养和操作规范，技能两项均需合格，总成绩评定合格。

（马　婧）

？　复习思考题

1. 药品标签、说明书需要注明的内容有哪些？
2. 简述药品广告的办理程序。
3. 不得发布广告的药品有哪些？

ER-10-3

扫一扫，测一测

课件

知识导览

项目十一　特殊管理规定药品的管理

学习目标

　　素质目标：树立珍惜生命，远离毒品的意识；能远离毒品犯罪，依法从事药学实践和药事管理工作。

　　知识目标：掌握麻醉药品、精神药品、医疗用毒性药品、放射性药品的概念及其生产、经营、使用管理、法律责任；熟悉药品类易制毒化学品、兴奋剂、疫苗的概念、生产、经营、使用等相关管理规定；了解血液制品的管理规定，国家对特殊管理药品管理的必要性，特殊管理药品滥用的危害。

　　能力目标：学会识别常见毒品；能严格按照规定管理麻醉药品、精神药品、医疗用毒性药品、放射性药品以及其他特殊管理药品。

✎ 案例导学

　　在 2016 年至 2017 年 9 月间，张某东在其经营的"文美卫生室"，向周某淳等人员出售某品牌复方磷酸可待因口服溶液（以下简称可待因口服液，每包 10ml，含磷酸可待因 9mg）共计 375 次，得款 110 957.8 元。2015 年底至 2018 年 3 月间，郭某聪等 11 名医务人员分别在各自经营的诊所内向周某淳等人员出售可待因口服液，次数为 4 次至 267 次不等，得款在 2 150 元至 82 812 元之间。周某淳将部分购得的可待因口服液向陈某炜等多名人员出售共计 91 次，得款 41 420 元。最后张某东等人因非法贩卖国家规定管制的能够使人形成瘾癖的精神药品，构成贩卖毒品罪，情节严重，依法惩处。

　　提问：复方磷酸可待因口服溶液为什么是管制药品？如何在其使用过程中严格要求，保证安全性呢？

　　根据《中华人民共和国药品管理法》第一百一十二条的规定，国务院对麻醉药品、精神药品、医疗用毒性药品、放射性药品、药品类易制毒化学品等有其他特殊管理规定的，依照其规定。特殊管理药品具有突出的二重性，若管理使用得当，能具有其他药品无可替代的医疗价值；若管理使用不当，滥用或流入非法渠道，将会危害使用者的个人健康，甚至造成严重的公共卫生和社会问题。

任务一　麻醉药品与精神药品的管理

一、麻醉药品与精神药品的识别

（一）麻醉药品与精神药品的概念

麻醉药品是指具有依赖性潜力的药品，连续使用、滥用或不合理使用后易产生精神依赖性和身体依赖性,能成瘾癖的药品。例如阿片、吗啡等。麻醉药品的品种范围包括:阿片类、可卡因类、大麻类、合成药物类及国务院有关部门规定的其他易成瘾癖的药品、药用原植物及其制剂。

精神药品是指直接作用于中枢神经系统,使之兴奋或抑制,连续使用能产生依赖性的药品。例如苯巴比妥、艾司唑仑等。根据精神药品对人体产生依赖性和危害人体健康的程度,分为第一类精神药品和第二类精神药品。

(二)麻醉药品与精神药品的品种范围

2013 年 11 月,国家食品药品监督管理总局、公安部、国家卫生和计划生育委员会公布了《麻醉药品品种目录(2013 年版)》和《精神药品品种目录(2013 年版)》(详见附录 1 和附录 2),自 2014 年 1 月 1 日起施行。2015 年,国家食品药品监督管理总局、公安部、国家卫生和计划生育委员会联合发布《关于将含可待因复方口服液体制剂列入第二类精神药品管理的公告》(2015 年第 10 号)。2019 年,国家药监局、公安部、国家卫生健康委联合先后发布《关于将含羟考酮复方制剂等品种列入精神药品管理的公告》(2019 年第 63 号)、《关于将瑞马唑仑列入第二类精神药品管理的公告》(2019 年第 108 号)。2023 年,国家药品监督管理局、公安部和国家卫生健康委先后两次调整了麻醉药品和精神药品目录,三个部门联合发布了《关于调整麻醉药品和精神药品目录的公告》(2023 年第 43 号)、《关于调整麻醉药品和精神药品目录的公告》(2023 年第 120 号)。

《关于将含可待因复方口服液体制剂列入第二类精神药品管理的公告》(2015 年第 10 号)规定,自 2015 年 5 月 1 日起将含可待因复方口服液体制剂(包括口服溶液剂、糖浆剂)列入第二类精神药品管理。

《关于将含羟考酮复方制剂等品种列入精神药品管理的公告》规定,自 2019 年 9 月 1 日起规定:①口服固体制剂每剂量单位含羟考酮碱大于 5mg,且不含其它麻醉药品、精神药品或药品类易制毒化学品的复方制剂列入第一类精神药品管理;②口服固体制剂每剂量单位含羟考酮碱不超过 5mg,且不含其它麻醉药品、精神药品或药品类易制毒化学品的复方制剂列入第二类精神药品管理;③丁丙诺啡与纳洛酮的复方口服固体制剂列入第二类精神药品管理。

《关于将瑞马唑仑列入第二类精神药品管理的公告》(2019 年第 108 号)规定,自 2020 年 1 月 1 日起将瑞马唑仑(包括其可能存在的盐、单方制剂和异构体)列入第二类精神药品管理。

《关于调整麻醉药品和精神药品目录的公告》(2023 年第 43 号)规定,自 2023 年 7 月 1 日起:①将奥赛利定列入麻醉药品目录;②将苏沃雷生、吡仑帕奈、依他佐辛、曲马多复方制剂列入第二类精神药品目录;③将每剂量单位含氢可酮碱大于 5mg,且不含其他麻醉药品、精神药品或药品类易制毒化学品的复方口服固体制剂列入第一类精神药品目录。④将每剂量单位含氢可酮碱不超过 5mg,且不含其它麻醉药品、精神药品或药品类易制毒化学品的复方口服固体制剂列入第二类精神药品目录。

《关于调整麻醉药品和精神药品目录的公告》(2023 年第 120 号)规定,自 2023 年 10 月 1 日起:①将泰吉利定列入麻醉药品目录;②将地达西尼、依托咪酯(在中国境内批准上市的含依托咪酯的药品制剂除外)列入第二类精神药品目录。③将莫达非尼由第一类精神药品调整为第二类精神药品。

截至 2023 年 12 月,共有麻醉药品 123 种;第一类精神药品 69 种(含复方制剂),第二类精神药品 94 种(含复方制剂)。

二、麻醉药品与精神药品的滥用和管制

(一)麻醉药品与精神药品滥用的危害性

药物滥用是指与医疗目的无关,用药者采用自身给药的方式,反复、大量地使用有依赖性或

潜在依赖性的药品。这类药物的欣快作用能使人产生一种松弛和愉快感，而逐渐对其产生渴望感，进一步发展成为非用不可的强迫感受，陷入不能自控的境地，导致用药者发生精神紊乱，并产生一些行为障碍，引发公共卫生和社会问题。

麻醉药品、精神药品的滥用被称为吸毒。吸毒指非医疗用途的长期、反复地滥用麻醉药品、精神药品或毒品，并以不断增加使用剂量为特征的强迫性自行摄入行为。

国际麻醉品管制局于 1989 年的报告指出："麻醉品非法生产和滥用方面随着世界形势的恶化及随之而来的暴力升级达到了新的危险阶段。"

（二）麻醉药品与精神药品管制的法律法规

我国先后制定和发展了一系列有关麻醉药品、精神药品管制的法律法规，有效地加强了这几类药品的管理，详见表 11-1。

表 11-1　我国麻醉药品、精神药品管制的主要法律法规

时间	名称	机构	内容
1997 年 3 月	《中华人民共和国刑法》（修订）第三章第一节"生产、销售伪劣商品罪"；第六章第七节"走私、贩卖、运输、制造毒品罪"	全国人大	1.生产，销售假、劣药品的刑事责任 2.涉毒犯罪的刑事责任
2005 年 11 月	《易制毒化学品管理条例》	国务院	规定易制毒化学品生产、经营管理、购买、运输管理及法律责任
2010 年 3 月	《药品类易制毒化学品管理办法》	卫生部	规定了药品类易制毒化学品的生产、经营、购买、运输和进出口管理
2013 年 11 月	《麻醉药品品种目录（2013 年版）》《精神药品品种目录（2013 年版）》	食药监总局	规定麻醉药品、精神药品的目录范围
2016 年 2 月	《麻醉药品与精神药品管理条例》（2016 年修订）	国务院	麻醉药品与精神药品的管理规定

知识链接

麻醉药品、精神药品与毒品的区别

麻醉药品、精神药品两者都是作用于中枢神经系统，使之兴奋或抑制的药品。前者不仅产生精神依赖性，而且产生身体依赖性；后者多数情况下只产生精神依赖性而不产生身体依赖性。《中华人民共和国刑法》里所称的毒品，是指鸦片、二乙酰吗啡（海洛因）、甲基苯丙胺（冰毒）、吗啡、大麻、可卡因及国家规定管制的其他能够使人形成瘾癖的麻醉药品与精神药品。目前，毒品的种类繁多，分类方法各异。其中泛滥较广，对人类危害最大的主要有以下四大类：一是鸦片及其衍生物，包括吗啡、黄皮、海洛因等；二是古柯叶及其衍生物，如可卡因；三是大麻及其衍生物，主要指印度大麻中含有有毒生物碱的几个变种，其毒性大小因四氢大麻酚的含量而异；四是苯丙胺类兴奋剂，如甲基苯丙胺、"摇头丸"等。

毒品中包含了部分麻醉药品、精神药品，区别它们唯一的方法是视其使用目的来加以区分，用于防病治病的为麻醉药品或精神药品；非医疗、教学、科研用的麻醉药品、精神药品则为毒品。

（三）麻醉药品与精神药品的管理体制

国务院药品监督管理部门负责全国麻醉药品与精神药品的监督管理工作，并会同国务院农

业主管部门对麻醉药品药用原植物实施监督管理。国务院公安部门负责对造成麻醉药品药用原植物、麻醉药品与精神药品流入非法渠道的行为进行查处。国务院其他有关主管部门在各自的职责范围内负责与麻醉药品与精神药品有关的管理工作。

省、自治区、直辖市人民政府药品监督管理部门负责本行政区域内麻醉药品与精神药品的监督管理工作。县级以上地方公安机关负责对本行政区域内造成麻醉药品与精神药品流入非法渠道的行为进行查处。县级以上地方人民政府其他有关主管部门在各自的职责范围内负责与麻醉药品与精神药品有关的管理工作。

三、麻醉药品与精神药品的种植、实验研究和生产管理

国家根据麻醉药品与精神药品的医疗、国家储备和企业生产所需原料的需要确定需求总量，对麻醉药品药用原植物的种植、麻醉药品与精神药品的生产实行总量控制。

（一）麻醉药品药用原植物的种植管理

国务院药品监督管理部门根据麻醉药品与精神药品的需求总量制订年度生产计划。同时，会同国务院农业主管部门根据麻醉药品年度生产计划，制订麻醉药品药用原植物年度种植计划。麻醉药品药用原植物种植企业应当按计划种植，并向国务院药品监督管理部门和国务院农业主管部门定期报告种植情况。

麻醉药品药用原植物种植企业由国务院药品监督管理部门和国务院农业主管部门共同确定，其他单位和个人不得种植麻醉药品药用原植物。

（二）麻醉药品与精神药品的实验研究管理

开展麻醉药品与精神药品实验研究活动应当具备下列条件，并经国务院药品监督管理部门批准：①以医疗、科学研究或者教学为目的；②有保证实验所需麻醉药品与精神药品安全的措施和管理制度；③单位及其工作人员2年内没有违反有关禁毒的法律、行政法规规定的行为。

麻醉药品和第一类精神药品的临床试验，不得以健康人为受试对象。

（三）麻醉药品与精神药品的生产管理

1.定点生产制度　国务院药品监督管理部门应当根据麻醉药品与精神药品的需求总量，确定麻醉药品与精神药品定点生产企业的数量和布局，并根据年度需求总量对数量和布局进行调整、公布。

麻醉药品与精神药品的定点生产企业应当具备下列条件：①有药品生产许可证；②有麻醉药品与精神药品实验研究批准文件；③有符合规定的麻醉药品与精神药品生产设施、储存条件和相应的安全管理设施；④有通过网络实施企业安全生产管理和向药品监督管理部门报告生产信息的能力；⑤有保证麻醉药品与精神药品安全生产的管理制度；⑥有与麻醉药品和精神药品安全生产要求相适应的管理水平和经营规模；⑦麻醉药品与精神药品生产管理、质量管理部门的人员应当熟悉麻醉药品与精神药品管理以及有关禁毒的法律、行政法规；⑧没有生产、销售假药、劣药或者违反有关禁毒的法律、行政法规规定的行为；⑨符合国务院药品监督管理部门公布的麻醉药品与精神药品定点生产企业数量和布局的要求。

2.定点企业的审批　从事麻醉药品、精神药品生产的企业，应当经所在地省、自治区、直辖市人民政府药品监督管理部门批准。

3.生产管理　定点生产企业生产麻醉药品与精神药品，应当依照《药品管理法》的规定取得药品批准文号，未取得药品批准文号的，不得生产。

国务院药品监督管理部门应当组织医学、药学、社会学、伦理学和禁毒等方面的专家成立专家组，由专家组对申请首次上市的麻醉药品与精神药品的社会危害性和被滥用的可能性进行评价，并提出是否批准的建议。

定点生产企业必须严格按照麻醉药品与精神药品年度生产计划安排生产,并依照规定向所在地省级药品监督管理部门报告生产情况,且只能将麻醉药品与精神药品销售给具有麻醉药品与精神药品经营资格的企业或者经过批准的其他单位。

4.销售管理　定点生产企业应当将麻醉药品与精神药品销售给具有麻醉药品与精神药品经营资格的企业或者依照本条例规定批准的其他单位。

5.专有标志　麻醉药品与精神药品的标签应当印有国务院药品监督管理部门规定的标志(图11-1)。

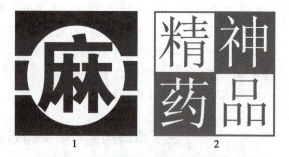

图11-1　麻醉药品与精神药品专用标志
1.麻醉药品专用标志;2.精神药品专用标志。

四、麻醉药品与精神药品的经营管理

(一)定点经营制度

国家对麻醉药品与精神药品实行定点经营制度。国务院药品监督管理部门应当根据麻醉药品和第一类精神药品的需求总量,确定麻醉药品和第一类精神药品的定点批发企业布局,并应当根据年度需求总量对布局进行调整、公布。

药品经营企业不得经营麻醉药品原料药和第一类精神药品原料药。但是,供医疗、科学研究、教学使用的小包装的上述药品可以由国务院药品监督管理部门规定的药品批发企业经营。

(二)定点企业的审批

麻醉药品与精神药品定点批发企业除应当具备药品经营企业的开办条件外,还应当具备下列条件:①有符合本条例规定的麻醉药品与精神药品储存条件;②有通过网络实施企业安全管理和向药品监督管理部门报告经营信息的能力;③单位及其工作人员2年内没有违反有关禁毒的法律、行政法规规定的行为;④符合国务院药品监督管理部门公布的定点批发企业布局。

定点批发企业还应当具有保证供应责任区域内医疗机构所需麻醉药品和第一类精神药品的能力,并具有保证麻醉药品和第一类精神药品安全经营的管理制度。

跨省、自治区、直辖市从事麻醉药品和第一类精神药品批发业务的企业(以下称全国性批发企业),应当经国务院药品监督管理部门批准;在本省、自治区、直辖市行政区域内从事麻醉药品和第一类精神药品批发业务的企业(以下称区域性批发企业),应当经所在地省、自治区、直辖市人民政府药品监督管理部门批准。专门从事第二类精神药品批发业务的企业,应当经所在地省、自治区、直辖市人民政府药品监督管理部门批准。

(三)销售管理

1.销售范围规定

(1)全国性批发企业:可以向区域性批发企业,或者经批准可以向取得麻醉药品和第一类精神药品使用资格的医疗机构以及其他经过批准的单位销售麻醉药品和第一类精神药品。全国性批发企业向取得麻醉药品和第一类精神药品使用资格的医疗机构销售麻醉药品和第一类精神药品,应当经医疗机构所在地省级药品监督管理部门批准。国家药品监督管理部门在批准全国性批发企业时,应当明确其所承担供药责任的区域。

(2)区域性批发企业:可以向本省、自治区、直辖市行政区域内取得麻醉药品和第一类精神药品使用资格的医疗机构销售麻醉药品和第一类精神药品;由于特殊地理位置的原因,需要就近向其他省、自治区、直辖市行政区域内取得麻醉药品和第一类精神药品使用资格的医疗机构销售的,应当经企业所在地省、自治区、直辖市人民政府药品监督管理部门批准。审批情况由负责审批的药品监督管理部门在批准后 5 日内通报医疗机构所在地省、自治区、直辖市人民政府药品监督管理部门。

全国性批发企业和区域性批发企业可以从事第二类精神药品批发业务。第二类精神药品定点批发企业可以向医疗机构、定点批发企业和符合规定的药品零售企业销售第二类精神药品。

2. 销售规定 麻醉药品和第一类精神药品不得零售。禁止使用现金进行麻醉药品与精神药品交易,但是个人合法购买麻醉药品与精神药品的除外。

经所在地设区的市级药品监督管理部门批准,实行统一进货、统一配送、统一管理的药品零售连锁企业可以从事第二类精神药品零售业务。

第二类精神药品零售企业应当凭执业医师出具的处方,按规定剂量销售第二类精神药品,并将处方保存 2 年备查;禁止超剂量或者无处方销售第二类精神药品;不得向未成年人销售第二类精神药品。

麻醉药品与精神药品实行政府定价,在制定出厂和批发价格的基础上,逐步实行全国统一零售价格。具体办法由国务院价格主管部门制定。

五、麻醉药品与精神药品的使用管理

(一)药品生产企业使用管理

药品生产企业需要以麻醉药品和第一类精神药品为原料生产普通药品的,应当向所在地省、自治区、直辖市人民政府药品监督管理部门报送年度需求计划,由省、自治区、直辖市人民政府药品监督管理部门汇总报国务院药品监督管理部门批准后,向定点生产企业购买。

药品生产企业需要以第二类精神药品为原料生产普通药品的,应当将年度需求计划报所在地省、自治区、直辖市人民政府药品监督管理部门,并向定点批发企业或者定点生产企业购买。

食品、食品添加剂、化妆品、油漆等非药品生产企业需要使用咖啡因作为原料的,应当经所在地省、自治区、直辖市人民政府药品监督管理部门批准,向定点批发企业或者定点生产企业购买。

(二)科学、研究单位使用管理

科学研究、教学单位需要使用麻醉药品与精神药品开展实验、教学活动的,应当经所在地省、自治区、直辖市人民政府药品监督管理部门批准,向定点批发企业或者定点生产企业购买。

需要使用麻醉药品与精神药品标准品、对照品的,应当经所在地省、自治区、直辖市人民政府药品监督管理部门批准,向国务院药品监督管理部门批准的单位购买。

(三)医疗机构使用管理

1.《麻醉药品、第一类精神药品购用印鉴卡》的获得 医疗机构需要使用麻醉药品和第一类精神药品的,应当经所在地设区的市级人民政府卫生主管部门批准,取得《麻醉药品、第一类精神药品购用印鉴卡》(以下称印鉴卡)。医疗机构应当凭印鉴卡向本省、自治区、直辖市行政区域内的定点批发企业购买麻醉药品和第一类精神药品。

设区的市级人民政府卫生主管部门发给医疗机构印鉴卡时,应当将取得印鉴卡的医疗机构情况抄送所在地设区的市级药品监督管理部门,并报省、自治区、直辖市人民政府卫生主管部门备案。省、自治区、直辖市人民政府卫生主管部门应当将取得印鉴卡的医疗机构名单向本行政区域内的定点批发企业通报。

医疗机构取得印鉴卡应当具备下列条件:①有专职的麻醉药品和第一类精神药品管理人员;②有获得麻醉药品和第一类精神药品处方资格的执业医师;③有保证麻醉药品和第一类精神药品安全储存的设施和管理制度。

2．处方医师资格的取得　医疗机构应当按照国务院卫生主管部门的规定,对本单位执业医师进行有关麻醉药品与精神药品使用知识的培训、考核,经考核合格的,授予麻醉药品和第一类精神药品处方资格。执业医师取得麻醉药品和第一类精神药品的处方资格后,方可在本医疗机构开具麻醉药品和第一类精神药品处方,但不得为自己开具该种处方。

3．麻醉药品与精神药品的使用　具有麻醉药品和第一类精神药品处方资格的执业医师,根据临床应用指导原则,对确需使用麻醉药品或者第一类精神药品的患者,应当满足其合理用药需求。在医疗机构就诊的癌症疼痛患者和其他危重患者得不到麻醉药品或者第一类精神药品时,患者或者其亲属可以向执业医师提出申请。具有麻醉药品和第一类精神药品处方资格的执业医师认为要求合理的,应当及时为患者提供所需麻醉药品或者第一类精神药品。

思政元素

珍惜生命,远离毒品

　　近年来,随着我国对常见毒品犯罪的打击力度加强,毒品逐渐较难获得,一些吸毒人员转而通过非法手段获取处方麻精药品作为替代物滥用。2021年,被告人周某明知艾司唑仑片、氨酚羟考酮片等系国家管制的精神药品,仍以牟利为目的,在微信、抖音等网络社交平台进行贩卖。后公安人员将周某抓获,并从其租住处查获艾司唑仑片等数百片。被告人周某明知该药是国家管制的能够使人形成瘾癖的精神药品仍向吸毒人员贩卖、运输,其行为已构成贩卖、运输毒品罪。

　　同学们今后在相关岗位工作,一定要尽职尽责,保护好管制药品不流入非法渠道,让自己、让他人都远离管制药品,珍惜生命。

六、麻醉药品与精神药品的储存和运输管理

(一)储存管理

1．麻醉药品药用原植物种植企业、定点生产企业、批发企业及国家设立的麻醉药品储存单位　应当设置储存麻醉药品和第一类精神药品的专库。该专库应当符合下列要求:①安装专用防盗门,实行双人双锁管理;②具有相应的防火设施;③具有监控设施和报警装置,报警装置应当与公安机关报警系统联网。

全国性批发企业经国务院药品监督管理部门批准设立的药品储存点应当符合上述规定。麻醉药品定点生产企业应当将麻醉药品原料药和制剂分别存放。

2．麻醉药品和第一类精神药品的使用单位　应当设立专库或者专柜储存麻醉药品和第一类精神药品。专库应当设有防盗设施并安装报警装置;专柜应当使用保险柜。专库和专柜应当实行双人双锁管理。

3．储存时的管理　麻醉药品药用原植物种植企业、定点生产企业、全国性批发企业和区域性批发企业、国家设立的麻醉药品储存单位以及麻醉药品和第一类精神药品的使用单位,应当配备专人负责管理工作,并建立储存麻醉药品和第一类精神药品的专用账册。药品入库双人验收,出库双人复核,做到账物相符。专用账册的保存期限应当自药品有效期期满之日起不少于5年。

第二类精神药品经营企业应当在药品库房中设立独立的专库或者专柜储存第二类精神药品,并建立专用账册,实行专人管理。专用账册的保存期限应当自药品有效期期满之日起不少于5年。

(二)运输管理

1．托运、承运和自行运输麻醉药品与精神药品的规定　应当采取安全保障措施,防止麻醉药品与精神药品在运输过程中被盗、被抢、丢失。通过铁路运输麻醉药品和第一类精神药品的,

应当使用集装箱或铁路行李车运输,具体办法由国务院药品监督管理部门会同国务院铁路主管部门制定。

没有铁路需要通过公路或者水路运输麻醉药品和第一类精神药品的,应当由专人负责押运。托运或者自行运输麻醉药品和第一类精神药品的单位,应当向所在地设区的市级药品监督管理部门申请领取运输证明。运输证明有效期为1年。托运人办理麻醉药品和第一类精神药品运输手续,应当将运输证明副本交付承运人。承运人应当查验、收存运输证明副本,并检查货物包装。没有运输证明或者货物包装不符合规定的,承运人不得承运。承运人在运输过程中应当携带运输证明副本,以备查验。

2. 邮寄管理　邮寄麻醉药品与精神药品,寄件人应当提交所在地设区的市级药品监督管理部门出具的准予邮寄证明。邮政营业机构应当查验、收存准予邮寄证明;没有准予邮寄证明的,邮政营业机构不得收寄。

省、自治区、直辖市邮政主管部门指定符合安全保障条件的邮政营业机构负责收寄麻醉药品与精神药品。邮政营业机构收寄麻醉药品与精神药品,应当依法对收寄的麻醉药品与精神药品予以查验。

邮寄麻醉药品与精神药品的具体管理办法,由国务院药品监督管理部门会同国务院邮政主管部门制定。

3. 邮寄规定　定点生产企业、全国性批发企业和区域性批发企业之间运输麻醉药品、第一类精神药品,发货人在发货前应当向所在地省、自治区、直辖市人民政府药品监督管理部门报送本次运输的相关信息。属于跨省、自治区、直辖市运输的,收到信息的药品监督管理部门应当向收货人所在地的同级药品监督管理部门通报;属于在本省、自治区、直辖市行政区域内运输的,收到信息的药品监督管理部门应当向收货人所在地设区的市级药品监督管理部门通报。

七、麻醉药品与精神药品的审批程序与监督管理

(一)定点生产、批发企业的确定

确定定点生产企业和定点批发企业,审批部门应当在经审查符合条件的企业中,根据布局的要求,通过公平竞争的方式初步确定定点生产企业和定点批发企业,并予公布。其他符合条件的企业可以自公布之日起10日内向审批部门提出异议。审批部门应当自收到异议之日起20日内对异议进行审查,并作出是否调整的决定。

(二)对被监管对象进行监督检查

药品监督管理部门应当根据规定的职责权限,对麻醉药品药用原植物的种植以及麻醉药品与精神药品的实验研究、生产、经营、使用、储存、运输活动进行监督检查。

省级以上人民政府药品监督管理部门根据实际情况建立监控信息网络,对定点生产企业、定点批发企业和使用单位的麻醉药品与精神药品生产、进货、销售、库存、使用的数量以及流向实行实时监控,并与同级公安机关做到信息共享。

尚未连接监控信息网络的麻醉药品与精神药品定点生产企业、定点批发企业和使用单位,应当每月通过电子信息、传真、书面等方式,将本单位麻醉药品与精神药品生产、进货、销售、库存、使用的数量以及流向,报所在地设区的市级药品监督管理部门和公安机关;医疗机构还应当报所在地设区的市级人民政府卫生主管部门。

设区的市级药品监督管理部门应当每3个月向上一级药品监督管理部门报告本地区麻醉药品与精神药品的相关情况。

(三)滥用和安全隐患的排除措施

对已经发生滥用,造成严重社会危害的麻醉药品与精神药品品种,国务院药品监督管理部门

应当采取在一定期限内中止生产、经营、使用或者限定其使用范围和用途等措施。对不再作为药品使用的麻醉药品与精神药品,国务院药品监督管理部门应当撤销其药品批准文号和药品标准,并予以公布。

药品监督管理部门、卫生主管部门发现生产、经营企业和使用单位的麻醉药品与精神药品管理存在安全隐患时,应当责令其立即排除或者限期排除;对有证据证明可能流入非法渠道的,应当及时采取查封、扣押的行政强制措施,在 7 日内作出行政处理决定,并通报同级公安机关。

药品监督管理部门发现取得印鉴卡的医疗机构未依照规定购买麻醉药品和第一类精神药品时,应当及时通报同级卫生主管部门。接到通报的卫生主管部门应当立即调查处理。必要时,药品监督管理部门可以责令定点批发企业中止向该医疗机构销售麻醉药品和第一类精神药品。

(四)对过期、损坏的麻醉药品与精神药品的销毁

麻醉药品与精神药品的生产、经营企业和使用单位对过期、损坏的麻醉药品与精神药品应当登记造册,并向所在地县级药品监督管理部门申请销毁。药品监督管理部门应当自接到申请之日起 5 日内到场监督销毁。医疗机构对存放在本单位的过期、损坏麻醉药品与精神药品,应当按照本条规定的程序向卫生主管部门提出申请,由卫生主管部门负责监督销毁。

对依法收缴的麻醉药品与精神药品,除经国务院药品监督管理部门或者国务院公安部门批准用于科学研究外,应当依照国家有关规定予以销毁。

八、法 律 责 任

(一)麻醉药品药用原植物种植企业违规的处罚

有下列情形之一的,由药品监督管理部门责令限期改正,给予警告;逾期不改正的,处 5 万元以上 10 万元以下的罚款;情节严重的,取消其种植资格。

1. 未依照麻醉药品药用原植物年度种植计划进行种植的。
2. 未依照规定报告种植情况的。
3. 未依照规定储存麻醉药品的。

(二)定点生产企业违规的处罚

有下列情形之一的,由药品监督管理部门责令限期改正,给予警告,并没收违法所得和违法销售的药品;逾期不改正的,责令停产,并处 5 万元以上 10 万元以下的罚款;情节严重的,取消其定点生产资格:

1. 未按照麻醉药品与精神药品年度生产计划安排生产的。
2. 未依照规定向药品监督管理部门报告生产情况的。
3. 未依照规定储存麻醉药品与精神药品,或者未依照规定建立、保存专用账册的。
4. 未依照规定销售、销毁麻醉药品与精神药品的。

(三)定点批发企业违规的处罚

定点批发企业违反规定销售麻醉药品与精神药品的,由药品监督管理部门责令限期改正,给予警告,并没收违法所得和违法销售的药品;逾期不改正的,责令停业,并处违法销售药品货值金额 2 倍以上 5 倍以下的罚款;情节严重的,取消其定点批发资格。

有下列情形之一的,由药品监督管理部门责令限期改正,给予警告;逾期不改正的,责令停业,并处 2 万元以上 5 万元以下的罚款;情节严重的,取消其定点批发资格:①未按照规定购进麻醉药品和第一类精神药品的;②未保证供药责任区域内的麻醉药品和第一类精神药品的供应的;③未对医疗机构履行送货义务的;④未按照规定报告麻醉药品与精神药品的进货、销售、库存数量以及流向的;⑤未按照规定储存麻醉药品与精神药品,或者未依照规定建立、保存专用账册的;⑥未按照规定销毁麻醉药品与精神药品的;⑦区域性批发企业之间违反本条例的规定调剂麻醉

药品和第一类精神药品，或者因特殊情况调剂麻醉药品和第一类精神药品后未依照规定备案的。

　　第二类精神药品零售企业违反规定储存、销售或者销毁第二类精神药品的，由药品监督管理部门责令限期改正，给予警告，并没收违法所得和违法销售的药品；逾期不改正的，责令停业，并处 5 000 元以上 2 万元以下的罚款；情节严重的，取消其第二类精神药品零售资格。

（四）取得印鉴卡的医疗机构违规的处罚

　　有下列情形之一的，由设区的市级人民政府卫生主管部门责令限期改正，给予警告；逾期不改正的，处 5 000 元以上 1 万元以下的罚款；情节严重的，吊销其印鉴卡；对直接负责的主管人员和其他直接责任人员，依法给予降级、撤职或开除的处分：①未按照规定购买、储存麻醉药品和第一类精神药品的；②未按照规定保存麻醉药品与精神药品专用处方，或者未依照规定进行处方专册登记的；③未按照规定报告麻醉药品与精神药品的进货、库存、使用数量的；④紧急借用麻醉药品和第一类精神药品后未备案的；⑤未按照规定销毁麻醉药品与精神药品的。

（五）运输、邮寄违规的处罚

　　违反本规定运输麻醉药品与精神药品的，由药品监督管理部门和运输管理部门依照各自职责，责令改正，给予警告，处 2 万元以上 5 万元以下的罚款。

　　收寄麻醉药品、精神药品的邮政营业机构未依照本条例的规定办理邮寄手续的，由邮政主管部门责令改正，给予警告；造成麻醉药品、精神药品邮件丢失的，依照邮政法律、行政法规的规定处理。

任务二　医疗用毒性药品的管理

一、医疗用毒性药品的识别

　　医疗用毒性药品（以下简称毒性药品），系指毒性剧烈、治疗剂量与中毒剂量相近，使用不当会致人中毒或死亡的药品。

　　根据我国《医疗用毒性药品管理办法》规定，毒性药品分为毒性中药和毒性西药。毒性中药的品种系指原药材和饮片，不含制剂，共 27 种：砒石（红砒、白砒）、砒霜、生川乌、生草乌、生马钱子、生甘遂、雄黄、生白附子、生附子、水银、生巴豆、白降丹、生半夏、生南星、斑蝥、青娘虫、红娘虫、洋金花、生千金子、生天仙子、生藤黄、蟾酥、雪上一枝蒿、生狼毒、红粉（红升丹）、轻粉、闹羊花。毒性西药的品种共 13 种：去乙酰毛花苷 C、阿托品、毛果芸香碱、洋地黄毒苷、氢溴酸后马托品、三氧化二砷、升汞、水杨酸毒扁豆碱、亚砷酸钾、氢溴酸东莨菪碱、士的宁、亚砷酸注射液、A 型肉毒毒素。毒性西药除亚砷酸注射液、A 型肉毒毒素制剂以外的品种都是指原料药，不包括制剂；毒性西药阿托品、毛果芸香碱、士的宁等包括其盐类化合物。

二、医疗用毒性药品的生产管理

　　毒性药品年度生产、收购、供应和配制计划，由省级药品监督管理部门根据医疗需要制订后下达给指定的生产、收购、供应单位，并抄报国家药品监督管理局及国家中医药管理局备案。生产单位不得擅自改变生产计划自行销售。

　　毒性药品生产企业必须由医药专业人员负责生产、配制和质量检验，并建立严格的管理制度。严防与其他药品混杂。每次配料，必须经 2 人以上复核无误，并详细记录每次生产所用原料和成品数。经手人要签字备查。所有工具、容器要处理干净，以防污染其他药品。标示量要准确无误，包装容器上要有医疗用毒性药品标识，见图 11-2。

凡加工炮制毒性中药，必须按照《中华人民共和国药典》或者省、自治区、直辖市药品监督管理部门制定的炮制规范进行。药材符合药用要求的，方可供应、配方和用于中成药生产。

生产毒性药品及其制剂，必须严格执行生产工艺操作规程，在本单位药品检验人员的监督下准确投料，并建立完整的生产记录，保存5年备查。

在生产毒性药品过程中产生的废弃物，必须妥善处理，不得污染环境。

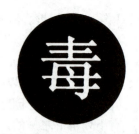

图 11-2　医疗用毒性药品标识

三、医疗用毒性药品的经营管理

毒性药品的经营单位，由省级药品监督管理部门指定。国营药店可负责配方用药的经营。其他任何单位或个人均不得从事毒性药品的收购、经营和配方活动。

收购、经营、加工和使用毒性药品的单位必须建立健全保管、验收、领发、核对等制度，严防收假、发错，严禁与其他药品混杂，做到划定专业仓位，专柜加锁并有专人保管。

毒性药品的包装容器上必须印有清晰完整的毒性标识。在运输毒性药品过程中应采取有效措施，防止事故发生。

四、医疗用毒性药品的使用管理

医疗机构供应、调配毒性药品，凭医生签名的正式处方；药店供应和调配毒性药品，凭盖有医生所在医疗机构公章的正式处方。处方应书写规范清晰，每次处方剂量不得超过2日极量。

调配处方时，必须认真负责，计量准确，按医嘱注明要求，并由配方人员及具有药师以上技术职称的复核人员签名盖章后方可发出。对处方未注明"生用"的毒性中药，应当付炮制品。如果发现处方有疑问时，须经原处方医生重新审定后再行调配。处方一次有效，应保存2年备查。

科研和教学单位所需的毒性药品，必须持本单位的证明信，经单位所在地县级以上药品监督管理部门批准后，经营单位方可发售。群众自配民间单、秘、验方需用毒性中药，购买时须持有本单位或者城市街道办事处、乡（镇）人民政府的证明信，经营部门方可发售。每次购用量不得超过2日极量。

五、法 律 责 任

对违反毒性药品管理办法规定，擅自生产、收购、经营毒性药品的单位或者个人，由县级以上药品监督管理部门没收其全部毒性药品，并处以警告或按非法所得的5～10倍罚款。情节严重、致人伤残或死亡，构成犯罪的，由司法机关依法追究其刑事责任。

任务三　放射性药品的管理

一、放射性药品的识别

放射性药品是指用于临床诊断或者治疗的放射性核素制剂或者其标记药物。2020年版《中国药典》共收载了30种放射性药品标准，放射性药品品种目录详见附录3。

二、放射性药品的生产与经营管理

国家根据需要,对放射性药品的生产企业实行合理布局。开办放射性药品生产、经营企业,必须具备《药品管理法》规定的条件,符合国家有关放射性同位素安全和防护的规定与标准,并履行环境影响评价文件的审批手续;开办放射性药品生产企业,经所在省、自治区、直辖市国防科技工业主管部门审查同意,所在省、自治区、直辖市药品监督管理部门审核批准后,由所在省、自治区、直辖市药品监督管理部门发给《放射性药品生产企业许可证》;开办放射性药品经营企业,经所在省、自治区、直辖市药品监督管理部门审核并征求所在省、自治区、直辖市国防科技工业主管部门意见后批准的,由所在省、自治区、直辖市药品监督管理部门发给《放射性药品经营企业许可证》。无许可证的生产、经营企业,一律不准生产、销售放射性药品。

放射性药品生产、经营企业,必须配备与生产、经营放射性药品相适应的专业技术人员,具有安全、防护和废气、废物、废水处理等设施,并建立严格的质量管理制度。放射性药品生产、经营企业,必须建立质量检验机构,严格实行生产全过程的质量控制和检验。产品出厂前,须经质量检验。符合国家药品标准的产品方可出厂,不符合标准的产品一律不准出厂。

三、放射性药品的包装和运输管理

放射性药品的包装必须安全实用,符合放射性药品质量要求,具有与放射性剂量相适应的防护装置,包装必须分内包装和外包装两部分,外包装必须贴有商标、标签、说明书和放射性药品标志(图11-3),内包装必须贴有标签。

标签必须注明药品品名、放射性比活度、装量。说明书除注明前款内容外,还须注明生产单位、批准文号、批号、主要成分、出厂日期、放射性核素半衰期、适应证、用法、用量、禁忌证、有效期和注意事项等。

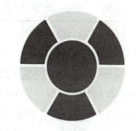

放射性药品的运输,按国家运输、邮政等部门制定的有关规定执行。严禁任何单位和个人随身携带放射性药品乘坐公共交通运输工具。

图 11-3 放射性药品标识

四、放射性药品的使用管理

医疗单位设置核医学科、室(同位素室),必须配备与其医疗任务相适应的并经核医学技术培训的技术人员。非核医学专业技术人员未经培训,不得从事放射性药品使用工作。

医疗单位使用放射性药品,必须符合国家放射性同位素卫生防护管理的有关规定。所在地的省、自治区、直辖市的药品监督管理部门,应当根据医疗单位核医疗技术人员的水平、设备条件,核发相应等级的《放射性药品使用许可证》,无许可证的医疗单位不得临床使用放射性药品。《放射性药品使用许可证》有效期为5年,期满前6个月,医疗单位应当向原发证的行政部门重新提出申请,经审核批准后,换发新证。

持有《放射性药品使用许可证》的医疗单位,必须负责对使用的放射性药品进行临床质量检验,收集药品不良反应等项工作,并定期向所在地药品监督管理、卫生行政部门报告。由省、自治区、直辖市药品监督管理、卫生行政部门汇总后分别报国务院药品监督管理、卫生行政部门。放射性药品使用后的废物(包括患者排出物),必须按国家有关规定妥善处置。

五、法 律 责 任

对违反上述规定的单位或者个人,由县以上药品监督管理、卫生行政部门按照《药品管理法》和有关法规的规定处罚。

任务四　其他特殊管理药品的管理

一、药品类易制毒化学品的管理

易制毒化学品分为三类。第一类是可以用于制毒的主要原料,第二类、第三类是可以用于制毒的化学配剂。药品类易制毒化学品的品种见表11-2。

表11-2　易制毒化学品的品种

类别	品种
第一类	1-苯基-2-丙酮、2,3,4-亚甲基二氧苯基-2-丙酮、胡椒醛、黄樟素、黄樟油、异黄樟素、N-乙酰邻氨基苯酸、邻氨基苯甲酸、麦角酸*、麦角胺*、麦角新碱*、麻黄素、伪麻黄素、消旋麻黄素、去甲麻黄素、甲基麻黄素、麻黄浸膏、麻黄浸膏粉等麻黄素类物质*
第二类	苯乙酸、乙酸酐、三氯甲烷、乙醚、哌啶
第三类	甲苯、丙酮、甲基乙基酮、高锰酸钾、硫酸、盐酸

说明:带有*标记的品种为第一类中的药品类易制毒化学品,第一类中的药品类易制毒化学品包括原料药及其单方制剂。

(一)生产、经营管理

申请生产第一类中的药品类易制毒化学品,还应当在仓储场所等重点区域设置电视监控设施以及与公安机关联网的报警装置。申请生产、经营第一类中的药品类易制毒化学品的,由省、自治区、直辖市人民政府药品监督管理部门审批;申请生产、经营第一类中的非药品类易制毒化学品的,由省、自治区、直辖市人民政府安全生产监督管理部门审批。

取得第一类易制毒化学品生产许可或者依照规定已经履行第二类、第三类易制毒化学品备案手续的生产企业,可以经销自产的易制毒化学品。但是,在厂外设立销售网点经销第一类易制毒化学品的,应当依照《易制毒化学品管理条例》(2018年修订)的规定取得经营许可。第一类中的药品类易制毒化学品药品单方制剂,由麻醉药品定点经营企业经销,且不得零售。

(二)购销管理

申请购买第一类中的药品类易制毒化学品的,由所在地的省、自治区、直辖市人民政府药品监督管理部门审批;申请购买第一类中的非药品类易制毒化学品的,由所在地的省、自治区、直辖市人民政府公安机关审批。

《持有麻醉药品、第一类精神药品购用印鉴卡》的医疗机构购买第一类中的药品类易制毒化学品的,无须申请第一类易制毒化学品购买许可证;个人不得购买第一类、第二类易制毒化学品;购买第二类、第三类易制毒化学品的,应当在购买前将所需购买的品种、数量,向所在地的县级人民政府公安机关备案。个人自用购买少量高锰酸钾的,无须备案。

二、含特殊药品复方制剂的管理

国食药监安〔2009〕503号文对含麻黄碱类复方制剂、含可待因复方口服溶液、复方地芬诺酯片和复方甘草片作出了管理规定；食药监办药化监〔2013〕33号文规定了对含可待因复方口服溶液、复方甘草片和复方地芬诺酯片的购销加强管理；食药监办药化监〔2014〕111号规定了需要对含麻醉药品和曲马多口服复方制剂的购销进一步加强管理；食药监药化监〔2015〕46号文规定了含可待因复方口服液体制剂（包括口服溶液剂和糖浆剂）的生产、经营和使用管理。

（一）部分含特殊药品复方制剂的管理规定

具有《药品经营许可证》的企业均可经营含特殊药品复方制剂。药品生产企业和药品批发企业可以将含特殊药品复方制剂销售给药品批发企业、药品零售企业和医疗机构。药品零售企业销售含特殊药品复方制剂时，处方药应当严格执行处方药与非处方药分类管理有关规定，非处方药一次销售不得超过5个最小包装。

药品生产、批发企业经营含特殊药品复方制剂时，应当按照GMP、GSP的要求建立客户档案，核实并留存购销方资质证明复印件、采购人员（销售人员）法人委托书和身份证明复印件、核实记录等；指定专人负责采购（销售）、出（入）库验收、签订买卖合同等。销售含特殊药品复方制剂时，如发现购买方资质可疑的，应立即报请所在地设区的市级药品监督管理部门协助核实；发现采购人员身份可疑的，应立即报请所在地县级以上（含县级）公安机关协助核实。药品生产企业和药品批发企业禁止使用现金进行含特殊药品复方制剂交易。

（二）含麻黄碱类复方制剂的管理规定

1. 按处方管理规定　单位剂量麻黄碱类药物含量大于30mg（不含30mg）的含麻黄碱类复方制剂，列入必须凭处方销售的处方药管理。

2. 最小包装规格规定　含麻黄碱类复方制剂每个最小包装规格的麻黄碱类药物含量，口服固体制剂不得超过720mg，口服液体制剂不得超过800mg。

3. 药品零售企业销售管理规定　含麻黄碱类复方制剂，应当查验购买者的身份证，并对其姓名和身份证号码予以登记。除处方药按处方剂量销售外，一次销售不得超过2个最小包装。

药品零售企业不得开架销售含麻黄碱类复方制剂，应当设置专柜由专人管理、专册登记，登记内容包括药品名称、规格、销售数量、生产企业、生产批号、购买人姓名、身份证号码。

三、兴奋剂的管理

（一）兴奋剂的概念

兴奋剂在英语中称"dope"，原意为"供赛马使用的一种鸦片麻醉混合剂"。由于当时运动员为提高体育竞赛成绩服用的药品大多属于兴奋剂一类，所以尽管以后被禁用的其他类型药品并不都具有兴奋性（如利尿药），甚至有的还具有抑制性（如β受体拮抗剂），但国际上仍习惯沿用"兴奋剂"的称谓，泛指所有在体育竞赛中禁用的药品。

（二）兴奋剂品种类别

1968年，国际奥林匹克委员会规定的违禁药品有四大类，随后逐渐增加，目前已经达到七大类。

1. 刺激剂　这一类兴奋剂对神经肌肉的药理作用才是真正的"兴奋作用"。可分为：①精神刺激药；②拟交感神经胺类药物；③咖啡因类；④杂环类中枢神经刺激物质。

2. 麻醉止痛剂　包括：①哌替啶类；②阿片生物碱类：包括吗啡、可待因、乙基吗啡（狄奥宁）、海洛因等，以及它们的盐类和衍生物。

3. 合成类固醇类 又称蛋白同化制剂、同化激素，是一类与人体雄激素类似的人工合成物。这是目前使用范围最广、使用频率最高的一类兴奋剂，也是药检的重要对象。

4. 利尿药 主要目的是运动员通过快速排出体内水分，减轻体重；增加尿量，尽快减少体液和排泄物中其他兴奋剂代谢物，以此来造成药检的假阴性结果。

5. β受体拮抗剂 以抑制剂为主，在体育运动中运用比较少，如普萘洛尔。

6. 内源性肽类激素 大多数以激素的形式存在于人体，例如人生长激素、胰岛素、红细胞生成素、促性腺素。

7. 血液兴奋剂 又称血液红细胞回输技术，可诱发红细胞增多。

（三）兴奋剂的管理

1. 生产、经营管理 生产兴奋剂目录所列蛋白同化制剂、肽类激素（以下简称蛋白同化制剂、肽类激素）的生产企业应当记录蛋白同化制剂、肽类激素的生产、销售和库存情况，并保存记录至超过有效期2年；经营企业的蛋白同化制剂、肽类激素的验收、检查、保管、销售和出入库登记记录应当保存至超过有效期2年。除胰岛素外，药品零售企业不得经营蛋白同化制剂或者其他肽类激素。

2. 销售管理 ①蛋白同化制剂、肽类激素的生产企业只能向医疗机构、符合规定的药品批发企业和其他同类生产企业供应蛋白同化制剂、肽类激素；②蛋白同化制剂、肽类激素的批发企业只能向医疗机构，蛋白同化制剂、肽类激素的生产企业和其他同类批发企业供应蛋白同化制剂、肽类激素；③蛋白同化制剂、肽类激素的进口单位只能向蛋白同化制剂、肽类激素的生产企业，医疗机构和符合规定的药品批发企业供应蛋白同化制剂、肽类激素。

3. 使用管理 医疗机构只能凭依法享有处方权的执业医师开具的处方向患者提供蛋白同化制剂、肽类激素。处方应当保存2年。

4. 说明书管理 药品、食品中含有兴奋剂目录所列禁用物质的，生产企业应当在包装标识或者产品说明书上用中文注明"运动员慎用"字样。

四、疫苗的管理

为了加强疫苗管理，保证疫苗质量和供应，规范预防接种，促进疫苗行业发展，保障公众健康，维护公共卫生安全，2019年6月正式通过了《中华人民共和国疫苗管理法》。本法所称疫苗，是指为预防、控制疾病的发生、流行，用于人体免疫接种的预防性生物制品，包括免疫规划疫苗和非免疫规划疫苗。

免疫规划疫苗：政府免费向公民提供，居住在中国境内的居民，依法享有接种免疫规划疫苗的权利，履行接种免疫规划疫苗的义务。包括：卡介苗、乙肝疫苗、脊髓灰质炎疫苗、百白破疫苗、流脑疫苗、麻风疫苗等。

非免疫规划疫苗：指公民自费并且自愿受种的其他疫苗。

（一）疫苗批签发制度

每批疫苗销售前或者进口时，应当经国务院药品监督管理部门指定的批签发机构按照相关技术要求进行审核、检验。符合要求的，发给批签发证明；不符合要求的，发给不予批签发通知书。不予批签发的疫苗不得销售，并应当由省、自治区、直辖市人民政府药品监督管理部门监督销毁；不予批签发的进口疫苗应当由口岸所在地药品监督管理部门监督销毁或者依法进行其他处理。

申请疫苗批签发应当按照规定向批签发机构提供批生产及检验记录摘要等资料和同批号产品等样品。进口疫苗还应当提供原产地证明、批签发证明；在原产地免予批签发的，应当提供免予批签发证明。

（二）疫苗的流通

疫苗上市许可持有人应当按照采购合同约定，向疾病预防控制机构或者疾病预防控制机构指定的接种单位配送疫苗。疫苗上市许可持有人、疾病预防控制机构自行配送疫苗应当具备疫苗冷链储存、运输条件，也可以委托符合条件的疫苗配送单位配送疫苗。疫苗在储存、运输的全过程中应当处于规定的温度环境，冷链储存、运输应当符合要求，并定时监测、记录温度。

疫苗上市许可持有人在销售疫苗时，应当提供加盖其印章的批签发证明复印件或者电子文件；销售进口疫苗的，还应当提供加盖其印章的进口药品通关单复印件或者电子文件。疾病预防控制机构、接种单位在接收或者购进疫苗时，应当索取前款规定的证明文件，并保存至疫苗有效期满后不少于五年备查。

五、血液制品的管理

为了加强血液制品管理，预防和控制经血液途径传播的疾病，保证血液制品的质量，根据《药品管理法》和《传染病防治法》，在中华人民共和国境内从事原料血浆的采集、供应以及血液制品的生产、经营活动需遵循《血液制品管理条例》。

（一）原料血浆的管理

国家实行单采血浆站统一规划、设置的制度。单采血浆站由血液制品生产单位设置或者由县级人民政府卫生行政部门设置，专门从事单采血浆活动，具有独立法人资格。其他任何单位和个人不得从事单采血浆活动。

取得《单采血浆许可证》的单采血浆站才能进行采血，且只能对省、自治区、直辖市人民政府卫生行政部门划定区域内的供血浆者进行筛查和采集血浆。单采血浆站必须对供血浆者进行健康检查；检查合格的，由县级人民政府卫生行政部门核发《供血浆证》。

（二）血液制品生产经营单位管理

血液制品生产单位必须达到国务院卫生行政部门制定的《药品生产质量管理规范》规定的标准，经国务院卫生行政部门审查合格，并依法向工商行政管理部门申领营业执照后，方可从事血液制品的生产活动。血液制品生产单位应当积极开发新品种，提高血浆综合利用率。

开办血液制品经营单位，由省、自治区、直辖市人民政府卫生行政部门审核批准。血液制品经营单位应当具备与所经营的产品相适应的冷藏条件和熟悉所经营品种的业务人员。

实训　特殊管理药品的管理

【实训目的】

能识别麻醉药品、第一类精神药品、第二类精神药品、医疗用毒性药品、放射性药品以及含特殊药品复方制剂；能说出麻醉药品、第一类精神药品处方和一般药品处方在"处方前记""处方颜色""处方限量""处方保管期限"方面的不同点；能说出第二类精神药品处方和一般药品处方的"处方限量""处方保管期限"的不同点；说出医疗用毒性药品处方和一般药品处方的"处方限量""处方保管期限"的不同点；能说出含特殊药品复方制剂的管理规定。

【实训准备】

GSP模拟药房或其他实训室；列有供考核用药品（含特殊管理药品与其他药品）的打印卡片若干组；实训线上平台。

【实践内容与步骤】

学生4～6人为一小组，选出组长一名；每位同学随机抽取一组卡片，找出特殊管理药品；说出特殊管理药品的管理规定。整个过程同学们自行拍摄视频并上传至线上平台。

【实训考核与评价】

对找出的特殊管理药品以及说出的特殊管理药品管理规定的完整性、准确性等进行评价打分。考核成绩＝教师评价（50%）＋组间评价（30%）＋自评（20%）。

（舒　阳）

复习思考题

1. 麻醉药品与精神药品的含义是什么？
2. 医疗机构取得《麻醉药品、第一类精神药品购用印鉴卡》必须具备的条件有哪些？
3. 什么是医疗用毒性药品？并简述医疗用毒性药品的品种。
4. 简述含麻黄碱类复方制剂的管理规定。

项目十二 中 药 管 理

课件

ER-12-1

ER-12-2

知识导览

学习目标

素质目标：树立质量意识，诚信经营。

知识目标：掌握野生药材资源保护的分级、范围及管理办法，中药保护品种的分级及保护措施；熟悉中药品种保护等级划分与申报条件、申请类别和申报程序，中药材专业市场的经营管理、中药材进出口管理和中药饮片的生产及经营的有关规定；了解中药及中药的相关概念。

能力目标：能遵守法律法规的规定保护野生药材资源；学会填写《中药品种保护申请表》，能够按程序完成中药保护品种的申报工作。

案例导学

2017 年 7 月 6 日，杜某某到某药房购买香加皮 150g，并于当晚将 150g 香加皮煎水服用，出现胸闷、恶心、呕吐，被家人送往医院，经抢救无效死亡。市场和质量监督管理部门委托检验机构对涉案的香加皮抽样检验，检验结果为质量合格产品。某司法鉴定研究所出具《尸检鉴定意见书》，证明杜某某符合过量服用香加皮导致中毒致死，为死亡的主要原因；其自身所患冠心病的潜在疾病对死亡起辅助作用。杜某某的妻子钟某某，儿子杜某甲、杜某乙以某药房在无执业医师、营业员无上岗证的情况下出售香加皮给杜某某且未告知煎服方法及注意事项导致其中毒死亡为由诉至法院，要求某药房及其股东袁某某承担侵权责任。

中医药是中华民族的瑰宝，为中华民族的繁衍昌盛作出了卓越贡献。我国一直重视中医药的发展，制定了一系列的方针、政策以促进中医药事业的发展。作为药学技术人员只有严格遵守中药管理相关法律法规，才能更好地保护和促进公众健康。

任务一 中药材的管理

一、中药及中药相关概念的认知

（一）中药的概念及分类

中药是指在传统医药基础理论指导下用于预防、治疗、诊断疾病的药物，含汉族和少数民族用药。中药在我国古代被称为"官药"或"官料药"，自清末西方医药传入我国以来，为了表示区别，人们将我国传统的药物称为中药。中药包括中药材、中药饮片和中成药。

1．中药材　是指药用植物、动物、矿物的药用部分采收后经产地初加工形成的原料药材。既可切制成饮片，供调配中医处方煎服，或磨成细粉服用或调敷外用，又是供中药企业生产中药成方制剂或制药工业提取有效化学成分的原料。大部分中药材来源于植物，药用部位有根、茎、花、果实、种子、皮等。药用动物来自于动物的骨、角、胆、结石、皮、肉及脏器等。矿物类药材包括可供药用的天然矿物、矿物加工品种以及动物的化石等,如朱砂、石膏、轻粉等。

2.中药饮片　是中药材在中医药理论指导下,根据辨证施治和调剂、制剂的需要,对中药材经净选、切片或进行特殊加工炮制后具有一定规格的制成品。最初,饮片是指取药材切片作煎汤饮用之义。

3.中成药　是指根据疗效确切、应用广泛的处方、验方或秘方,经药品监督管理部门同意,有严格要求的质量标准和生产工艺,批量生产、供应的中药成方制剂。为区别于现代药,故称"中成药"。如丸、散、膏、丹、露、酒、锭、片剂、冲剂、糖浆剂等。

(二)中药的相关概念

1.天然药物　在现代医药理论指导下,使用的天然药用物质及其制剂。

2.道地中药材　是指经过中医临床长期应用优选出来的,产在特定地域,与其他地区所产同种中药材相比,品质和疗效更好,且质量稳定,具有较高知名度的中药材。

3.中药配方颗粒　指用符合炮制规范的单味传统中药饮片作为原料,经现代制药技术提取、浓缩、分离、干燥、制粒、包装精制而成的纯中药颗粒。

4.中药现代化　是在继承和发扬中医药优势和特色的基础上,充分利用现代科学技术、方法和手段,遵循国际认可的医药规范标准,研制出优质、高效、安全、稳定、质量可控、服用方便并且有现代剂型的新一代中药。中药现代化包括中药农业、中药工业和中药商业现代化等。

二、野生药材资源保护

我国野生药材资源非常丰富,据 20 世纪 80 年代中药材资源调查,全国共有 12 807 种中药材,其中大部分为野生药材。但当时乱采滥猎情况也比较突出,为保护和合理利用野生药材资源,适应人民医疗保健事业的需要,1987 年 10 月 30 日国务院发布了《野生药材资源保护管理条例》(以下简称《条例》),自 1987 年 12 月 1 日起实施。该《条例》明确了对野生药材资源保护的目的、原则、物种的分级管理、政府部门职责及违反条例应承担的法律责任等内容。我国境内采猎和经营野生药材的任何单位或个人,除国家另有规定外,都必须遵守本《条例》。

(一)国家重点野生药材物种的分级和目录

国家重点保护的野生药材物种分为三级:

1.一级保护野生药材物种　系指濒临灭绝状态的稀有珍贵野生药材物种。包括野生药材物种 4 种,中药材 4 种,具体为:虎骨(已禁用)、豹骨、羚羊角、鹿茸(梅花鹿)。

2.二级保护野生药材物种　系指分布区域缩小、资源处于衰竭状态的重要野生药材物种。包括野生药材物种 27 种,中药材 17 种,具体为:鹿茸(马鹿)、麝香(3 个品种)、熊胆(2 个品种)、穿山甲(已禁用,2020 年 6 月 1 日起穿山甲从二级保护动物调整为一级保护动物)、蟾酥(2 个品种)、蛤蟆油、金钱白花蛇、乌梢蛇、蕲蛇、蛤蚧、甘草(3 个品种)、黄连(3 个品种)、人参、杜仲、厚朴(2 个品种)、黄柏(2 个品种)、血竭。

3.三级保护野生药材物种　系指资源严重减少的主要常用野生药材物种。包括野生药材物种 45 种,中药材 22 种,具体为:川贝母(4 个品种)、伊贝母(2 个品种)、刺五加、黄芩、天冬、猪苓、龙胆(4 个品种)、防风、远志(2 个品种)、胡黄连、肉苁蓉、秦艽(4 个品种)、细辛(3 个品种)、紫草、五味子(2 个品种)、蔓荆子(2 个品种)、诃子(2 个品种)、山茱萸、石斛(5 个品种)、阿魏(2 个品种)、连翘、羌活(2 个品种)。

(二)国家重点野生药材采猎和出口管理规定

国家对野生药材资源实行保护、采猎相结合的原则,并创造条件开展人工种养。

1.一级保护野生药材物种的管理　任何单位和个人禁止采猎一级保护野生药材物种。属于自然淘汰的,其药用部分由各级药材公司负责经营管理,但不得出口。

2.二、三级保护野生药材物种的管理 采猎、收购二、三级保护野生药材物种的,必须按照批准的计划执行。采猎二、三级保护野生药材物种的,必须持有采药证。取得采药证后,需要进行采伐或狩猎的,必须分别向有关部门申请采伐证或狩猎证。不得在禁止采猎区、禁止采猎期采猎二、三级保护野生药材物种,并不得使用禁用工具进行采猎。二、三级保护野生药材物种属于国家计划管理的品种,由中国药材公司统一经营管理,其余品种由产地县药材公司或其委托单位按照计划收购。二、三级保护野生药材物种的药用部分,除国家另有规定外,实行限量出口。

(三)各级药品监督管理部门的职责

1.国家药品监督管理部门职责 会同国务院野生动物、植物管理部门负责制定国家重点保护野生药材物种名录;确定限量出口和出口许可证制度的品种,确定野生药材的规格等级标准;确定采药证的格式。

2.县以上药品监督管理部门职责 会同同级野生动物、植物管理部门制订采猎收购二、三级保护野生药材物种的计划,报上一级主管部门批准;会同同级野生动物、植物管理部门确定禁止采猎区、禁止采猎期和禁止采猎使用的工具;会同同级野生动物、植物管理部门核发采药证。

(四)法律责任

1.对擅自进入野生药材资源保护区者的处罚 未经自然保护区主管部门批准进入野生药材资源保护区从事科研、教学、旅游等活动者,当地县以上药品监督管理部门和自然保护区主管部门有权制止,造成损失的,必须承担赔偿责任。

2.对擅自采收保护野生药材物种者的处罚 违反采猎、收购保护野生药材物种规定的单位或个人,由当地县以上药品监督管理部门会同同级有关部门没收其非法采猎的野生药材及使用工具,并处以罚款。

3.对擅自经销保护野生药材物种者的处罚 违反保护野生药材物种收购、经营、出口管理的,由市场监督管理部门或有关部门没收其野生药材和全部违法所得,并处以罚款。

4.对破坏野生药材资源情节严重者的处罚 构成犯罪的,由司法机关依法追究刑事责任。

5.对保护野生药材资源工作人员的规定 保护野生药材资源管理部门的工作人员徇私舞弊的,由所在单位或上级管理部门给予行政处分,造成野生药材资源损失的,必须承担赔偿责任。

> **课堂互动**
>
> 中药材是中医药事业传承和发展的物质基础,是关系国计民生的战略性资源。保护和发展中药材,对于深化医药卫生体制改革、提高人民健康水平,对于发展战略性新兴产业、增加农民收入、促进生态文明建设,具有十分重要的意义。那么当前我国中药材保护和发展主要面临哪些挑战?应采取哪些对策?

三、中药材专业市场的经营管理

近年来,我国中药材管理不断加强,形成了以中药材种植养殖、产地初加工和专业市场为主要环节的中药材产业,呈现出持续发展的良好态势。全国在传统药市的基础上形成了一批有影响力的中药材专业市场,其中有的建立了现代化的交易管理电子信息系统。

(一)中药材专业市场开办单位的主要职责

1.建立健全内部日常管理组织和制度,实现职责到位,责任到人,承担对市场的日常管理及安全责任。

2.对申请进入中药材专业市场经营中药材的企业和个体工商户,建立上岗前的中药材药性等专业知识的培训制度。

3. 建立健全质量检测制度, 杜绝假冒伪劣中药材进入市场。

4. 建立切实可行的防火、防盗、卫生、治安等措施和制度, 配备专职人员及有关器材设备, 确保市场稳定, 保证环境整洁, 秩序井然。

5. 服从药品监督管理部门、市场监督管理部门的监督管理, 自觉遵守国家有关法律、法规。

（二）中药材专业市场严禁进场交易的药品

1. 需要经过炮制加工的中药饮片。

2. 中成药。

3. 化学原料药及其制剂、抗生素、生化药品、放射性药品、血清疫苗、血液制品、诊断用药和有关医疗器械。

4. 罂粟壳、28 种毒性中药材品种。

5. 国家重点保护的 42 种野生动植物药材品种（家种、家养除外）; 国家法律、法规明令禁止上市的其他药品。

知识链接

中药材专业市场

目前我国共有 17 家规范化中药材专业市场: 湖北省蕲州中药材专业市场, 湖南岳阳花板桥中药材专业市场, 湖南省邵东县廉桥中药材专业市场, 安徽亳州中药材市场, 河北安国中药材市场, 河南禹州中药材市场, 江西樟树中药材市场, 重庆解放路中药材市场, 昆明菊花园中药材专业市场, 成都市荷花池药材专业市场, 山东鄄城县舜王城药材市场, 广州清平中药材市场, 甘肃陇西中药材市场, 广西玉林中药材市场, 广东省普宁中药材专业市场, 西安万寿路中药材专业市场, 兰州市黄河中药材专业市场。其中安徽亳州、河北安国、河南禹州、江西樟树 4 家中药材专业市场悠久历史, 早在清朝就被誉为"四大药都"。

四、中药材进出口的管理

为加强进口药材监督管理, 保证进口药材质量, 国家市场监督管理总局于 2019 年 5 月 16 日, 根据《中华人民共和国药品管理法》《中华人民共和国药品管理法实施条例》等法律、行政法规, 制定《进口药材管理办法》, 自 2020 年 1 月 1 日起施行。

（一）进口药材监督管理

药材进口单位是指办理首次进口药材审批的申请人或者办理进口药材备案的单位。其应当是中国境内的中成药上市许可持有人、中药生产企业, 以及具有中药材或者中药饮片经营范围的药品经营企业。国家药品监督管理局主管全国进口药材监督管理工作。国家药品监督管理局委托省级药品监督管理部门实施首次进口药材审批, 并对委托实施首次进口药材审批的行为进行监督指导。省级药品监督管理部门依法对进口药材进行监督管理, 并在委托范围内以国家药品监督管理局的名义实施首次进口药材审批。允许药品进口的口岸或者允许药材进口的边境口岸所在地负责药品监督管理的部门负责进口药材的备案, 组织口岸检验并进行监督管理。

（二）首次进口药材申请与审批

首次进口药材, 应当按照本办法规定取得进口药材批件后, 向口岸药品监督管理部门办理备案。首次进口药材, 是指非同一国家（地区）、非同一申请人、非同一药材基源的进口药材。非首次进口药材, 应当按照本办法规定直接向口岸药品监督管理部门办理备案。非首次进口药材实行目录管理, 具体目录由国家药品监督管理局制定并调整。尚未列入目录, 但申请人、药材基源以及国家(地区)均未发生变更的,按照非首次进口药材管理。

首次进口药材,申请人应当通过国家药品监督管理局的信息系统(以下简称信息系统)填写进口药材申请表,并向所在地省级药品监督管理部门报送以下资料:进口药材申请表;申请人药品生产许可证或者药品经营许可证复印件,申请人为中成药上市许可持有人的,应当提供相关药品批准证明文件复印件;出口商主体登记证明文件复印件;购货合同及其公证文书复印件;药材产地生态环境、资源储量、野生或者种植养殖情况、采收及产地初加工等信息;药材标准及标准来源;由中国境内具有动、植物基原鉴定资质的机构出具的载有鉴定依据、鉴定结论、样品图片、鉴定人、鉴定机构及其公章等信息的药材基原鉴定证明原件。申请人应当对申报资料的真实性负责。

省级药品监督管理部门收到首次进口药材申报资料后,应当出具受理通知书;申请人收到首次进口药材受理通知书后,应当及时将检验样品报送所在地省级药品检验机构。省级药品检验机构完成样品检验,向申请人出具进口药材检验报告书,并报送省级药品监督管理部门。省级药品监督管理部门对符合要求的,发给一次性进口药材批件。进口药材批件编号格式为:(省、自治区、直辖市简称)药材进字+4位年号+4位顺序号。

变更进口药材批件批准事项的,申请人应当通过信息系统填写进口药材补充申请表,向原发出批件的省级药品监督管理部门提出补充申请。补充申请的申请人应当是原进口药材批件的持有者,并报送规定的资料,省级药品监督管理部门决定予以批准的,向申请人送达进口药材批件或者进口药材补充申请批件。

(三)进口药材备案管理

首次进口药材申请人应当在取得进口药材批件后1年内,从进口药材批件注明的到货口岸组织药材进口。进口单位应当向口岸药品监督管理部门备案,通过信息系统填报进口药材报验单,并报送以下资料:进口药材报验单原件;产地证明复印件;药材标准及标准来源;装箱单、提运单和货运发票复印件;经其他国家(地区)转口的进口药材,应当同时提交产地到各转口地的全部购货合同、装箱单、提运单和货运发票复印件;进口药材涉及《濒危野生动植物种国际贸易公约》限制进出口的濒危野生动植物的,还应当提供国家濒危物种进出口管理机构核发的允许进出口证明书复印件。

办理首次进口药材备案的,除第一款规定资料外,还应当报送进口药材批件和进口药材补充申请批件(如有)复印件。

办理非首次进口药材备案的,除第一款规定资料外,还应当报送进口单位的药品生产许可证或者药品经营许可证复印件、出口商主体登记证明文件复印件、购货合同及其公证文书复印件。进口单位为中成药上市许可持有人的,应当提供相关药品批准证明文件复印件。

(四)口岸检验

口岸药品检验机构收到进口药材口岸检验通知书后,按时到规定的存货地点进行现场抽样。现场抽样时,进口单位应当出示产地证明原件。口岸药品检验机构应当对产地证明原件和药材实际到货情况与口岸药品监督管理部门提供的备案资料的一致性进行核查。符合要求的,予以抽样,填写进口药材抽样记录单,在进口单位持有的进口药品通关单原件上注明"已抽样"字样,并加盖抽样单位公章。

口岸药品检验机构完成检验工作,出具进口药材检验报告书。口岸药品检验机构应当将进口药材检验报告书报送口岸药品监督管理部门,并告知进口单位。

经口岸检验合格的进口药材方可销售使用。已列入《非首次进口药材品种目录》的中药材进口品种共93种,如西洋参、乳香、没药及血竭、西红花、高丽红参、甘草、石斛、豆蔻、沉香、砂仁、胖大海、玉竹等。

(五)法律责任

1. 进口单位提供虚假的证明、文件资料样品或者采取其他欺骗手段取得首次进口药材批件的,依照《药品管理法》等法律法规的规定处理。

2.进口单位提供虚假证明、文件资料或者采取其他欺骗手段办理备案的,给予警告,并处1万元以上3万元以下罚款。

任务二　中药饮片的生产与经营管理

一、中药饮片的生产管理

2020年版《中国药典》明确了饮片的定义:"饮片系指药材经过炮制后可直接用于中医临床或制剂生产使用的药品。"为了规范中药饮片的生产,国家出台了相关规定,规范其生产和加工过程,对于提高中药饮片质量,保证中医临床用药的安全有效,推动中药饮片产业健康发展,将起到积极作用。

(一)中药饮片生产管理的有关规定

1.《药品管理法》规定:"在中国境内上市的药品,应当经国务院药品监督管理部门批准,取得药品注册证书;但是,未实施审批管理的中药材和中药饮片除外。""中药饮片应当按照国家药品标准炮制;国家药品标准没有规定的,应当按照省、自治区、直辖市人民政府药品监督管理部门制定的炮制规范炮制。省、自治区、直辖市人民政府药品监督管理部门制定的炮制规范应当报国务院药品监督管理部门备案。不符合国家药品标准或者不按照省、自治区、直辖市人民政府药品监督管理部门制定的炮制规范炮制的,不得出厂、销售。"

2.《中医药法》规定:"国家保护中药饮片传统炮制技术和工艺,支持应用传统工艺炮制中药饮片,鼓励运用现代科学技术开展中药饮片炮制技术研究。"

3.《药品管理法实施条例》规定:"生产中药饮片,应当选用与药品性质相适应的包装材料和容器;包装不符合规定的中药饮片,不得销售。中药饮片包装必须印有或贴有标签。中药饮片的标签必须注明品名、规格、产地、生产企业、产品批号、生产日期,实施批准文号管理的中药饮片还必须注明药品批准文号。"

4.《关于加强中药饮片包装监督管理的补充通知》规定:"一、生产中药饮片,应选用与药品相适应及符合药品质量要求的包装材料和容器。严禁选用与药品性质不相适应和对药品质量可能产生影响的包装材料。二、中药饮片的包装必须印有或贴有标签。中药饮片的标签必须注明品名、规格、产地、生产企业、产品批号、生产日期,实施批准文号管理的中药饮片还必须注明药品批准文号。三、中药饮片在发运过程中必须要有包装。每件包装上必须注明品名、产地、日期、调出单位等,并附有质量合格的标志。四、对不符合上述要求的中药饮片,一律不准销售。"

(二)毒性中药饮片生产管理

为进一步加强对毒性中药饮片的管理,国家先后颁布了《医疗用毒性药品管理办法》《毒性中药饮片定点管理意见》《毒性中饮片定点生产企业验收标准》等法规。规定毒性中药饮片采用定点企业生产的办法。

1.定点生产的原则　对于市场需求量大、毒性药材生产较多的地区定点要合理布局,相对集中,按省区确定2~3个定点企业;对于一些产地集中的毒性中药材品种,如朱砂、雄黄、附子等要全国集中定点生产,供全国使用。今后逐步实现以毒性中药材生产区为中心择优定点;毒性中药材的饮片定点生产企业,要符合《医疗用毒性药品管理办法》等的要求。

2.定点企业的管理　建立健全毒性中药材饮片的各项生产管理制度,包括生产管理、质量管理、仓储管理、营销管理等;规范毒性中药材饮片的生产工艺技术管理,制定切实可行的工艺操作规程,建立批生产记录,保证生产过程的严肃性和规范性;加强包装管理,严格执行《中药饮片包装管理办法》。包装要有突出、鲜明的毒药标志。

3. 定点企业的经营 建立毒性中药材的饮片生产、技术经济指标统计报告制度,分析产销形势和企业的经营策略,加强信息交流;生产的毒性中药饮片,应销往具有经营毒性中药资格的单位或直销到医疗单位。

二、中药饮片的经营管理

(一)中药饮片销售管理规定

中药饮片的经营是指生产企业生产的饮片进入市场,进入医疗单位或消费者的手中,是中药经营重要的组成部分,直接关系到患者康复及用药安全。中药饮片销售企业是中药饮片经营的主体,因此加强和规范对相关企业的管理有助于中药饮片行业健康、有序、快速的发展。另外,毒性中药饮片是一类特殊的药品,其生产、经营和使用有严格的法律规范。

《药品经营质量管理规范》规定:"药品经营企业购进中药材要标明产地。""经营中药饮片还应划分零货称取专库(区),各库(区)应设有明显标志。""对中药材和中药饮片按其特性,采取干燥、降氧、熏蒸等方法养护,对在库时间较长的中药材,应抽样送检。""药品零售企业经营中药饮片应配置所需的调配处方和临方炮制的设备。""中药饮片装斗前应做质量复核,不得错斗、串斗,防止混药。""分装中药饮片应有符合规定的专门场所,其面积和设备应与分装要求相适应。""易串味的药品、中药材、中药饮片以及危险品等应与其他药品分开存放。"

具有经营毒性中药资格的企业采购毒性中药饮片,必须从持有毒性中药材的饮片定点生产证明的中药饮片生产企业和具有经营毒性中药资格的批发企业购进,严禁从非法渠道购进毒性中药饮片。毒性中药饮片应实行专人、专库(柜)、专账、专用衡器,双人双锁保管,做到账、货、卡相符。

群众自配民间单、秘、验方需用毒性中药,购买时要持有本单位或城市街道办事处、乡(镇)人民政府的证明信,供应部门方可发售。调配含有毒性中药饮片的处方,每次处方剂量不得超过二日极量。对处方未注明"生用"的,应给付炮制品。如在审方时对处方有疑问,必须经处方医生重新审定后方可调配。处方保存两年备查。

(二)罂粟壳经营和调剂管理

罂粟壳属于麻醉药品管制品种,是部分中成药生产和医疗配方使用的原料。为进一步规范罂粟壳管理程序,加强对罂粟壳生产、经营和使用的监督管理,以保证合法需要,防止流入非法渠道,造成不良后果,根据国务院颁布的《麻醉药品管理办法》,1998年国家药品监督管理局制定了《罂粟壳管理暂行规定》。

1. 罂粟壳经营管理

(1)国家药品监督管理局指定各省、自治区、直辖市一家中药经营企业为罂粟壳定点经营单位,承担本辖区罂粟壳的省级批发业务。

(2)省级以下罂粟壳的批发业务由所在地省级药品监督管理部门所在地(市)、县(市)指定一家中药经营企业承担,严禁跨辖区或向省外销售。

(3)承担罂粟壳批发业务的单位直接供应乡镇卫生院以上医疗单位配方使用和县(市、区)以上药品监督管理部门指定的中药饮片经营门市部。

(4)严禁罂粟壳定点经营单位从非法渠道购进罂粟壳,非指定罂粟壳定点经营单位一律不准从事罂粟壳的批发或零售业务,禁止在中药材市场销售罂粟壳。

(5)指定的中药饮片经营门市部应凭盖有乡镇卫生院以上医疗单位公章的医生处方零售罂粟壳(处方保存3年备查),不准生用,严禁单味零售。

(6)购用罂粟壳的生产企业不得自行销售或互相调剂,因故需要将罂粟壳调出,应报所在地省级药品监督管理部门审核同意,由指定的罂粟壳定点经营单位负责销售。

2. 罂粟壳调剂管理 《医院中药饮片管理规范》第三十三条规定:"罂粟壳不得单方发药,必须凭有麻醉药处方权的执业医师签名的淡红色处方方可调配,每张处方不得超过三日用量,连续使用不得超七日,成人一次的常用量为每日 3～6 克。处方保存三年备查。"

任务三 中药品种保护的申请

一、中药品种保护的范围

为了提高中药品种的质量,鼓励研究开发中药新品种,保护中药生产企业的合法权益,促进我国中药事业的发展,国务院于 1992 年颁布了《中药品种保护条例》(以下简称《条例》),根据 2018 年《国务院关于修改部分行政法规的决定》修订。本《条例》适用于中国境内生产制造的中药品种,包括中成药、天然药物的提取物及其制剂和中药人工制成品。申请专利的中药品种,依照专利法的规定办理,不适用本《条例》。依照本《条例》受保护的中药品种,必须是列入国家药品标准的品种。经国务院卫生行政部门认定,列为省、自治区、直辖市药品标准的品种,也可以申请保护。

二、中药保护品种的等级划分与申报条件

(一)申请中药一级保护品种应具备的条件

符合下列条件之一的中药品种,可以申请中药一级保护品种:

1. 对特定疾病有特殊疗效 指对某一疾病在治疗效果上能取得重大突破性进展。例如,对常见病、多发病等疾病有特殊疗效;对既往无有效治疗方法的疾病能取得明显疗效;或者对改善重大疑难疾病、危急重症或罕见疾病的终点结局(病死率、致残率等)取得重大进展。

2. 相当于国家一级保护野生药材物种的人工制成品 指列为国家一级保护物种药材的人工制成品;或目前虽属于二级保护物种,但其野生资源已处于濒危状态物种药材的人工制成品。

3. 用于预防和治疗特殊疾病 指严重危害人民群众身体健康和正常社会生活经济秩序的重大疑难疾病、危急重症、烈性传染病和罕见病。如恶性肿瘤、终末期肾病、脑卒中、急性心肌梗死、艾滋病、严重急性呼吸综合征、人禽流感、苯丙酮尿症、地中海贫血等疾病。

用于预防和治疗重大疑难疾病、危急重症、烈性传染病的中药品种,其疗效应明显优于现有治疗方法。

(二)申请中药二级保护品种应具备的条件

符合下列条件之一的中药品种,可以申请中药二级保护品种:

1. 符合上述一级保护的品种或者已经解除一级保护的品种。

2. 对特定疾病有显著疗效 指能突出中医辨证用药理法特色,具有显著临床应用优势,或对主治的疾病、证候或症状的疗效优于同类品种。

3. 从天然药物中提取的有效物质及特殊制剂 指从中药、天然药物中提取的有效成分、有效部位制成的制剂,且具有临床应用优势。

三、中药品种保护申请类别

为了明确标准、保护先进、合理设定同品种管理、提高延长保护期门槛,《中药品种保护指导原则》将中药品种保护划分为初次保护、同品种保护、延长保护期三个类别。

(一)初次保护

初次保护申请指首次提出的中药品种保护申请;其他同一品种生产企业在该品种保护公告

前提出的保护申请,按初次保护申请管理。

1. 申报资料应能说明申报品种的可保性,并能客观全面地反映中药品种生产工艺、质量研究、安全性评价、临床应用等方面的情况。

2. 申报品种一般应完成监测期、注册批件及其他法律法规要求的研究工作。

3. 申报品种由多家企业生产的,应由原研企业提出首次申报;若质量标准不能有效控制产品质量的,应提高并统一质量标准。

4. 综述资料包括临床、药理毒理和药学等内容的概述,并说明适用条款及申请级别的理由。

5. 临床资料和药学资料。

6. 改变剂型的品种应有试验资料证明其先进性和合理性。

7. 处方中含有十八反、十九畏等配伍禁忌药味,含有重金属的药味,毒性药材(系列入国务院《医疗用毒性药品管理办法》的毒性中药材),其他毒性药材日服用剂量超过药典标准,炮制品或生品的使用与传统用法不符以及临床或文献报道有安全性隐患药味的品种,应有试验资料证实其用药安全性。

8. 申报中药注射剂品种保护的,其各项技术要求不得低于现行中药注射剂的注册要求,尤其是安全性研究资料必须是在国家认定的 GLP 实验室进行,并有不良反应检索报告。

9. 中药、天然药物和化学药品组成的复方制剂应有中药、天然药物、化学药品间药效、毒理相互影响(增效、减毒或互补作用)的比较性研究和临床试验资料,以证实其组方合理性。

10. 申请企业应提出在保护期内对品种改进提高计划及实施的详细步骤。如进一步完善生产过程控制,提高完善质量标准,加强基础和临床研究,完善药品说明书等。

(二)同品种保护

同品种保护申请是指药品名称、剂型、处方都相同的品种;同品种保护申请,是指初次保护申请品种公告后,其他同品种生产企业按规定提出的保护申请。

1. 已受理同品种申请的品种,由国家中药品种保护审评委员会组织有关专家及相关单位人员进行同品种质量考核。

2. 同品种质量考核包括现场检查、抽样和检验三方面的内容。根据工作需要,可以委托省级食品药品监督管理部门进行现场检查和抽样。

(三)延长保护期

延长保护期申请是指中药保护品种生产企业在该品种保护期届满前按规定提出延长保护期的申请。

1. 申请延长保护期的品种应能证明其对主治的疾病、证候或症状较同类品种有显著临床疗效优势。

2. 申请企业应按改进意见与有关要求完成各项工作并提交相关资料。

3. 延长保护期的品种在临床、药理毒理、药学等方面应较保护前有明显改进与提高,如生产用药材和饮片基原明确、产地固定,工艺参数明确,过程控制严格,质量标准可控完善,主治范围确切,药品说明书完善等。对有效成分和有效部位制成的制剂,其量效关系、作用机制和体内代谢过程应基本清楚。

4. 申请企业应提出在延长保护期内对品种改进提高的详细计划及实施方案。

四、中药保护品种的申办程序

(一)中药保护品种的申请与初审

中药生产企业对其生产的符合相关规定的中药品种,可以向所在地省、自治区、直辖市人民政府药品监督管理部门提出申请,由省、自治区、直辖市人民政府药品监督管理部门初审签署意见后,报国务院药品监督管理部门。特殊情况下,中药生产企业也可以直接向国务院药品监督管理部门提出申请(图 12-1)。

(二)中药保护品种的审评

国务院药品监督管理部门负责组织国家中药品种保护审评委员会,委员会成员由国务院药品监督管理部门聘请中医药方面的医疗、科研、检验及经营、管理专家担任。国务院药品监督管理部门委托国家中药品种保护审评委员会负责对申请保护的中药品种进行审评。国家中药品种保护审评委员会应当自接到申请报告书之日起六个月内作出审评结论。

(三)中药保护品种的颁发证书与发布公告

根据国家中药品种保护审评委员会的审评结论,由国务院药品监督管理部门决定是否给予保护。批准保护的中药品种,由国务院药品监督管理部门发给《中药保护品种证书》。对批准保护的中药品种以及保护期满的中药品种,由国务院药品监督管理部门在指定的专业报刊上予以公告。

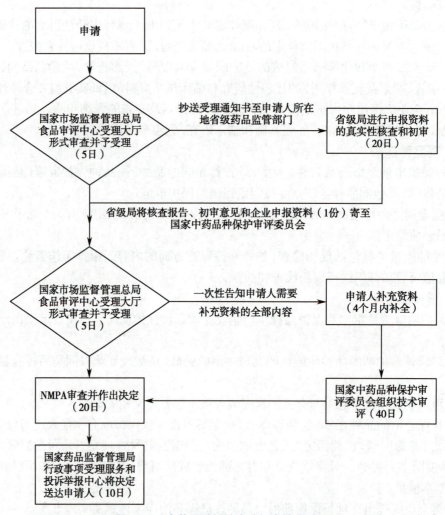

图 12-1   中药品种保护申请与审批流程图

五、中药保护品种的具体保护措施

(一)对中药一级保护品种的规定

1. 国内保密规定   中药一级保护品种的处方组成、工艺制法,在保护期限内由获得《中药保护品种证书》的生产企业和有关的药品监督管理部门及有关单位和个人负责保密,不得公开;负有保密责任的有关部门、企业和单位应当按照国家有关规定,建立必要的保密制度。

2. 国际转让保密规定 向国外转让中药一级保护品种的处方组成、工艺制法的,应当按照国家有关保密的规定办理。

3. 保护时间的规定 中药一级保护品种的保护期分为三十年、二十年、十年,因特殊情况需要延长保护期的,由生产企业在该品种保护期满前六个月,依照中药品种保护的申请办理程序申报。但是,每次延长的保护期限不得超过第一次批准的保护期限。

(二) 对中药二级保护品种的规定

中药二级保护品种保护期为七年,在保护期满后可以延长保护期,由生产企业在该品种保护期满前六个月依据条例规定的程序申报。

(三) 受保护中药品种的生产

1. 对生产单位的规定 除临床用药紧张的中药保护品种另有规定外,被批准保护的中药品种在保护期内仅限于已获得《中药保护品种证书》的企业生产。生产中药保护品种的企业及有关主管部门应当重视生产条件的改进,提高品种的质量。

2. 对生产单位间仲裁的规定 国务院药品监督管理部门批准保护的中药品种如果在批准前是由多家企业生产的,其中未申请《中药保护品种证书》的企业应当自公告发布之日起六个月内向国务院药品监督管理部门申报,并依照规定提供有关资料,由国务院药品监督管理部门指定药品检验机构对该申报品种进行同品种的质量检验。国务院药品监督管理部门根据检验结果,对达到国家药品标准的,补发《中药保护品种证书》。对未达到国家药品标准的,依照药品管理的法律、行政法规的规定撤销该中药品种的批准文号。

(四) 受保护中药品种的国外注册

中药保护品种在保护期内向国外申请注册的,须经国务院药品监督管理部门批准。

(五) 终止保护的情形

在保护期内的品种,有下列情形之一的,国务院药品监督管理部门将提前终止保护,收回其保护审批件及证书:①获得保护品种的生产企业的《药品生产许可证》被撤销、吊销或注销的;②保护品种的药品批准文号被撤销或注销的;③申请企业提供虚假的证明文件、资料、样品或者采取其他欺骗手段取得保护审批件及证书的;④保护品种生产企业主动提出终止保护的;⑤累计2年不缴纳保护品种年费的;⑥未按照规定完成改进提高工作的;⑦其他不符合法律、法规规定的。已被终止保护品种的生产企业,不得再次申请该品种的中药品种保护。

实训 填写《中药品种保护申请表》

【实训目的】

学会通过国家市场监督管理总局政务服务窗口,按示例样表独立完成《中药品种保护申请表》的填写工作,熟悉《中药品种保护申请表》的填写要求及注意事项、中药品种保护的办理流程等。

【实训准备】

实训场地为智慧教室或计算机房;填报申请书所需资料;实训线上平台(超星学习通或雨课堂等)。

【实训内容与步骤】

首先教师示范教学,通过登录国家市场监督管理总局政务服务门户中药保护初次保护审批窗口,指导学生下载及填写《中药品种保护申请表》;接着学生独立完成实训,然后小组同学根据完成情况进行相互讨论;最后以小组为单位将《中药品种保护申请表》上传至线上平台。

【实训考核与评价】

　　对所上传《中药品种保护申请表》填写的准确性、完整性、规范性等进行评价。考核成绩＝教师评价（50%）＋组间评价（20%）＋组内互评（20%）＋自评（10%）。

（李福元）

ER-12-3

扫一扫，测一测

? 复习思考题

1. 说出《野生药材资源保护管理条例》对国家重点保护野生药材物种的分级情况。
2. 野生药材资源保护有哪些保护措施？
3. 简述中药品种等级保护的划分、申请条件及保护期限。

项目十三　药品知识产权保护

課件

学习目标

　　素质目标：培养强烈的知识产权意识，能依法保护药品的知识产权。

　　知识目标：掌握药品专利的类型及授予条件、药品专利的取得与保护，药品商标的注册申请，商标权的内容，商标权的保护；熟悉药品专利的概念，商标的概念及特征，医药商业秘密和医药未披露数据的概念；了解医药商业秘密及保护，医药未披露数据的相关内容。

　　能力目标：学会进行专利或商标的查询或检索；能保护自身的知识产权不受侵犯，也能避免重复研发或侵犯他人的知识产权。

案例导学

知识导览

　　2015年10月5日，我国85岁女药学家屠呦呦，凭借着发现抗疟疾特效药青蒿素，摘得该年度诺贝尔生理学或医学奖桂冠，成为首位获得诺贝尔科学类奖项的中国女科学家。青蒿素这一中国版的原创药在给中国科学家带来无上荣耀的同时，却难掩中国青蒿素在国际市场的尴尬境地。统计显示：每年青蒿素及其衍生物的销售额多达15亿美元，但中国市场的占有率不到1%。而究其原因，就是作为中国唯一被世界承认的原创新药，却没有属于自己的专利。中国是第一个发现青蒿素可以治疗疟疾的国家，对于这样一项对科学技术有突出贡献又有巨大市场前景的技术，本来应该在新的化合物（青蒿素）、制备方法（乙醇提炼）和用途（治疗疟疾）方面及时申请多项专利，但研发单位无一对青蒿素技术的知识产权进行保护，中国失去了本该获得的青蒿素药物市场垄断地位。青蒿素发明于1971年10月，当时我国的知识产权专利制度尚未来得及建立，1984年第一部《中华人民共和国专利法》（以下简称《专利法》）问世，1985年4月1日开始实施，国内的科研工作者对专利并没有深刻的认识，知识产权保护意识淡薄，并未意识到这一发明是足可以申请国际专利的重大突破，使得青蒿素的发明信息过早地通过科技论文向世界披露了重要信息。

　　中国发明了青蒿素但为何无法获得市场垄断利益的机会？申请专利保护需要什么条件，申请程序是什么？

　　药品知识产权是指药品研发、生产、销售等过程中所涉及的知识产权，包括专利、商标、著作权等。这些权利为药品创新者提供了法律保护，确保他们的创新成果得到合理的回报，并鼓励更多的创新活动。

任务一　药品专利保护

一、专利的概念、特征

（一）概念

专利制度是国际上通行的国家利用法律和经济手段保护发明创造者合法权益的一项重要法律制度。目前，我国负责全国专利工作的部门是国家知识产权局，在地方设有省级的知识产权局，负责本地区的专利工作。

专利权，是指专利申请人就一项发明、实用新型或外观设计向国家专利行政部门提出专利申请，经依法审查合格后，由国家专利行政部门向专利申请人授予的，在规定时间内对该项发明创造享有的专有权。

（二）专利权的特征

专利权是无形财产，与有形财产相比具有以下法律特征。

1. 独占性　专利权是由政府主管部门根据发明人或申请人的申请，认为其发明成果符合专利法规定的条件，而授予申请人或其合法受让人的一种专有权。它专属权利人所有，专利权人对其权利的客体（即发明创造）享有占有、使用、收益和处分的权利。

2. 公开性　专利权的获取以发明创造的公开为前提，专利申请人通过申请专利公开其发明成果的主要创造性，因此专利制度促进了社会的科技交流，在极大程度上提升了社会创新的能力和科技进步的速度。

3. 时间性　专利权具有一定的时间限制，也就是法律规定的保护期限。各国的专利法对于专利权的有效保护期均有各自的规定，计算保护期限的起始时间也各不相同。我国《专利法》第四十二条规定："发明专利权的期限为二十年，实用新型专利权的期限为十年，外观设计专利权的期限为十五年，均自申请日起计算。"

4. 地域性　地域性是对专利权的空间限制。它是指一个国家或一个地区所授予和保护的专利权仅在该国或地区的范围内有效，对其他国家和地区不发生法律效力，其专利权是不被确认与保护的。如果专利权人希望在其他国家享有专利权，那么必须依照其他国家的法律另行提出专利申请。除非加入国际条约及双边协定另有规定之外，任何国家都不承认其他国家或者国际性知识产权机构所授予的专利权。

案例分析

洛莱特公司与辉瑞公司的专利权纠纷案件

案情介绍：洛莱特公司拥有一项专利，该专利涉及一种用于治疗心脏病的药物。辉瑞公司生产了一种类似的药物，其中部分成分与洛莱特公司的专利相同。洛莱特公司认为辉瑞公司侵犯了其专利权，提起诉讼要求赔偿损失。法院最终认定辉瑞公司侵犯了洛莱特公司的专利权，并判处辉瑞公司赔偿洛莱特公司的损失。

案例分析：洛莱特公司获得了该治疗心脏病的药物的专利，也就说明洛莱特公司在专利保护期内独自享有该药物的占有、使用、收益和处分的权利。辉瑞公司的行为显然已构成侵权。

二、药品专利的概念、类型

(一) 药品专利的概念

药品专利是在药物开发领域内依照一定的程序获得国家授予专利保护权利的科技成果。

(二) 药品专利的类型

药品专利分为发明、实用新型及外观设计三类。

1. 药品发明专利　发明是指对产品、方法或者其改进所提出的新的技术方案。药品发明专利包括新药物专利、新制备方法专利和新用途专利。

(1) 新药物：包括有医药用途的新化合物、已知化合物和药物组合物；新微生物和基因工程产品(生物制品)；制药领域中涉及新原料、新辅料、中间体、代谢物、药物前体、新药物制剂；新的异构体；新的有效晶型；新分离或提取的天然物质等。

(2) 新制备方法：包括新工艺、新配方、新的加工处理方法及新动物、新矿物、新微生物的生产方法，中药新提取纯化方法、新炮制方法等。

(3) 药物新用途：包括首次发现其有医疗价值，或发现其有第二医疗用途的，新的给药途径等可以申请发明专利。

2. 实用新型专利　实用新型是指对产品的形状、构造或者其结合所提出的适于实用的新的技术方案。如某些与功能相关的药物剂型、形状、结构的改变；某种新型缓释制剂；生产制剂的专用设备；诊断用药的试剂盒与功能有关的形状、结构；某种单剂量给药器以及药品包装容器的形状、结构、开关技巧等。

3. 外观设计专利　外观设计专利是指对产品的形状、图案或者其结合以及色彩与形状、图案的结合所作出的富有美感并适于工业应用的新设计，主要涉及药品外观和包装容器外观等，如药品的新造型或其与图案、色彩的搭配与组合；新的盛放容器如药瓶、药袋、药瓶的瓶盖；富有美感和特色的说明书、容器和包装盒等。

根据我国《专利法》第二十二条第一款规定："授予专利权的发明和实用新型应当具备新颖性、创造性和实用性。"新颖性，是指该发明或者实用新型不属于现有技术；也没有任何单位或者个人就同样的发明或者实用新型在申请日以前向国务院专利行政部门提出过申请，并记载在申请日以后公布的专利申请文件或者公告的专利文件中。创造性，是指与现有技术相比，该发明具有突出的实质性特点和显著的进步，该实用新型具有实质性特点和进步。实用性，是指该发明或者实用新型能够制造或者使用，并且能够产生积极效果。

三、药品专利的申请及保护措施

(一) 药品专利权的申请与审批

1. 药品专利权的申请

(1) 申请原则：根据《专利法》(2020年修正)规定，专利的申请遵循以下基本原则：①书面申请原则，即办理专利申请手续时，必须采用书面形式。②单一性原则，即一件专利申请只限于一项发明创造。③先申请原则，即两个或两个以上申请人就同样的发明申请专利时，专利权授予最先申请的人。④优先权原则，申请人自发明或实用新型在外国第一次提出专利申请之日起十二个月内，或外观设计在外国第一次提出专利申请之日起六个月内，又在中国就相同主题提出申请的，依照该外国同中国签订的协议或者共同参加的国际条约，或者依照相互承认优先权的原则，可以享有优先权。申请人自发明或实用新型在中国第一次提出专利申请之日起十二个月内，又向国务院专利行政主管部门就相同主题提出专利申请的，可以享有优先权。

（2）申请文件：专利申请既可以由专利申请权人自己申请，亦可以委托专利代理人申请。申请医药发明或实用新型专利的，提交请求书、说明书及其摘要和权利要求书等文件；申请外观专利设计的，应当提交请求书以及该外观设计的图片或者照片等文件，并且应当写明使用该外观设计的产品及其所属类别。

2．药品专利权的审批

（1）药品发明专利的审批程序：我国对发明专利实行早期公开与请求审查制相结合的审查制度，具体程序分为受理、初步审查、公布申请、实质审查、授权五个阶段。

1）受理：国务院专利行政部门收到发明专利申请的请求书、说明书和权利要求书后，应该明确申请日、给予申请号并通知申请人；对于不予受理的情况，通知申请人。

2）初步审查：又称形式审查，是国务院专利行政部门对专利申请是否具备形式条件进行的审查，为以后的专利公开和实质审查做准备。

3）公布申请：国务院专利行政部门对发明专利申请经初步审查认为符合《专利法》规定要求的，自申请日起十八个月，以专利公报和出版物的形式将说明书和专利要求书等予以公布。申请人也可以申请早日公布其申请。

4）实质审查：实质审查是国务院专利行政部门根据申请人的请求，从技术角度对发明的新颖性、创造性、实用性等实质性条件进行的审查。

5）授权公告：发明专利申请经实质审查没有发现驳回理由的，由国务院专利行政部门作出授予发明专利权的决定，发给专利证书，在发明专利公告上予以登记和公告。发明专利权自公告之日起生效。

（2）药品实用新型和外观设计的审批程序：我国对实用新型和外观设计专利采取初审登记制度。即该类专利申请经初步审查没有发现驳回理由的，由国务院专利行政部门作出授予实用新型专利权或者外观设计专利权的决定，发给相应的专利证书，同时予以登记和公告。实用新型专利权和外观设计专利权自公告之日起生效。

专利申请人对国务院专利行政部门驳回申请的决定不服的，可自收到通知之日起三个月内向国务院专利行政部门内部设立的专利复审委员会请求复审。专利申请人对复审决定不服的，可自收到通知之日起3个月内向人民法院起诉。

3．专利权人的主要权利

（1）独占权：专利权人有自己制造、使用和销售专利产品，或使用专利方法的权利，即实施专利的权利。但这种权利要在保护期内行使。

（2）许可权：专利权人有许可他人实施其专利权的权利。任何单位或者个人实施他人专利的，应当与专利权人订立书面实施许可合同，向专利权人支付专利使用费。被许可人无权允许合同规定以外的任何单位或者个人实施该专利。

（3）转让权：《专利法》规定，专利申请权和专利权可以转让。中国单位或者个人向外国人转让专利申请权或者专利权的，必须经国务院有关主管部门批准。转让专利申请权或者专利权的，当事人应当订立书面合同，并向国务院专利行政部门登记，由国务院专利行政部门予以公告。专利申请权或者专利权的转让自登记之日起生效。

（4）标记权：专利权人依法享有在其专利产品或产品包装上标明专利标记和专利号。发明人或设计人不论是否为专利权人，都有在专利文件上署名的权利。

4．专利权人的主要义务

（1）缴纳专利年费的义务。

（2）合理行使专利权的义务。

（3）奖励发明人或设计人的义务。

（二）药品专利的保护措施

1. 专利权的保护期限　发明专利权的保护期限为二十年，实用新型专利权的保护期限为十年，外观设计专利权的保护期限为十五年，均自申请日起计算。

2. 专利权的保护范围　发明或者实用新型专利的保护范围以其权利要求书的内容为准，说明书及附图可用于解释权利的要求；外观设计专利权的保护范围以表示在图片或者照片中的该产品的外观设计为准，简要说明可以用于解释图片或者照片所表示的该产品的外观设计。

3. 专利权保护终止与无效

（1）专利权终止：有下列几种情形之一的，专利权将终止。①专利权期限届满将自行终止；②专利权人以书面声明放弃其专利权；③专利权人没有按照规定缴纳年费。专利权终止后，其发明创造就成为公共财富，任何人都可使用。

（2）专利权无效：自国务院专利行政部门公告授予专利权之日起，任何单位或个人认为该专利权的授予不符合《专利法》有关规定的，可以请求专利复审委员会宣告该专利权无效。宣告专利权无效的决定由国务院专利行政部门登记和公告，对于宣告无效的专利视为自始即不存在。

4. 药品专利侵权的保护　专利侵权的行为主要是指未经专利权人的许可，实施其专利而引起的侵权行为。侵权行为主要有以下两种。

（1）除法律另有规定以外，未经专利权人许可，以生产经营为目的制造、使用、许诺销售、销售、进口专利产品或者使用专利方法使用、许诺销售、销售、进口依照该方法直接获得的产品的行为。

（2）假冒他人专利的行为，指在与专利产品类似的产品或者包装上加上他人的专利标志和专利号，冒充他人专利产品，以假充真的行为。

当发生专利侵权引起纠纷的，由当事人协商解决，不愿协商或者协商不成的，专利权人或利害关系人可以向人民法院起诉，也可请求地方政府管理专利工作的部门协调处理。侵权行为若经认定，侵权人应立即停止侵权行为。侵权当事人不服，可自收到处理通知之日起十五日内向人民法院提起诉讼；侵权当事人期满不起诉又不停止侵权行为的可由专利工作部门申请法院强制执行。专利侵权的诉讼时效为三年，自专利权人或者利害关系人得知或者应当得知侵权行为之日起计算。

任务二　药品商标保护

一、药品商标的概念、分类

1. 药品商标的概念　我国《中华人民共和国商标法》（以下简称《商标法》）中对商标的定义是"任何能够将自然人、法人或者其他组织的商品与他人的商品区别开的标志，包括文字、图片、字母、数字、三维标志、颜色组合和声音等，以及上述要素的组合"。

2. 药品商标的分类　商标的分类方法很多，常见的有根据商标的构成、使用对象、作用和功能、市场知名度和是否注册来分类，具体见表13-1。

3. 禁止作为商标使用的标志

（1）同中华人民共和国的国家名称、国旗、国徽、国歌、军旗、军徽、军歌、勋章等相同或者近似的，以及同中央国家机关的名称、标志、所在地特定地点的名称或者标志性建筑物的名称、图形相同的。

（2）同外国的国家名称、国旗、国徽、军旗等相同或者近似的，但经该国政府同意的除外。

（3）同政府间国际组织的名称、旗帜、徽记等相同或者近似的，但经该组织同意或者不易误导公众的除外。

表 13-1 商标的分类

分类依据	商标的类别
构成	(1)平面商标:一般又可分为文字商标、图形商标、数字商标以及文字和图形结合的组合商标; (2)立体商标:商品或其包装的外形或者表示服务特征的外形组成的商标
使用对象	(1)商品商标:用于生产销售的商品上的标记; (2)服务商标:用于服务行业,与其他服务行业相区别的标记
作用和功能	(1)集体商标:是指以团体、协会或者其他组织名义注册,供该组织成员在商事活动中使用,以表明使用者在该组织中成员资格的标志; (2)证明商标:是指由对某种商品或者服务具有监督能力的组织所控制,而由该组织以外的单位或者个人使用于商品或者服务,用于证明该商品或者服务的原产地、原料、制造方法、质量或者其他特定品质的标志; (3)联合商标:商标所有人在自己生产或销售的相同或类似的商品上注册几个近似的商标,以构成一张立体交叉的保护网,有效地防止近似商标的出现,扩大注册商标的专用权范围
知名度	(1)知名商标:指由市一级工商行政管理部门认可的,在该行政区划范围内具有较高声誉和市场知名度的商标; (2)著名商标:指由省级工商行政管理部门认可的,在该行政区划范围内具有较高声誉和市场知名度的商标; (3)驰名商标:指由国务院工商行政管理部门商标局认定的在市场上享有较高声誉并为相关公众所熟知的商标
是否注册	注册商标是经国务院国家知识产权局下属商标局核准的商标。在我国没有注册的商标是不受法律保护的

(4)与表明实施控制、予以保证的官方标志、检验印记相同或者近似的,但经授权的除外。

(5)同"红十字""红新月"的名称、标志相同或者近似的。

(6)带有民族歧视性的。

(7)带有欺骗性,容易使公众对商品的质量等特点或者产地产生误认的。

(8)有害于社会主义道德风尚或者有其他不良影响的。

县级以上行政区划的地名或者公众知晓的外国地名,不得作为商标。但是,地名具有其他含义或者作为集体商标、证明商标组成部分的除外;已经注册的使用地名的商标继续有效。

二、药品商标权的取得及保护措施

(一)药品商标权的取得

经商标局核准注册的商标为注册商标,包括商品商标、服务商标、集体商标和证明商标。商标注册人享有商标专用权,受到法律保护。

《商标法》规定,国家规定必须使用注册商标的商品,必须申请商标注册,未经核准注册的,不得在市场销售。

1. 商标注册的原则

(1)自愿注册与强制注册相结合的原则:我国实行自愿注册为主、强制注册为辅的商标注册原则。目前我国对烟草制品实行强制性注册管理。其他商品或服务项目上使用的商标是否注册由使用人自主决定。

(2)申请在先与使用在先相结合原则:《商标法》规定,两个或者两个以上的商标注册申请人,在同一种商品或者类似商品上,以相同或者近似的商标申请注册的,初步审定并公告申请在先的商标;同一天申请的,初步审定并公告使用在先的商标,驳回其他人的申请,不予公告。因此,实质上我国实行的是申请在先为主,使用在先为补充的原则。

(3)优先权原则:商标注册申请人自其商标在外国第一次提出商标注册申请之日起六个月内,又在中国就相同商品以同一商标提出商标注册申请的,依照该外国同中国签订的协议或者共同参加的国际条约,或者按照相互承认优先权的原则,可以享有优先权。商标在中国政府主办的或者承认的国际展览会展出的商品上首次使用的,自该商品展出之日起六个月内,该商标的注册申请人可以享有优先权。

(4)多样化原则:商标注册申请人应当按规定的商品分类表填报使用商标的商品类别和商品名称,提出注册申请。商标注册申请人可以通过一份申请就多个类别的商品申请注册同一商标。

2. 药品商标注册的程序

(1)商标注册申请:商标注册申请等有关文件,可以以书面方式或数据电文方式提出。申请商标注册所申报的事项和所提供的材料应当真实、准确、完整。

(2)初步审定并公告:申请注册的商标,凡符合《商标法》有关规定的,由商标局初步审定,予以公告。申请注册的商标,凡不符合《商标法》有关规定或者同他人在同一种商品或者类似商品上已经注册的或者初步审定的商标相同或者近似的,由商标局驳回申请,不予公告。

(3)核准注册与公告:对初步审定的商标,自公告之日起三个月内,任何人均可以提出异议。公告期满无异议的,予以核准注册,发给商标注册证,并予公告。对初步审定、予以公告的商标提出异议的,商标局应当听取异议人和被异议人陈述事实和理由,经调查核实后作出裁定。当事人在法定期限内对商标局作出的裁定不申请复审或者对商标评审委员会作出的裁定不向人民法院起诉的,裁定生效。经裁定异议不能成立的,予以核准注册,发给商标注册证,并予公告;经裁定异议成立的,不予核准注册。经裁定异议不能成立而核准注册的,商标注册申请人取得商标专用权的时间自初审公告三个月期满之日起计算。

(二)商标权的保护

1. 保护期限 根据《商标法》规定,注册商标的有效期为10年,自核准注册之日起计算。注册商标有效期满需要继续使用的,应当在期满前十二个月内申请续展注册;在此期间未能提出申请的,可以给予六个月的宽展期。宽展期满仍未提出申请的,注销其注册商标。每次续展注册的有效期为10年,自该商标上一届有效期满次日起计算。

2. 商标一经注册,即受法律保护。国家运用法律制止和严惩一切商标侵权行为,保护商标权人的合法利益。

(1)商标侵权行为:我国《商标法》规定,商标注册人享有商标专用权,受到法律保护。有下列行为之一的,均属侵犯注册商标专用权:①未经商标注册人的许可,在同一种商品上使用与其注册商标相同的商标的;②未经商标注册人的许可,在同一种商品上使用与其注册商标近似的商标,或者在类似商品上使用与其注册商标相同或者近似的商标,容易导致混淆的;③销售侵犯注册商标专用权的商品的;④伪造、擅自制造他人注册商标标识或者销售伪造、擅自制造的注册商标标识的;⑤未经商标注册人同意,更换其注册商标并将该更换商标的商品又投入市场的;⑥故意为侵犯他人商标专用权行为提供便利条件,帮助他人实施侵犯商标专用权行为的;⑦给他人的注册商标专用权造成其他损害的。

(2)驰名商标的特殊保护:驰名商标是指为公众所熟知的,在市场上具有很高知名度和美誉度的商标。我国《商标法》规定,认定驰名商标应当考虑下列因素:①相关公众对该商标的知晓程度;②该商标使用的持续时间;③该商标的任何宣传工作的持续时间、程度和地理范围;④该商标作为驰名商标受保护的记录;⑤该商标驰名的其他因素。

我国对驰名商标作出了特殊保护:就相同或者类似商品申请注册的商标是复制、摹仿或者翻译他人未在中国注册的驰名商标,容易导致混淆的,不予注册并禁止使用。就不相同或者不相类似商品申请注册的商标是复制、摹仿或者翻译他人已经在中国注册的驰名商标,误导公众,致使该驰名商标注册人的利益可能受到损害的,不予注册并禁止使用。

(3)商标侵权行为的保护

1)民事责任:注册商标所有人因商标侵权行为而遭受损失的,有权向人民法院起诉,人民法院根据具体情况追究侵权人的民事责任。如停止侵权、消除影响、赔偿损失等。

2)行政责任:市场监督管理部门在认定商标侵权行为成立后,有权责令侵权人停止侵权行为、责令改正、罚款等,还可应当事人的请求,就赔偿数额进行调解。

3)刑事责任:依据《商标法》和《中华人民共和国刑法》规定,对于情节严重、构成犯罪的商标侵权行为应当追究其刑事责任。如假冒注册商标罪、销售假冒注册商标商品罪、非法制造和销售假冒注册商标标识罪。

任务三　医药商业秘密和医药未披露数据的保护

一、医药商业秘密的保护

(一)医药商业秘密的概念

医药商业秘密特指医药企业在经营过程中所拥有的,能为企业带来经济利益、具有实用性的,企业不愿公开的技术信息和经营信息。

医药商业秘密权指医药商业秘密的拥有者具有保护其商业秘密不受他人非法侵犯的权利。

(二)医药商业秘密的特征

商业秘密不同于专利,它不需要对社会公开,享有法律的无期限保护,因此具有以下特征。

1.天然性　商业秘密权的获取无须经过任何机构的许可,企业所拥有的信息自产生之日起可天然成为商业秘密。

2.价值性　商业秘密是企业在经营过程中获取的,本身可能就具有极高的经济价值,并通常带有极强的市场竞争价值,这一价值在过往的经营活动中可能已经得到体现,同时也可通过进一步的积累和利用成为企业未来发展的竞争优势,因此企业对商业秘密非常重视。在医药企业中,药品的开发方向、研究数据、生产记录、市场数据、市场战略客户资料等对企业来说都具有极高的价值性。

3.秘密性　商业秘密首先必须是处于秘密状态的信息,不可能从公开的渠道所获悉。商业秘密可在一定时间、空间范围内产生信息价值的原因在其非公开性,一旦公开,商业秘密的价值性会显著降低,还可能导致企业丧失竞争优势,失去当前所拥有的市场地位。

4.实用性　商业秘密与其他理论成果的根本区别就在于,商业秘密具有现实的或潜在的使用价值。商业秘密必须是一种现在或者将来能够应用于生产经营或对生产经营有用的具体的技术方案和经营策略。不能直接或间接使用于生产经营活动的信息,不属于商业秘密。

5.声明性　即商业秘密权利人通过采取保密措施,包括订立保密协议,建立保密制度及采取其他合理的保密手段,商业秘密才可获得切实的保护。由于商业秘密维权的举证难度较大,只有当权利人采取了能够明示其保密意图的措施,才能成为法律意义上的商业秘密。

(三)医药商业秘密的内容

医药商业秘密根据产生来源不同,可分为技术信息和经营信息两类。

1.医药技术信息　指医药企业在生产研究过程中积累的信息资料。主要包括药品生产过程中的产品开发信息、配方与工艺、设备组装与改进、研究、生产数据等。

2.医药经营信息　指医药企业中与企业经营行为具有重大关系的信息内容,如财务信息、市场信息、采购计划、供应商资料、客户情报、管理方法等。

（四）医药商业秘密的保护

1. 行政保护　行政保护指商业秘密权所有人可以对侵犯企业商业秘密权的个人或组织的不当行为寻求市场监督管理部门的行政保护。《中华人民共和国反不正当竞争法》第二十一条规定侵犯商业秘密的，由监督检查部门责令停止违法行为，没收违法所得，处十万元以上一百万元以下的罚款；情节严重的，处五十万元以上五百万元以下的罚款。企业的商业秘密被侵犯后，可以向县级以上市场监督管理部门投诉，并提供商业秘密及侵权行为的有关证据。

2. 法律保护　目前我国还没有专门的商业秘密保护立法，当前我国调整商业秘密权的法律包括《中华人民共和国劳动法》《中华人民共和国反不正当竞争法》《中华人民共和国刑法》等。企业被侵犯商业秘密的内容和方式不同，可通过以下行动进行解决。

（1）向仲裁机构申请仲裁解决：如果此前企业与侵权人之间签订了商业秘密保护合同，并且双方自愿达成仲裁协议的，可依据《中华人民共和国仲裁法》向双方仲裁协议中约定的仲裁机构申请仲裁。

（2）向人民法院提起民事诉讼：根据《中华人民共和国反不正当竞争法》《中华人民共和国民事诉讼法》等法律规定，企业的商业秘密被侵犯，可以直接向人民法院提起民事诉讼。

（3）刑事诉讼程序：侵犯商业秘密行为构成犯罪时，权利人应向公安机关报案，由公安机关立案侦查，侦查终结的案件移送同级人民检察院。检察院认为事实清楚、证据充分、应该追究刑事责任的，向同级人民法院提起公诉。

3. 自我保护　自我保护指企业建立商业秘密保密制度，如通过建立对应的管理制度、要求员工签订保密协议、对员工进行保密教育，对特殊文件进行特别监管措施等方式完成对重要信息资料的保护。医药企业还通过采用保密和专利相结合的方式，将容易被他人获取的技术秘密申请专利保护，将其余资料利用保密制度管理起来，以达到对自我商业秘密的完整保护。

二、医药未披露数据的保护

（一）医药未披露数据的概念

医药未披露数据是指药品注册申请人在注册申请过程中为获得生产批准证明文件而向药品注册管理部门提供的通过临床前和临床试验获取的关于药品安全性、有效性、质量可控性的未披露的试验数据。

（二）医药未披露试验数据的特征

1. 专用性　医药未披露数据为药品注册申请人在其特有试验条件下试验所得，仅供证明该申请人所生产药品的安全性、有效性和质量可控性，并不能证明其他机构所生产药品的安全、有效、质量可控，为此这一数据的有效性限制为原注册申请人进行药品开发和注册申请时专用。

2. 保密性　《与贸易有关的知识产权协议》（TRIPS）和我国的《药品管理法实施条例》中对所保护的试验数据均要求"未经披露"，即已经通过其他途径公开的试验数据并不在此保护范围内。

3. 价值性　医药未披露试验数据虽然具有专用限定，但药物研发的竞争者仍能从试验数据中反向推断试验的设计思路、工艺流程等商业秘密，进行技术秘密破解，为此具有显著的商业价值。

4. 非创造性　医药未披露试验数据虽然是通过试验新取得的，但数据本身并非创新成果，并不具有创造性。

（三）医药未披露试验数据的内容

1. 临床前研究数据　包括药物的合成工艺、提取方法、理化性质及纯度、稳定性、药理、毒理、动物药动学研究等。中药制剂还包括原药材的来源、加工及炮制等研究；生物制品还包括菌毒种、细胞株、质量标准、生物学特征、遗传稳定性及免疫学的研究等。

2. 临床研究数据 包括临床药理、人体耐受度、人体药动学、剂量调整、临床疗效、人体安全性、不良反应、生物利用度的研究等。

（四）医药未披露试验数据的保护

当前我国对医药未披露试验数据进行行政保护。医药企业可对未披露试验数据的使用进行监测，如发现数据有被泄露的事实，可向药品监督管理部门提出异议，以消除被泄露的影响或寻求救济。根据《药品注册管理办法》和《药品管理法实施条例》的要求，对未披露试验数据进行泄密的政府部门需承担对企业的赔偿责任，随意泄露的人员需要承受相应的处罚。

实训 药品专利申请

【实训目的】

登录国家知识产权局官网，了解专利申请、查询、费用等相关问题。能准确整理申请不同专利所需的材料，能准确说出药品专利的申请流程。

【实训准备】

实训场地为智慧教室或计算机房；申请不同类型专利需要的材料；线上实训平台。

【实训内容与步骤】

教师讲解实训内容和要求；学生分组（约5人为一组），小组展开讨论并登录国家知识产权局官网查询专利请求书（发明、实用新型、外观设计）；各组针对不同类型的药品专利绘制专利申请流程图；最后将专利请求书（网上下载）、申请流程图（自行绘制）等相关资料整理并上传至线上平台。

【实训考核与评价】

对上交资料的完整性、准确性、规范性等进行评价。考核成绩＝教师评价（50%）＋组间评价（20%）＋组内互评（20%）＋自评（10%）。

（张新渐）

ER-13-3
扫一扫，测一测

? 复习思考题

1. 什么是药品知识产权？
2. 什么是药品专利？药品专利的类型有几种？
3. 药品知识产权保护的重要性是什么？
4. 药品专利与药品商标有何区别？
5. 医药未披露试验数据是指什么？有哪些具体特征？

附录1 麻醉药品品种目录（2013年版）

序号	中文名	英文名	CAS 号	备注
1	醋托啡	Acetorphine	25333-77-1	
2	乙酰阿法甲基芬太尼	Acetyl-*alpha*-methylfentanyl	101860-00-8	
3	醋美沙多	Acetylmethadol	509-74-0	
4	阿芬太尼	Alfentanil	71195-58-9	
5	烯丙罗定	Allylprodine	25384-17-2	
6	阿醋美沙多	Alphacetylmethadol	17199-58-5	
7	阿法美罗定	Alphameprodine	468-51-9	
8	阿法美沙多	Alphamethadol	17199-54-1	
9	阿法甲基芬太尼	Alpha-methylfentanyl	79704-88-4	
10	阿法甲基硫代芬太尼	Alpha-methylthiofentanyl	103963-66-2	
11	阿法罗定	Alphaprodine	77-20-3	
12	阿尼利定	Anileridine	144-14-9	
13	苄替啶	Benzethidine	3691-78-9	
14	苄吗啡	Benzylmorphine	36418-34-5	
15	倍醋美沙多	Betacetylmethadol	17199-59-6	
16	倍他羟基芬太尼	Beta-hydroxyfentanyl	78995-10-5	
17	倍他羟基 -3- 甲基芬太尼	Beta-hydroxy-3-methylfentanyl	78995-14-9	
18	倍他美罗定	Betameprodine	468-50-8	
19	倍他美沙多	Betamethadol	17199-55-2	
20	倍他罗定	Betaprodine	468-59-7	
21	贝齐米特	Bezitramide	15301-48-1	
22	大麻和大麻树脂与大麻浸膏和酊	Cannabis and Cannabis Resin and Extracts and Tinctures of Cannabis	8063-14-7 6465-30-1	
23	氯尼他秦	Clonitazene	3861-76-5	
24	古柯叶	Coca Leaf		
25	可卡因 *	Cocaine	50-36-2	
26	可多克辛	Codoxime	7125-76-0	

续表

序号	中文名	英文名	CAS 号	备注
27	罂粟浓缩物*	Concentrate of Poppy Straw		包括罂粟果提取物*，罂粟果提取物粉*
28	地索吗啡	Desomorphine	427-00-9	
29	右吗拉胺	Dextromoramide	357-56-2	
30	地恩丙胺	Diampromide	552-25-0	
31	二乙噻丁	Diethylthiambutene	86-14-6	
32	地芬诺辛	Difenoxin	28782-42-5	
33	二氢埃托啡*	Dihydroetorphine	14357-76-7	
34	双氢吗啡	Dihydromorphine	509-60-4	
35	地美沙多	Dimenoxadol	509-78-4	
36	地美庚醇	Dimepheptanol	545-90-4	
37	二甲噻丁	Dimethylthiambutene	524-84-5	
38	吗苯丁酯	Dioxaphetyl Butyrate	467-86-7	
39	地芬诺酯*	Diphenoxylate	915-30-0	
40	地匹哌酮	Dipipanone	467-83-4	
41	羟蒂巴酚	Drotebanol	3176-03-2	
42	芽子碱	Ecgonine	481-37-8	
43	乙甲噻丁	Ethylmethylthiambutene	441-61-2	
44	依托尼秦	Etonitazene	911-65-9	
45	埃托啡	Etorphine	14521-96-1	
46	依托利定	Etoxeridine	469-82-9	
47	芬太尼*	Fentanyl	437-38-7	
48	呋替啶	Furethidine	2385-81-1	
49	海洛因	Heroin	561-27-3	
50	氢可酮*	Hydrocodone	125-29-1	
51	氢吗啡醇	Hydromorphinol	2183-56-4	
52	氢吗啡酮*	Hydromorphone	466-99-9	
53	羟哌替啶	Hydroxypethidine	468-56-4	
54	异美沙酮	Isomethadone	466-40-0	
55	凯托米酮	Ketobemidone	469-79-4	
56	左美沙芬	Levomethorphan	125-70-2	
57	左吗拉胺	Levomoramide	5666-11-5	
58	左芬啡烷	Levophenacylmorphan	10061-32-2	
59	左啡诺	Levorphanol	77-07-6	
60	美他佐辛	Metazocine	3734-52-9	
61	美沙酮*	Methadone	76-99-3	
62	美沙酮中间体	Methadone Intermediate	125-79-1	4-氰基-2-二甲氨基-4,4-二苯基丁烷

续表

序号	中文名	英文名	CAS 号	备注
63	甲地索啡	Methyldesorphine	16008-36-9	
64	甲二氢吗啡	Methyldihydromorphine	509-56-8	
65	3-甲基芬太尼	3-Methylfentanyl	42045-86-3	
66	3-甲基硫代芬太尼	3-Methylthiofentanyl	86052-04-2	
67	美托酮	Metopon	143-52-2	
68	吗拉胺中间体	Moramide Intermediate	3626-55-9	2-甲基-3-吗啉基-1,1-二苯基丁酸
69	吗哌利定	Morpheridine	469-81-8	
70	吗啡*	Morphine	57-27-2	包括吗啡阿托品注射液*
71	吗啡甲溴化物	Morphine Methobromide	125-23-5	包括其他五价氮吗啡衍生物,特别包括吗啡-N-氧化物,其中一种是可待因-N-氧化物
72	吗啡-N-氧化物	Morphine-N-oxide	639-46-3	
73	1-甲基-4-苯基-4-哌啶丙酸酯	1-Methyl-4-phenyl-4-piperidinol propionate(ester)	13147-09-6	MPPP
74	麦罗啡	Myrophine	467-18-5	
75	尼可吗啡	Nicomorphine	639-48-5	
76	诺美沙多	Noracymethadol	1477-39-0	
77	去甲左啡诺	Norlevorphanol	1531-12-0	
78	去甲美沙酮	Normethadone	467-85-6	
79	去甲吗啡	Normorphine	466-97-7	
80	诺匹哌酮	Norpipanone	561-48-8	
81	阿片*	Opium	8008-60-4	包括复方樟脑酊*、阿桔片*
82	奥列巴文	Oripavine	467-04-9	
83	羟考酮*	Oxycodone	76-42-5	
84	羟吗啡酮	Oxymorphone	76-41-5	
85	对氟芬太尼	Para-fluorofentanyl	90736-23-5	
86	哌替啶*	Pethidine	57-42-1	
87	哌替啶中间体 A	Pethidine Intermediate A	3627-62-1	4-氰基-1-甲基-4-苯基哌啶
88	哌替啶中间体 B	Pethidine Intermediate B	77-17-8	4-苯基哌啶-4-羧酸乙酯
89	哌替啶中间体 C	Pethidine Intermediate C	3627-48-3	1-甲基-4-苯基哌啶-4-羧酸
90	苯吗庚酮	Phenadoxone	467-84-5	
91	非那丙胺	Phenampromide	129-83-9	
92	非那佐辛	Phenazocine	127-35-5	

续表

序号	中文名	英文名	CAS 号	备注
93	1-苯乙基-4-苯基-4-哌啶乙酸酯	1-Phenethyl-4-phenyl-4-piperidinol acetate（ester）	64-52-8	PEPAP
94	非诺啡烷	Phenomorphan	468-07-5	
95	苯哌利定	Phenoperidine	562-26-5	
96	匹米诺定	Piminodine	13495-09-5	
97	哌腈米特	Piritramide	302-41-0	
98	普罗庚嗪	Proheptazine	77-14-5	
99	丙哌利定	Properidine	561-76-2	
100	消旋甲啡烷	Racemethorphan	510-53-2	
101	消旋吗拉胺	Racemoramide	545-59-5	
102	消旋啡烷	Racemorphan	297-90-5	
103	瑞芬太尼*	Remifentanil	132875-61-7	
104	舒芬太尼*	Sufentanil	56030-54-7	
105	醋氢可酮	Thebacon	466-90-0	
106	蒂巴因*	Thebaine	115-37-7	
107	硫代芬太尼	Thiofentanyl	1165-22-6	
108	替利定	Tilidine	20380-58-9	
109	三甲利定	Trimeperidine	64-39-1	
110	醋氢可待因	Acetyldihydrocodeine	3861-72-1	
111	可待因*	Codeine	76-57-3	
112	右丙氧芬*	Dextropropoxyphene	469-62-5	
113	双氢可待因*	Dihydrocodeine	125-28-0	
114	乙基吗啡*	Ethylmorphine	76-58-4	
115	尼可待因	Nicocodine	3688-66-2	
116	烟氢可待因	Nicodicodine	808-24-2	
117	去甲可待因	Norcodeine	467-15-2	
118	福尔可定*	Pholcodine	509-67-1	
119	丙吡兰	Propiram	15686-91-6	
120	布桂嗪*	Bucinnazine		
121	罂粟壳*	Poppy Shell		

注：1. 上述品种包括其可能存在的盐和单方制剂（除非另有规定）。

2. 上述品种包括其可能存在的异构体、酯及醚（除非另有规定）。

3. 品种目录有*的麻醉药品为我国生产及使用的品种。

附录2 精神药品品种目录
（2013年版）

第一类

序号	中文名	英文名	CAS号	备注
1	布苯丙胺	Brolamfetamine	64638-07-9	DOB
2	卡西酮	Cathinone	71031-15-7	
3	二乙基色胺	3-[2-(Diethylamino)ethyl]indole	7558-72-7	DET
4	二甲氧基安非他明	(±)-2,5-Dimethoxy-*alpha*-methylphenethylamine	2801-68-5	DMA
5	（1,2-二甲基庚基）羟基四氢甲基二苯吡喃	3-(1,2-dimethylheptyl)-7,8,9,10-tetrahydro-6,6,9-trimethyl-6*H*dibenzo[*b*,*d*]pyran-1-ol	32904-22-6	DMHP
6	二甲基色胺	3-[2-(Dimethylamino)ethyl]indole	61-50-7	DMT
7	二甲氧基乙基安非他明	(±)-4-ethyl-2,5-dimethoxy-α-methylphenethylamine	22139-65-7	DOET
8	乙环利定	Eticyclidine	2201-15-2	PCE
9	乙色胺	Etryptamine	2235-90-7	
10	羟芬胺	(±)-N-[*alpha*-methyl-3,4-(methylenedioxy)phenethyl]hydroxylamine	74698-47-8	N-hydroxy MDA
11	麦角二乙胺	(+)-Lysergide	50-37-3	LSD
12	乙芬胺	(±)-N-ethyl-*alpha*-methyl-3,4-(methylenedioxy)phenethylamine	82801-81-8	N-ethyl MDA
13	二亚甲基双氧安非他明	(±)-N,*alpha*-dimethyl-3,4-(methylene-dioxy)phenethylamine	42542-10-9	MDMA
14	麦司卡林	Mescaline	54-04--6	
15	甲卡西酮	Methcathinone	5650-44-2（右旋体），49656-78-2（右旋体盐酸盐），112117-24-5（左旋体），66514-93-0（左旋体盐酸盐）	
16	甲米雷司	4-Methylaminorex	3568-94-3	

续表

序号	中文名	英文名	CAS 号	备注
17	甲羟芬胺	5-methoxy-α-methyl-3,4-（methylenedioxy）phenethylamine	13674-05-0	MMDA
18	4- 甲基硫基安非他明	4-Methylthioamfetamine	14116-06-4	
19	六氢大麻酚	Parahexyl	117-51-1	
20	副甲氧基安非他明	P-methoxy-*alpha*-methylphenethylamine	64-13-1	PMA
21	赛洛新	Psilocine	520-53-6	
22	赛洛西宾	Psilocybine	520-52-5	
23	咯环利定	Rolicyclidine	2201-39-0	PHP
24	二甲氧基甲苯异丙胺	2,5-Dimethoxy-*alpha*，4-dimethylphenethylamine	15588-95-1	STP
25	替苯丙胺	Tenamfetamine	4764-17-4	MDA
26	替诺环定	Tenocyclidine	21500-98-1	TCP
27	四氢大麻酚	Tetrahydrocannabinol		包括同分异构体及其立体化学变体
28	三甲氧基安非他明	（±）-3,4,5-Trimethoxy-*alpha*-methylphenethylamine	1082-88-8	TMA
29	苯丙胺	Amfetamine	300-62-9	
30	氨奈普汀	Amineptine	57574-09-1	
31	2,5- 二甲氧基 -4- 溴苯乙胺	4-Bromo-2,5-dimethoxyphenethylamine	66142-81-2	2-CB
32	右苯丙胺	Dexamfetamine	51-64-9	
33	屈大麻酚	Dronabinol	1972-08-3	δ-9- 四氢大麻酚及其立体化学异构体
34	芬乙茶碱	Fenetylline	3736-08-1	
35	左苯丙胺	Levamfetamine	156-34-3	
36	左甲苯丙胺	Levomethamfetamine	33817-09-3	
37	甲氯喹酮	Mecloqualone	340-57-8	
38	去氧麻黄碱	Metamfetamine	537-46-2	
39	去氧麻黄碱外消旋体	Metamfetamine Racemate	7632-10-2	
40	甲喹酮	Methaqualone	72-44-6	
41	哌醋甲酯 *	Methylphenidate	113-45-1	
42	苯环利定	Phencyclidine	77-10-1	PCP
43	芬美曲秦	Phenmetrazine	134-49-6	
44	司可巴比妥 *	Secobarbital	76-73-3	
45	齐培丙醇	Zipeprol	34758-83-3	
46	安非拉酮	Amfepramone	90-84-6	
47	苄基哌嗪	Benzylpiperazine	2759-28-6	BZP
48	丁丙诺啡 *	Buprenorphine	52485-79-7	

续表

序号	中文名	英文名	CAS 号	备注
49	1- 丁基 -3-（1- 萘甲酰基）吲哚	1-Butyl-3-（1-naphthoyl）indole	208987-48-8	JWH-073
50	恰特草	Catha edulis Forssk		Khat
51	2,5- 二甲氧基 -4- 碘苯乙胺	2,5-Dimethoxy-4-iodophenethylamine	69587-11-7	2C-I
52	2,5- 二甲氧基苯乙胺	2,5-Dimethoxyphenethylamine	3600-86-0	2C-H
53	二甲基安非他明	Dimethylamfetamine	4075-96-1	
54	依他喹酮	Etaqualone	7432-25-9	
55	［1-（5- 氟戊基）-1H- 吲哚 -3- 基]（2- 碘苯基）甲酮	（1-（5-Fluoropentyl）-3-（2-iodobenzoyl）indole）	335161-03-0	AM-694
56	1-（5- 氟戊基）-3-（1- 萘甲酰基）-1H- 吲哚	1-（5-Fluoropentyl）-3-（1-naphthoyl）indole	335161-24-5	AM-2201
57	γ- 羟丁酸*	Gamma-hydroxybutyrate	591-81-1	GHB
58	氯胺酮*	Ketamine	6740-88-1	
59	马吲哚*	Mazindol	22232-71-9	
60	2-（2- 甲氧基苯基）-1-（1- 戊基 -1H- 吲哚 -3- 基）乙酮	2-（2-Methoxyphenyl）-1-（1-pentyl-1H-indol-3-yl）ethanone	864445-43-2	JWH-250
61	亚甲基二氧吡咯戊酮	Methylenedioxypyrovalerone	687603-66-3	MDPV
62	4- 甲基乙卡西酮	4-Methylethcathinone	1225617-18-4	4-MEC
63	4- 甲基甲卡西酮	4-Methylmethcathinone	5650-44-2	4-MMC
64	3,4- 亚甲二氧基甲卡西酮	3,4-Methylenedioxy-N-methylcathinone	186028-79-5	Methylone
65	莫达非尼	Modafinil	68693-11-8	
66	1- 戊基 -3-（1- 萘甲酰基）吲哚	1-Pentyl-3-（1-naphthoyl）indole	209414-07-3	JWH-018
67	他喷他多	Tapentadol	175591-23-8	
68	三唑仑*	Triazolam	28911-01-5	

第二类

序号	中文名	英文名	CAS 号	备注
1	异戊巴比妥*	Amobarbital	57-43-2	
2	布他比妥	Butalbital	77-26-9	
3	去甲伪麻黄碱	Cathine	492-39-7	
4	环己巴比妥	Cyclobarbital	52-31-3	
5	氟硝西泮	Flunitrazepam	1622-62-4	
6	格鲁米特*	Glutethimide	77-21-4	
7	喷他佐辛*	Pentazocine	55643-30-6	
8	戊巴比妥*	Pentobarbital	76-74-4	

续表

序号	中文名	英文名	CAS 号	备注
9	阿普唑仑*	Alprazolam	28981-97-7	
10	阿米雷司	Aminorex	2207-50-3	
11	巴比妥*	Barbital	57-44-3	
12	苄非他明	Benzfetamine	156-08-1	
13	溴西泮	Bromazepam	1812-30-2	
14	溴替唑仑*	Brotizolam	57801-81-7	
15	丁巴比妥	Butobarbital	77-28-1	
16	卡马西泮	Camazepam	36104-80-0	
17	氯氮草	Chlordiazepoxide	58-25-3	
18	氯巴占	Clobazam	22316-47-8	
19	氯硝西泮*	Clonazepam	1622-61-3	
20	氯拉草酸	Clorazepate	23887-31-2	
21	氯噻西泮	Clotiazepam	33671-46-4	
22	氯噁唑仑	Cloxazolam	24166-13-0	
23	地洛西泮	Delorazepam	2894-67-9	
24	地西泮*	Diazepam	439-14-5	
25	艾司唑仑*	Estazolam	29975-16-4	
26	乙氯维诺	Ethchlorvynol	113-18-8	
27	炔己蚁胺	Ethinamate	126-52-3	
28	氯氟草乙酯	Ethyl Loflazepate	29177-84-2	
29	乙非他明	Etilamfetamine	457-87-4	
30	芬坎法明	Fencamfamin	1209-98-9	
31	芬普雷司	Fenproporex	16397-28-7	
32	氟地西泮	Fludiazepam	3900-31-0	
33	氟西泮*	Flurazepam	17617-23-1	
34	哈拉西泮	Halazepam	23092-17-3	
35	卤沙唑仑	Haloxazolam	59128-97-1	
36	凯他唑仑	Ketazolam	27223-35-4	
37	利非他明	Lefetamine	7262-75-1	SPA
38	氯普唑仑	Loprazolam	61197-73-7	
39	劳拉西泮*	Lorazepam	846-49-1	
40	氯甲西泮	Lormetazepam	848-75-9	
41	美达西泮	Medazepam	2898-12-6	
42	美芬雷司	Mefenorex	17243-57-1	
43	甲丙氨酯*	Meprobamate	57-53-4	
44	美索卡	Mesocarb	34262-84-5	
45	甲苯巴比妥	Methylphenobarbital	115-38-8	
46	甲乙哌酮	Methyprylon	125-64-4	

续表

序号	中文名	英文名	CAS号	备注
47	咪达唑仑*	Midazolam	59467-70-8	
48	尼美西泮	Nimetazepam	2011-67-8	
49	硝西泮*	Nitrazepam	146-22-5	
50	去甲西泮	Nordazepam	1088-11-5	
51	奥沙西泮*	Oxazepam	604-75-1	
52	奥沙唑仑	Oxazolam	24143-17-7	
53	匹莫林*	Pemoline	2152-34-3	
54	苯甲曲秦	Phendimetrazine	634-03-7	
55	苯巴比妥*	Phenobarbital	50-06-6	
56	芬特明	Phentermine	122-09-8	
57	匹那西泮	Pinazepam	52463-83-9	
58	哌苯甲醇	Pipradrol	467-60-7	
59	普拉西泮	Prazepam	2955-38-6	
60	吡咯戊酮	Pyrovalerone	3563-49-3	
61	仲丁比妥	Secbutabarbital	125-40-6	
62	替马西泮	Temazepam	846-50-4	
63	四氢西泮	Tetrazepam	10379-14-3	
64	乙烯比妥	Vinylbital	2430-49-1	
65	唑吡坦*	Zolpidem	82626-48-0	
66	阿洛巴比妥	Allobarbital	58-15-1	
67	丁丙诺啡透皮贴剂*	Buprenorphine Transdermal Patch		
68	布托啡诺及其注射剂*	Butorphanol and Its Injection	42408-82-2	
69	咖啡因*	Caffeine	58-08-2	
70	安钠咖*	Caffeine Sodium Benzoate		CNB
71	右旋芬氟拉明	Dexfenfluramine	3239-44-9	
72	地佐辛及其注射剂*	Dezocine and Its Injection	53648-55-8	
73	麦角胺咖啡因片*	Ergotamine and Caffeine Tablet	379-79-3	
74	芬氟拉明	Fenfluramine	458-24-2	
75	呋芬雷司	Furfenorex	3776-93-0	
76	纳布啡及其注射剂	Nalbuphine and Its Injection	20594-83-6	
77	氨酚氢可酮片*	Paracetamol and Hydrocodone Bitartrate Tablet		
78	丙己君	Propylhexedrine	101-40-6	
79	曲马多*	Tramadol	27203-92-5	
80	扎来普隆*	Zaleplon	151319-34-5	
81	佐匹克隆	Zopiclone	43200-80-2	

注：1. 上述品种包括其可能存在的盐和单方制剂（除非另有规定）。

2. 上述品种包括其可能存在的异构体（除非另有规定）。

3. 品种目录有*的精神药品为我国生产及使用的品种。

附录3　放射性药品品种目录

《中华人民共和国药典》2020年版收载的放射性药品有30种：

1. 来昔决南钐[^{153}Sm]注射液
2. 氙[^{133}Xe]注射液
3. 邻碘[^{131}I]马尿酸钠注射液
4. 注射用亚锡亚甲基二膦酸盐
5. 注射用亚锡依替菲宁
6. 注射用亚锡喷替酸
7. 注射用亚锡植酸钠
8. 注射用亚锡焦磷酸钠
9. 注射用亚锡聚合白蛋白
10. 枸橼酸镓[^{67}Ga]注射液
11. 氟[^{18}F]脱氧葡萄糖注射液
12. 胶体磷[^{32}P]酸铬注射液
13. 高锝[^{99m}Tc]酸钠注射液
14. 铬[^{51}Cr]酸钠注射液
15. 氯化亚铊[^{201}TI]注射液
16. 氯化锶[^{89}Sr]注射液
17. 碘[^{125}I]密封籽源
18. 碘[^{131}I]化钠口服溶液
19. 碘[^{131}I]化钠胶囊
20. 锝[^{99m}Tc]双半胱乙酯注射液
21. 锝[^{99m}Tc]双半胱氨酸注射液
22. 锝[^{99m}Tc]甲氧异腈注射液
23. 锝[^{99m}Tc]亚甲基二膦酸盐注射液
24. 锝[^{99m}Tc]依替菲宁注射液
25. 锝[^{99m}Tc]植酸盐注射液
26. 锝[^{99m}Tc]喷替酸盐注射液
27. 锝[^{99m}Tc]焦磷酸盐注射液
28. 锝[^{99m}Tc]聚合白蛋白注射液
29. 磷[^{32}P]酸钠盐口服溶液
30. 磷[^{32}P]酸钠盐注射液

主要参考书目

[1] 袁红梅,金泉源.药品知识产权全攻略[M].北京:中国医药科技出版社,2015.

[2] 杨世民.药事管理学[M].6版.北京:人民卫生出版社,2016.

[3] 武昕,樊迪.药事法规与案例[M].2版.北京:中国医药科技出版社,2016.

[4] 何柳艳,刘叶飞.药事管理与法规[M].4版.郑州:河南科技出版社,2017.

[5] 沈力,吴美香.药事管理与法规[M].3版.北京:中国医药科技出版社,2017.

[6] 马凤余.药事管理与法规[M].2版.北京:化学工业出版社,2018.

[7] 万仁甫.药事管理与法规[M].北京:人民卫生出版社,2018.

[8] 周铁文.药事管理与法规[M].3版.北京:人民卫生出版社,2018.

[9] 何柳艳,刘叶飞.药事管理与法规[M].5版.郑州:河南科技出版社,2022.

[10] 国家药品监督管理局执业药师资格认证中心.国家执业药师职业资格考试指南:药事管理与法规[M].8版.
北京:中国医药科技出版社,2023.

[11] 刘红宁.药事管理与法规[M].11版.北京:中国中医药出版社,2022.

[12] 冯变玲.药事管理学[M].7版.北京:人民卫生出版社,2023.

复习思考题答案要点

模拟试卷

《药事管理与法规》教学大纲